医療の社会史
――生・老・病・死

京都橘大学女性歴史文化研究所 編

思文閣出版

I　中古・近世の医療と社会

Ⅰ　中古・近世の医療と社会

平安中後期における貴族と医師

増渕　徹

はじめに

治安三年（一〇二三）九月三日、藤原実資は顚倒して頰に一寸余の裂傷を負った。傷の治癒にはほぼ一月半ほどの期間を要し、治療法は、柳葉・地菘葉・蓮葉などを煎じた湯で傷口周辺を洗い、地菘葉を傷口に貼り付ける方法から、支子《くちなし》の汁を付け、冷たい蓮葉汁（冷ました蓮葉湯か）での洗顔、あるいは鷹矢（鷹の糞）と胡粉などを蜜で練った練薬を併用する方法へ、さらには桃核（桃の実）の汁を付けるとともに焼いて粉にした石榴《ざくろ》の皮を塗付する方法へと移行し、ほぼ一月半後には疵痕も目立たぬほどに治癒するに至った(1)。

この経緯については、実資自身による記録が詳細なこともあって早くから注目され、服部敏良や新村拓により検討が加えられた(2)。とくに新村は、当該事例を含む実資とその周辺の病気・怪我と医療との関係を考察し、病気に対しては基本的に薬療・灸治・蛭喰治などの方法により医師が主導する形での医療行為が行われていること、僧は祈禱や読経あるいは薬師如来供などの仏教行為を通じて医療に参加はするが直接の医療行為は行わないこと、陰陽師が服薬や吉凶日・病因の占定などの面で重要な役割を果たすとともに、衰弱が著しい場合に招魂祭を行うなど医療行為への直接的な参加がみられること等を指摘している(3)。貴族社会における医療技術系官人の活動の態様あるいは医療行為の具体相について、新村の研究の果たす意義は大きい。本稿は屋上屋を架すに等しいものではあるが、患者たる貴族と医師、あるいは医師相互の関係に注目して些かながらの考察を加えたい(4)。

一　藤原実資と和気相成・丹波忠明

実資の裂傷に対して最初に治療法が変化したのは、治療開始から十日ほどたって頬が腫れ、支子の汁を付けるようにとの夢告があったことによる。陰陽師中原恒盛によれば、夢想は祟りなどではなく、日ごろ温かい蓮葉湯などで洗顔したために「血気相剋」して熱気を発したのであろうとのことで、実資は夢告にしたがい、支子を付け、冷たい蓮葉汁での洗顔に変えている。この治療法は実資にとっては効果が実感できるものであったらしく、四日後からは前述した練薬を併用するようになった。

治療法が次に大きく変化したのは、そのほぼ十日後、実資の夢の中に薬師如来の化身と思しき人物が現れ、夢告したことによる。夢告は二つの内容から成り、一つは医師丹波忠明が実資の疵は平癒すると答えたというものであり、もう一つは治療に石榴皮を焼いたものと桃核の汁を用いよというものであった。目覚めた実資は早速忠明を召して二種類の治療法の効能について問うとともに、恒盛に夢想の虚実を占わせた。忠明は、桃核の汁は肉を盛り上げる効果があり有効な治療法であるとしたが、石榴皮については不案内のため文書を調べて回答すると伝え、後刻両者についての勘文を届けた。そこでも桃核については詳しく説明したが、石榴については「於㆓仏法㆒有㆑所㆑見歟、至㆓于此御疵㆒不㆑可㆑用㆑之」と、医学的治療法としては否定している。しかし実資は「仏神亦致㆓敬慎之誠㆒、必得㆓感応之験㆒」として、医師和気相成に指示して石榴皮を焼いて塗薬を調合させた。石榴皮の治療法を採用した実資の判断には、件の夢想が「天医之神徳」によるものとする恒盛の占卜も影響しているのであろう。

和気相成は典薬頭を務めた正世の子で、当時侍医の立場にあった。実資の家人でもあり、「不レ離レ身丁寧療治」と記されるように献身的に実資の治療に当たったらしい[5]。ただ、服部も新村も相成が石榴皮による治療を肯定したと解しているが、必ずしもそうは断定できないだろう。夢告の薬を伝えたところ相成は「感悦無レ彊」であったと実資は記すが、相成の言として記されているのは桃核汁の使用に賛成している内容にとどまり、石榴皮の是非についての記述はない。結果として相成は実資の指示で実際の調薬に当たっており、塗ると黒くなるので夜に塗付するのが宜しかろうと助言しているから、忠明ほど明確に否定的見解は示していなかったかも知れないが、後述するように実資は医師の判断に従った治療ではないと記述しており、そこから考えると相成が積極的に肯定したものとは思われないのである。

もっとも実資自身も、夢想で示された治療法に万全の信頼をおいていたわけではない。それゆえに実資は入道侍従（藤原相仁）にも意見を求め、石榴皮については古血を散ずるとの古伝を聞いた覚えがあるだけだが、桃核も悪血を散じ、顔面の皮を和し肉を盛り上げると思われるので、夢想の通りに二種類の薬を用いて療治するのがよいだろうとの助言を得るなど、適否の確認に努めた。結果として傷は癒え、実資はこの治療法について「非二医家申一、因二夢告一所レ治」とし、「両種薬極有レ験、可レ謂二神異一」と記す。しかしこうした行動や記述自体、医師が否定する治療法を敢えて採用したことに対する実資自身の不安の裏返しであったと言ってよい。

この裂傷治療の一連の経過は、確かに初めに紹介した新村の見解を裏付けるものである。ただし同時に考えねばならぬことは、実際にどのような治療法を用いるかは患者である実資本人の意思に委ねられており、医師による治療行為はその範囲内で執行される、すなわち治療法の選択権はあくまで患者たる貴族側にあったということである。医師により提示された治療法も、夢告に対する陰陽師の占卜も、あるいは僧による修法も等置されており、第四の途も含めていずれを重視するかは実資の判断に委ねられていた。治療に関与する医師・陰陽師・僧侶が確たる序列を以て存在しているわけではなく、それぞれが独立的・相対的であり、それゆえにそれぞれが提示する処置の選択権は、彼らの統合者たる貴族の判断に委ねられざるを得なかったということでもある。今回の場合は怪我という直接的原因が明確な対象であったがゆえに、疵に対しては医師による治療が基本とされたが、それでも具体的な薬を用いた治療法の面では夢告が優先される場合があったのである。しかも怪我をしたそもそもの原因や、病中・治療中に現れる夢の判断は陰陽師の占卜に依拠しなければならなかったし、そこから判明する諸因子から身を守るためには様々な修法に拠らざるを得なかったわけである。

さて、『小右記』には、実資の命で相成が実資の親族以外の診療に当たった記事もある。治安三年（一〇二三）十一月一日、実資の家司宮道式光の左頰が腫れ、実資は二日に相成と忠明とに診察させた。相成は「無レ殊」、忠明は「尤可レ慎」と診断が分かれたが、実資は「加二重治連日一」とする後者の診断に基づき、雄黄《ゆうおう》・巴豆《はず》・麝香・沈香を手配するとともに、連日相成を派遣して式光の治療を行わせた。四日には相成は式光宅に宿泊して治療を行っている。この後、二日間にわたり、相成と忠明の診断結果は微妙に異なる。相成は「不レ及二巨害一歟」（五日）・「更無二事恐一」（六日）とするのに対し、忠明は「病気頗伏」したものの「猶似レ可レ慎」（五日）、「猶可レ慎歟」（六日）と慎重で、実資は「両医所レ言不レ同」と記している。ただし七日には相成とその息男から式光の平癒が近い旨の報告があり、八日には言葉や動作もいつも通りに戻り、平癒したようである。

この件では、診断と治療法については忠明の判断に拠り、治療の実際面は相成が担当するという仕分けがみられる。式光は実資の娘千古の家司も兼ねる、実資にとっては重要な家司であった。同じ主人に仕える家人相成だけでなく、地位・名声ともにより高い忠明に診察させ[6]、その診立てと治療方針を採用することは、主人実資の式光への誠意を示すことに他ならないだろう。然るべき立場の家司に対しては、主人としても然るべき対応を取ることが求められたのである。

もちろん、忠明に並んで診療させたり、他の家司の診療に当たらせたりしたからと言って、実資が相成を粗略にしていたわけではない。そもそも複数の医師に診断・治療を求めることは日記にはしばしばみられることで、異常なことではないし、[7]前述した頬疵の治療の際にも「丁寧療治」と評価し、「寔雖㆓家人㆒深竭㆓勤節㆒者也」とその忠節ぶりを讃え、馬を与えており、実資は相成を充分に遇していたと言える。主人実資の治療に当たり、あるいは実資の命で他の家司・家人の治療に当たる相成の活動は、医学という他者では容易に代替し難い専門的技術を以て主人実資に奉仕する、いわば技術系家人としての姿を示している。そしてその技術は主人実資によって（あくまで技術系家人本人を通してではあるが）家司・家人に必要に応じて分配され、主人が彼らに対して与える保護・恩典の一つともなった。相成の活動は、治療を通して、主人たる実資と家司・家人集団の紐帯を維持するための機能を果たしていたと言うことができるだろう。

ところで、相成と忠明の治療方針が割れることもあった。万寿二年（一〇二五）七月、播磨守藤原泰通の左手大指（親指）が腫れた。蛭喰の治療をしたが症状が好転しないという。実資の命で診療に赴いた相成の報告では、治療に当たった忠明の灸を据える個所が不適切であったところに治癒しない原因があり、自分が正しく施療しようというものであった。

診断は相成と忠明の間でのみ割れたわけではない。治安二年四月十七日、体調不良の実資は紫金膏を用いるとともに、忠明と和気相法（相成の兄）とに診察させた。忠明は灸治を行うとともに治療中の飲酒・沐浴の禁止を、相法は灸治を中止し沐浴するよう提案した。ほぼ平癒したと判断された二十一日には両人とも沐浴を承認しているから、症状・容態と灸治の効果との関係を、医師としてどう評価し施療に反映させるかの判断が分かれたということであろう。

以上の例は医師による判断の相違が容易に起こることを示しているが、しかしそれは現代でも起こることで、殊更に異とするところではない。そもそも患者の症状や容態を適切に判断し、それに対応した治療を実施することは、医師本人が学んだ医学的知識と臨床の経験値とに大きく影響されるものであろう。しかも十一世紀は、各分野で家学化が進展し、医学においても特定の医官の家が形成されつつある時期であった。医官集団を輩出するそれぞれの家――丹波家と和気家に代表されるが――ごとに、診療例が次第に蓄積・継承され、口伝・秘伝化の傾向とも相俟って、医方の門流化が進展していくことになる。(8)たとえば丹波家と和気家の灸治法に相違があり、争論もあったことは、新村が『玉葉』安元三年（一一七七）十二月十日条や治承五年（一一八一）二月十五日条を引いて論じているが、(9)こうした傾向は忠明と相成の時代からすでに存在したということであろう。

ただし、そうした門流による治療法の相違が、十一世紀前期段階ですでに大きなものであったかどうかについては疑問もある。寛仁三年（一〇一九）三月、実資は腫物を病み、忠明・相成と僧定延の診断を求めた。定延は雄黄を付け、患部に石をあてるように指示し、忠明・相成は石をあてて患部を冷やすのは「猛治」であるとして否定し、支子の汁あるいは積雪草の汁を付けるよう勧めた。(10)このことは丹和両家の治療法が基本的に同じ知識の上に立っていることを示している。『医心方』や『医略抄』が著される時代になったとは言っても、それらの元になる諸文献は日本に伝来した漢籍であって基本的には朝廷に保管され、必ずしも特定の家の独占物ではなかったから、(11)医学生や医師が参照する基本文献に大きな差はなかったはずである。ただし、基本文献から得る知識だけでは現実の医療は成り立たず、臨床例の積み重ねによって文献と現実の治療との対応関係を深めていくところに医師の医師たる所以があり、したがって具体的症例と療法の資料化と蓄積およびそれに対する医学的知見が、医学の家学化に伴い、それぞれの医官の家によって強調されていったとみるべきであろう。たとえば丹波家には多数の医学書が蓄積されていたとされるが、それらの中には代々の医師によって資料化された臨床例が存在したはずである。(12)

では、ここまでみた医師の存在形態は、次代ではどうなるのか。丹波家に焦点をあて、藤原師通〜忠実期に活動した丹波忠康・重康の事例をみてみよう。

二　藤原師通・忠実と丹波忠康・重康

寛治六年（一〇九二）十一月二十九日、藤原師通は医師丹波重康を召し、自身の風病に関して治療法を問うた。重康の返答は「御病之上眼不レ得レ心、足を湯治テ其後可レ候二左右一歟」というもので、まずは足の湯治を指示するものであった。風病の発動はこの月の一日であったが、その後なかなか治癒せずに師通の体調不良が続いており、一方では春日祭や京官除目・豊明節会などの指示や参会に追われ、治療に専念することも叶わなかった。暫し師通の病気の経過を追ってみよう[13]。

十一月一日、師通は妙な夢をみた。束帯姿の人々が参集している堂中に参入したところ、顔に当たる風が氷のように冷たく、直ちに帰宅したという夢であった。すでに体調が悪く、寒気を感じていたのかも知れない。果たして師通は風病を発動した。五日には生気を回復させる招魂祭の是非を問うたが、陰陽師の判断は分かれ、六日には「湯者無力之程、不二沐浴一云々」と沐浴を止めており、甚だしい体力の消耗感を感じていたらしい。翌七日には、湯を胸にかける湯治が宜しいとの典薬頭丹波忠康の勧めがあった。「風病発動、可レ被二湯治一之由、如二一日一所レ申也云々」という記述からは、忠康からの具体的な助言が七日以前にも師通に伝えられていたことがうかがわれる。

この点で注意されるのが、師通が忠康のところから送らせた生薑煎を服用したとする十月三十日の記事である。生薑はいわゆる生姜で、『医心方』は「微温、傷寒・頭痛・鼻塞・欬逆上気を主り、嘔吐を止む」、あるいは「痰を去り、気を下し、風邪を除く」と記し、今日にいう風邪に類する病状の治療薬としては一般的なものであった[14]。

日記には、酒に少量を入れ、暖所において少しずつ飲むといった具体的な服用方法が記され、忠康から服用に際しての詳細な教示があったことを想像させる。この経緯からすれば、「風病発動」という明確な症状を呈したのは十一月一日のことであるが、病気の兆候はその少し前からあり、十月末から十一月にかけての記事はこの風病に伴う一連のものであるといってよい。

さて、七日以後も師通の不調は続き、他者との面会も断るほどで、十六日には不例と風病の故を以て二条河原に春日幣を立てて回復を祈禱した。しかし重要な政務は欠かさず、体調の不良をおして参内したり、五節の童女御覧や豊明節会に参仕するなどしたためか病状は好転せず、二十六日には流汗が止まらぬ一方で氷のような冷えを感じる状態であった。重康の診療を求めたのは、なかなか治癒の兆しをみせない風病への対応であったとみられる。この間、不動法を修したりしたが、同じ二十九日には師通は林豪に依頼して薬師供を修している。

具体的な治療行為は医師が担当すること、夢想の意味判断や病因などについては陰陽師が占卜に関わること、病状の好転や体力の回復のために薬師供などの修法を通して僧が治療に関わること、そしてこれらが並行して行われること等は、前述した実資の場合と同様である。複数の医師が治療に関わる点も実資の場合と同じであるが、師通の場合は丹波忠康と重康の兄弟の名が頻繁にみえる。

忠康・重康は「日本扁鵲」と言われた名医雅忠の子である。しかし忠康について、『続古事談』は上野守良基の子で雅忠の養子とする説を載せており、兄弟間の血のつながりはないらしい。忠康の医官としての主な履歴は、治暦三年（一〇六七）正月に医博士、次いで同年十二月に施薬院使に補任され、承暦三年（一〇七九）正月に典薬頭、以後嘉承元年（一一〇六）正月に卒去するまでその地位にあり、「名医」と称された(15)。一方、重康は承暦三年正月に施薬院使に補任され、元永二年（一一一九）正月に病没する直前までその地位にあった。この間、権侍医や医博士・侍医を兼帯しており、「当時名医」「医道為長之人也」とも評されている(16)。

忠康と重康が日記に現れるのは『後二条師通記』からであるが、同記には両人がほぼ同じ頻度で記される。忠康の初出は寛治三年五月十七日条裏書で、忠康が提出した勘文が記録されたものである。「令レ服二葫蒜一間、合レ食禁忌事」と題され、服薬期間中の食物禁忌についての問いに応えたもので、『千金方』『孟詵食経』等に記された避けるべき合食を列挙している[17]。次が寛治四年十月二十九日条で、師通が忠康の勧めにより枸杞《くこ》湯で湯治したという記事である。寛治六年九月二日条では、師通の灸治予定の変更についての問いに忠康が回答している。この後は、前述した十月末から十一月にかけての風病治療の記事になる。

一方、重康の初出は、寛治六年六月一日、師通が重康を召して服薬のことについて問うた記事である。師通は前月から体調が思わしくなく、五月二十日には風病を発し、蒜《ひる》を服用していた[18]。師通の問いは服薬期間中の食物禁忌についてで、重康の回答は、「冷物」になる大豆・小豆は不都合で五・六日を過ぎてから、「氷様」は五十日を過ぎてから食せというもので、蒜の服用を継続することになった。次が同年七月四日条で、重康は忠実の背にできた二君（二禁）を診療し、大黄の塗布を指示している[19]。次が今回の治療記事である。

こうしてみると、忠康と重康はほぼ均等に師通の診療に関わっており、特に偏った傾向を見出すことはできない。しかし次の忠実の時代においては、忠康と重康との関係についての微妙な話が伝えられている。『続古事談』（五−八）によれば、忠実は、灸治の際には忠康のみを召したという。日神の所在と灸治方法との関係についての理解が忠康と重康とでは異なり、前者の医学的知識がより正確と判断したことによるらしいが、こうした治療法の相違の背景には「兄弟、中あしくして、つねにかゝる事ありけり」という状態があったと伝えられる。実際はどうであったのだろう。

忠康と重康が揃って忠実を治療した記録は二回ある。一度目は康和二年（一一〇〇）五月四日で、灸治しようとした忠実は忠康と重康に施療させた。「忠康差注」とあるから主治医は忠康であったようで、灸治終了後の給物も馬（忠康）と六丈絹（重康）と、忠康に手厚い。もっとも、忠康は医官の頂点に立つ典薬頭であったから、その地位の差が反映しているというべきであろう。二度目は康和三年七月二十日で、この時も忠実の灸治に関わるが、延引したようであり、実際に施療したかどうかは確認できない。この二つの記事が、忠康と重康の『殿暦』における初見であり、両人揃っての忠実に対する治療関係記事である。[20]

以後、忠康関係の記事は『殿暦』に五件みられ、そのうち二件が忠実の治療に関する記事である。まず康和三年九月十七・十八日に忠実に灸治を施し、忠実は忠康に馬一疋・八丈絹三疋を与えた。[21]長治元年（一一〇四）五月二十六日には、忠実は忠康に服薬について問うている。この頃忠実は体調の不良を感じていたらしく、翌二十七日から六月六日まで蒜を服用したが、これに先立ち服用期間中の食物禁忌や服用の開始にあたっての作法を尋ねたのである。忠康は「書立テ可〓進上〓」と答えているので、後刻文書で回答したのであろう。おそらくは『後二条師通記』にあった忠康の勘文に類似したものであったと思われる。

残る三件は、天皇とその周辺に関する記事である。長治元年三月二十四日、忠実は天皇が服用する薬について問い、忠康は文書で回答した。忠康は、翌長治二年九月二十四日には前斎院令子内親王が内裏を退出したことを忠実に報告し、二十六日には東宮の顔が腫れたとの風聞がある由を忠実に伝えている。令子内親王の退出は『中右記』によれば方違に伴うもので、これを忠康が伝達した事情は不明であるが、他の二件は典薬頭としての職務の一部であったり、あるいは職務に関連して得た情報の伝達と思われ、ともかくも典薬頭としての役割に深く関わる内容の記事と言える。

ところで、前述したように忠康は嘉承元年正月に卒去し、典薬頭の地位は子の雅康が継いだ。重康の活動と対比する関係から、先に雅康の活動をみておこう。雅康は嘉承元年十二月に典薬頭に補任されたが、その後の雅康の医療行為に関係する記事は『殿暦』に五件みられる。嘉承二年八月十一日に忠実の二禁を診察し、天仁元年

（一一〇八）八月十一日には白河院の灸治を行い、天永二年（一一一一）十月十日には鳥羽天皇のかぶれを診察し、永久二年（一一一四）七月十七日には霍乱をおこした忠実を診療し、同月二十八日にも忠実の二禁を診療している。

さて一方の重康はどうか。忠康存命中における重康の医療関係記事は『殿暦』に二件みられる。康和三年九月九日、幾分体調の不調を感じた忠実は、重康に診療させた。長治元年八月二日には、重康が忠実邸を訪問した記事がある。忠実は前月三十日に霍乱をおこし、それ以来体調がすぐれず、自身の物忌もあって一日からの宮中の法華八講も欠席していた。この訪問は、忠実の診療のためと推測される。

永久三年二月二十日、病状が安定しない忠実妻源師子の灸治の打ち合わせのため、重康が忠実邸を訪れている。永久四年十二月三日、忠実は重康と安倍盛親を召して自身の二禁を診察させた。盛親は重康の父雅忠に医学を学んだ医師で、寛治元年には侍医・典薬允として確認できる人物である。永久五年五月二十五日、重康は息男重基を伴って忠実の許を訪れ、灸治を施した。忠実はこの月初めから足の具合が思わしくなく、その治療のためであり、翌二十六日にも重康は灸治を施している。

『殿暦』をみる限り、忠康の存命中は、個人として忠実に対する灸治記録が残るのは忠康であるが、それも確実なのはただ一回であり、『続古事談』が伝える話の真実性を議論できるほどではない。ただ、記事全体からみると、忠康関係の記事は天皇や東宮に及ぶものが含まれ、実際に忠実に対する施療行為を示す記事は相対的に少なく、典薬頭ゆえの職務に関係すると思われる記事が比較的多い。この点は雅康についても同様で、忠実に対してのみならず、天皇とその周辺に対する診療行為に関する記事が含まれる。まさに典薬頭の職務に深く関係する記事が主体を占める傾向がある。これに対し、重康関係の記事はあくまで忠実に対する施療内容が主体であり、時として妻師子関係の記事を含む点で、忠康・雅康関係記事と明らかに対比されるものであり、忠実の日常生活との距離感で言えば、むしろ重康の方が近いと言える[22]。

ただ一例、重康が天皇の治療に当たった記事がある。嘉承元年四月六日の晩、堀河天皇の頸が俄かに腫れ、施薬院使の重康が召されて治療に当たった。腫れは程なく引いたようだが、翌日も重康と安倍盛親は宮中の薬殿に待機したという[23]。ただ、この時は忠康卒去後の典薬頭不在の時期であり、臨機の措置であったとみるべきであろう[24]。この事例は、忠康亡き後、重康こそが医師の筆頭にくる人物として認識されていたことを示すものである。

忠実と重康との距離を考える上で注意されるのは、永久五年五月の治療記事に「(重康に)馬一疋賜、厩案主引ㇾ之、長絹五疋、諸大夫取ㇾ之、親家司・職事等也」と記されていることである。重康は家司として忠実に仕える立場であった。永久五年の、後に跡を継ぐことになる重基を同道しての忠実への診療は、この家司としての立場を重基に継承させるための手続きとしての意味をもつものでもあったろう。重康には承徳元年(一〇九七)末に新造された師通の九条第に石を進上した記録があり[25]、家司としての重康の履歴は師通から忠実へと受け継がれたと推測されるが、それをさらに重基へと継承させようとしたのである[26]。

さて、忠実と重康との関係の結節点は後者が家司であるという点であり、この立場を有する重康・重基は後述するように施薬院使の職を世襲した。重康の天皇に対する唯一の単独治療例も、典薬頭不在時における施薬院使という地位にあるときであった。家司と施薬院使・丹波家とはどのように関係するものであろうか。

三　施薬院使と医家丹波氏

施薬院の創置年代は明らかではないが、藤原冬嗣が食封千戸を割いて施薬院と勧学院に附庸させ、藤原氏の諸親絶乏の者や勤学の子弟に班与したと言われ[27]、弘仁年間頃に藤原氏中の困窮者の救済機関として設立されたものであった。藤原実資は治安三年(一〇二三)に施薬・勧学両院に封百戸を施入したが、冬嗣以来の恒例であると記している。[28] その後、藤原氏の居宅なき子女を救済するために藤原良相が創置した崇親院の管理運営も受けもつようになり、この結果施薬院は、内部に抱え込んだ崇親院によって藤原氏の子女救済を通して族的結合を図る私的な機能を果たす一方で、庶人までを対象とする公的な医療救養施設という国家機関的な性格を併せもつようになった。[29]

施薬院の組織の基本的構成が整備されたのは天長二年（八二五）十一月のことで、藤原氏・外記各一名から成る別当の下に、使・判官・主典・医師が置かれた。実質的な長官は施薬院使で、当初は藤原氏の氏長者の宣で補任され（『西宮記』）、しかも考のみで俸給のない職であり、藤原氏の氏長者との関係により任ぜられる特殊な職であった。藤原氏と天皇家の一体化が進展した十世紀後期以降は、施薬院使は宣旨による補任に変わるが（『西宮記』）、実態としては従来通り氏長者の意向で任命された。[30]

新村は、この使以下の施薬院官人を医療技術系官人として括り、とくに施薬院使について、当初多くの氏族から補任されたが、十二世紀以降はほぼ丹波氏が独占するようになったとする。しかし施薬院使が当初から一貫して医療技術系官人から選任されていたかどうかについては、事例を検討しなければならない。

新村が挙げた九～十世紀の施薬院使のうち、天暦二年（九四八）に補任された藤原用忠が医師であったことは確かであるが、他の人物についてはは必ずしも判然とはしない。むしろ十一世紀の施薬院使には他の性格が強く認められる。それは藤原氏の氏長者家の家司という性格である。

寛徳二年（一〇四五）にみえる惟宗某が藤原頼通家政所家司であることはすでに新村が指摘しているが、[31] 長和元年（一〇一二）と寛仁元年（一〇一七）にそれぞれみえる藤原公則と甘南備保資も道長の家司であった。とくに公則については、長和元年六月に「道長親近者第」に虹が立った際、「施薬院使公則宅東町一所」にも立ったと記されており、しかも彼は「左大臣舎人長」とあって道長家司の中でも重鎮であった。また、甘南備保資も道長家司であることを以て叙位にあずかり、道長の葬儀に際しては墓所の木幡まで葬列に同道するなど、最後まで道長に仕えた忠実な家司であった[32]。そしてこの両人とも、医師としての活動は知られていない。道長が氏長者になったのは長徳元年（九九五）であるが、上記の例からすると、十一世紀前期の施薬院使は医療技術者というよりも藤原氏の氏長者の家司という立場が重視されて補任されていると言え、むしろそこに院使の意味があったと考えられる。自家と天皇家との一体化を強力に進めていた道長にとって[33]、氏族意識の醸成機関であり国家的医療救療機関でもある施薬院を掌握することは、自家の権威を高めるための必要な措置と考えられたのではなかろうか。

この施薬院使に再び医療技術者として補任されたのが丹波雅忠になる。雅忠は天喜五年（一〇五七）二月に典薬頭に補任され（「典薬頭補任次第」）、康平三年（一〇六〇）二月に施薬院使になり（「施薬院使補任」）、両職を兼帯することになった。これ以後、施薬院使の地位は忠康・重康・重基・重忠と継承され、事実上丹波家により世襲されるようになる[34]。『官職秘抄』が「施薬院使、名誉医師帯レ之、元諸大夫幷一道輩任レ之、而雅忠任レ之後一向為二当道職一」と記すのは、少なくとも九世紀以降の補任例を踏まえて、かなり正確に経緯を反映しているとみられる。朝廷の医療機関である典薬寮と、国家的療養機関であるとともに藤原氏全体の厚生機関でもある施薬院の、その両方の頂点に立つ地位を手に入れたことによって、丹波家は朝廷（公家＝国家）と藤原氏への忠実な医療奉仕者としての地位を確立したのである。平安末以降、施薬院が実態を失っても、院使の職が存在し続けたのはそれゆえであったと考えられる。

ところで、施薬院使と典薬頭との関係はどのようなものであろうか。新村は、施薬院の院使と医師は典薬寮からの出向者で多くは兼官であるとし、院使は侍医と同等の地位で典薬頭に至る最短ポストの一つであったとする。また、施薬院使と典薬頭の関係については、『中右記』大治五年（一一三〇）二月二日条により、丹波重康の長男重基が典薬頭、次男重忠が施薬院使に補任されたことから、典薬頭の優越を述べる。しかし本来、典薬寮と施薬院とは別の組織であり、典薬頭と施薬院使との関係が明確なわけではなかった。それを整理する契機となったのが、雅忠から忠康・重康への世代交替である。

前述したように雅忠は治暦三年に施薬院使の地位を忠康に譲ったが、忠康が承暦三年正月に典薬頭に任ぜられる直前、施薬院使の地位は忠康から重康に移動した。この移動については「忠康朝臣譲、依二父雅忠朝臣命一也」（「施薬院使補任」）とあり、雅忠の指示であったとされている。雅忠は自身が兼帯する典薬頭と施薬院使を分離し、それぞれを兄弟に分与したが、兼帯する職のうちまず施薬院使を分離して長男忠康に譲り、次いで忠康が施薬院使から典薬頭に遷任したことによって、従来不分明であった典薬頭と施薬院使との関係が整理され、典薬頭が頂点で施薬院使がそれに次ぐという医官の序列が定まったのである。また、重康は典薬頭にはならなかったが、子の重基が典薬頭に遷任する際に施薬院使の地位は重基から弟重忠に譲られ、こうして雅忠が忠康・重康に対して行った方法が定着することになった。施薬院使から典薬頭へという昇進ルートが確立するのはこのためである。

しかし、雅忠が行った人事そのものは、忠康の次の典薬頭は重康であるとの認識につながりかねなかった。重康が名医であるとの評判が高かった以上、それはなおさらである。忠康の卒去後、雅康の典薬頭補任まで異例ともいえる十一か月もの頭の空白期間が存在するが、そこには速やかな頭の補任が困難であった事情、具体的には重康と雅康という二人の候補が存在し、容易に決着がつかなかった事情があったのではなかろうか(35)。

こうして施薬院使・典薬頭はともに事実上丹波氏に世襲されることになった。そして施薬院使は氏長者宣によって家司が任ぜられるという私的な伝統を引いたがゆえに、典薬頭に他氏が任ぜられることがあっても、施薬院使は丹波氏が独占し世襲するところとなったのであった(36)。

おわりに

以上、主に師通・忠実期に焦点をあて、先学の研究を検証するとともに、施薬院使・典薬頭と丹波氏の関係について考察してきた。ただし、貴族社会全体と医療との関係から言えばごく一部の局面を覗いたに過ぎず、検討が及ばなかった問題も少なくない。たとえば、女性や子供と医師による医療行為との関係である。新村は藤原実資の女性（姉と娘）に対する医療について考察し、臨終間際であった姉を除き、基本的に医師による治療は薬療も含めてみられず、医療よりも仏の加護を求める行動に終始することを指摘した(37)。謂わば、女性が医療から疎外される傾向があったことになる(38)。

確かに、それを肯定するような記事は少なくない。永久三年（一一一五）二月、忠実の妻師子に対する忠実と重康との灸治の打ち合わせは、日記に「密々事」と記された。なぜ「密々」でなければならなかったのか。一つの可能性は、女性に対する医師による医療行為は通常の扱いから外れていたとすることである。師子は永久二年十二月に病気になったが、この時は僧を召して祈禱させている。これよりさき長治二年（一一〇五）九月中旬にも病気になったが、この時は陰陽師安倍泰長に命じて泰山府君祭・呪詛祭・七瀬祓をさせ、僧を召して不動念誦・大般若経転読や祈禱をさせ、最終的には師子に清水寺に参籠させた。治療の間、「もの丶けを渡」「頃之女房ニ物付テ」などの記述もみられ、師子の病因は物気とされている。

同じことは忠実の母全子についても言える。永久二年七月、全子は体調の不良（「不例」）をおこしたが、藤原宗忠は相命法眼を召して大威徳法・不動法を修させた。同年九月の不例の時は、宗忠は陰陽師賀茂家栄と丹波重康を召して対応させたが、湯治を勧められた旨を忠実に伝達し、忠実は薬師・不動の二仏の制作を始めさせるとともに修法を実施させている。この後も一時「邪気」により症状が重くなったが、「物気渡後」に落ち着き、回復したようである。ここでも病因は「物気」とされており、医師が呼ばれてはいても、対応の主方針は仏教的修法に傾斜する傾向がみられた。

『殿暦』には、天皇・院・中宮や忠実の祖母・母・妻など多数の人物の「物気」を因とする病気の記述が二十件以上みられるが、その七割以上が女性に関する記述である。「物気が付く」ことによって発病し、「物気を渡す」あるいは「物気を放つ」ことによって平復に至るが、その過程に関わっているのは全て僧である。病因が「物気」ならば、確かに医学的治療は効果を発揮しえない。『殿暦』のみからの検討にとどまるが、このように女性の病気の原因は「物気」によるものと認識されることが多く、その結果として医師よりも陰陽師や僧による治療に傾斜する傾向があったのではなかろうか(39)。

しかし全子が重康の診察を得られたように、女性が医療からまったく除外されていたわけではない(40)。万寿二年（一〇二五）四月、実資の娘千古が左手の人差指を鼠に齧《かじ》られたとき、診療に当たった相成は甘草を煮出した汁を付けるように指示した。怪我のように直接の原因が明らかな場合は、女性も医師による医療の対象であった。また、長元三年（一〇三〇）六月、千古は「日来聊有㆓相労㆒之上、飲食不㆑快、逐㆑日枯傷」という状態になり、丹波忠明の診立により韮《にら（こみら）》を服用している。忠実の場合も、施療の実否は不明だが、師子に対して少なくとも灸治の対象にするつもりであった。永久二年六月～七月にかけても、忠実は娘泰子に蒜を服用させているし、十月にも師子と泰子に薬を服用させている。ただし『殿暦』は「服内也、密々儀、依㆓吉日㆒自㆓今夜㆒服始也」と記し、ここでも「密々儀」であった。女性に対する医学的治療には、現実には決して低くはないハードルがあったのである。

（1）『小右記』治安三年九月三日～閏九月十九日条。

（2）服部敏良『王朝貴族の病状診断』吉川弘文館、一九七五年。新村拓に関しては、ⓐ『古代医療官人制の研究』一九八三年、ⓑ『日本医療社会史の研究』一九八五年（ともに法政大学出版局）に収載された諸論考がある。新村の各論考については、本稿の該当個所に明記する。

（3）新村拓「藤原実資の病気とその対応行動――平安貴族と治病修法・祭法――」、新村ⓑ所収。なお、繁田信一「医療の役割・呪術の役割」（『陰陽師と貴族社会』吉川弘文館、二〇〇四年）は、呪術にも治療の役割が期待されていたとし、医療行為の中に呪術を積極的に位置づける必要性を力説している。確かに病気等に対して医師・僧・陰陽師らが動員されることがほぼ常態となっていることは、平安貴族にとってそれらが治療の一環として意識されていることを示しているが、しかし他方「医師」「医家」という表現や多数の医書が存在しているところからは、やはり医療とそれ以外とは区別して考察することが適切と考える。本稿では、医師による治療を念頭に置いて医療を論ずることにしたい。

（4）本稿と直接には関連しないが、令制医療体制の特質や変遷に関する近年の研究としては、新村拓前掲のほか、春名宏昭「内薬侍医について」（『律令国家官制の研究』吉川弘文館、一九九七年）、松本かなえ「古代医療官司の一考察」（『続日本紀研究』三二五号、二〇〇〇年）の論考がある。また丸山裕美子は、主に日唐医疾令の比較研究を入口として令制医療体系の検討を進めている（『日本古代の医療制度』名著刊行会、一九九八年。「延喜典薬式「諸国年料雑薬制」の成立と『出雲国風土記』」『延喜式研究』九、二〇〇九年。「律令法の継受と文明化」大津透編『律令制研究入門』名著刊行会、二〇一一年）。

（5）『小右記』治安三年九月二十日条。

（6）治安三年当時、和気相成の三十七歳に対し丹波忠明は三十四歳であったが、忠明は治安二年四月には医博士として確認され（『小右記』）、万寿三年十一月には典薬頭に補任される（「典薬頭補任次第」）など、常に相成より医官としては上位にあった。

（7）医師と同様に専門的な技能を以て仕える陰陽師についても、複数の陰陽師に占卜させることは貴族日記に多く見られ、占卜の結果が割れることも少なくない。その場合は、自身の予定や都合にとって適当と思われる結論を貴族自身が選択している。複数の陰陽師の判断を求めるのは、自身がとる行動の根拠を得るための予防的措置と思われるが、医師の場合もこれに似た意味合いがあったのかも知れない。なお、谷口美樹「平安貴族の疾病認識と治療法――万寿二年の赤斑瘡流行を手懸りに――」（『日本史研究』三六四号、一九九二年）は、罹病中に出産を迎えた藤原嬉子と父道長を事例に、陰陽師の判断が割れた場合の対応例を検討している。

（8）新村拓「典薬寮の機構」「令制医療体制の展開と変質」、新村ⓐ所収。

（9）新村拓「古代医療における蛭食治・針灸治・湯治」、新村ⓐ所収。

（10）積雪草は、腫れを消し、解毒効果をもつ薬草で、腫物のほか麻疹や疥癬などの治療に用いることがあった（『中薬大辞典』小学館、一九八五年）。

（11）平安期において唐宋商人により日本に医薬書がもたらされていたこと、また、貴族たちも医薬書を蒐集し医学的知識の習得に努めていたことについては、新村拓「医療技術官の養成」（新村ⓐ所収）・「古代中世の医薬書とその流布」（新村ⓑ所収）参照。

（12）真柳誠は『医心方』巻三十について、すべて中国書籍の引用文で構成されつつも、日本において産出し、しかも一定の使用経験が蓄積された食薬類を選択して、それを著者丹波康頼の観点から配置して構成されていることを論じている（「『医心方』巻30の基礎的研究――本草学的価値について――」『薬史学雑誌』二一巻一号、一九八六年。なお、本論文は氏のウェブサイトから参照させていただいた）。このように臨床知識の蓄積は医学の体系化を促すものであったが、他方それが医師個人の力によって行われた場合は、その体系自身が家学の対象となったであろう。また、丹波雅忠の著した『医略抄』には「諸家伝論、先賢撰集、漢家本朝斯彙蓋多、或巻軸既繁、有レ煩二披閲一、或部帙相混、難レ支二危急一、仍為レ遣二卒尓之疾類一、聊抽二諸方之簡要一」とあり、多数の書物や「諸家伝論」の存在と、それがための診断の惑乱とも言える状況が存在したことが記されている。また、『古事談』（六）には、「施薬院領九条辺古所」にある明堂に描かれた図（明堂図か）を見ると目を病むと雅忠が言って、恐らくは明堂図を秘蔵した話が伝えられているが、これは施薬院の故地に残っていた明堂を丹波家が管理していたことを背景にもつ話と思われ（新村ⓐ）、後述する丹波家による施薬院使の世襲に伴い同院関係の施設や備品・医薬書等が丹波家に集約・掌握されるようになったことを示唆していると言えるのではなかろうか。雅忠以降、丹波家出身者が連続して典薬頭に補任され、同家は典薬寮の管理にも大きな影響をもつようになったと思われるが、こうした医療関係機関の諸施設や医薬書の掌握が医官の世界における丹波家の権威を再生産する源泉となり、対するに他家の地位の低下をもたらしたものであろう。

(13) 以下、『後二条師通記』による。

(14) 貴族日記にみられる「風病」が指す内容は多様で、必ずしも現在言うところの風邪とは限らないことは、新村が指摘している。ただし、問題にしている師通の病状は、激しい寒気や脱力感など、現在の風邪の症状と類似してはいる。

(15) 『中右記』嘉承元年正月二十二日条。

(16) 『中右記』元永二年正月十九日・二十二日および二月十日条。

(17) 同日、師通は葫（こ／にんにく）を服用しており、このために事前に忠康に注意事項を質問したものと思われる。葫蒜はニンニク類で、葫について『医心方』は「散二癰腫・蠡瘡一、除二風耶一、殺二毒気一」、蒜についても「主二霍乱・腹中不安一、消レ穀、理レ胃、温レ中、除二耶痺毒気一」と記す。

(18) このときも師通は、服薬とともに、林豪の助言を受けて僧に法華経を代誦させている。また、蒜の服用開始にあたっては「辰の方に向かって服す」とあるが、服用に際して方角が大切であったことは新村も触れている。

(19) このとき、忠康は白河上皇の金峯山詣に扈従して不在であった（『中右記』寛治六年七月二日条）。なお、上皇の帰京は七月十四日であった。

(20) 『殿暦』にはこれらの記事の前後にも灸治の記事があるが、施療行為の担当者は明示されておらず、判断することができない。

(21) このときの灸治は「巳剋許忠康来、戌剋許灸治了」とあり、来客の合間を縫っての施療であったが、長時間の療治であった。後述する天仁元年八月の白河上皇に対する丹波雅康の灸治は巳剋から申剋まで、永久五年五月の重康による忠実の灸治は辰剋のおわり頃から酉剋までかかっており、当時の灸治は一般に長時間を要するものであったようである。

(22) 永久二年九月には忠実の母全子の病気に対して重康が召され、湯治による治療を提案している（『中右記』）。

(23) 『永昌記』嘉承元年四月六・七日条。

(24) 天皇の病気に際して複数の医師が治療に当たる例は、寛徳元年（一〇四四）十二月から翌年正月にかけての後朱雀天皇の腫物治療（『一代要記』および『続古事談』五-七）、永承七年七月の後冷泉天皇の腫物治療（『春記』）などがある。ただし、この二つの記事は、同様の症例で、しかも治療を担当した医師が典薬頭和気相成と権医博士丹波雅忠と同じ組み合わせでありながら、相成と忠明の治療方針は『続古事談』と『春記』で正反対になっている。

(25)『九条殿記』三（大日本史料）に、九条第に石を進上した人々の中に「重康三果小」とある。文書には、師通の親族や家司、あるいは師実以来の家司など、石の進上を課せられる「可召立石人々」を記したものもあるが、その中には重康の名はなく、自発的な進上であった可能性もある。ここからすると、承徳元年段階で重康が師通家司であった確証はないが、少なくとも重康が当該時期に師通に近い存在であり、それを主張しようとしていることについては疑いがなかろう。

(26) 天永二年正月、藤原宗忠は背に二禁を患い、自邸へ戻る途中、重康宅に立ち寄って診察を受けた。重康はきちんと療治するよう教示するとともに、宗忠の要請を受けて灸治を施したり、あるいは息男重頼（重基の兄）を遣わして診療させたりした。宗忠は忠実の従兄弟にあたり、忠実との関係は良好であったが、こうした重康の行動は実資家司和気相成のそれと類似する。前述したように、実資の重要な家司宮道式光の病気に際して、相成は息男とともに治療に当たっていた。

(27)『続日本後紀』承和三年五月二十六日条および『類聚三代格』所収貞観十四年十二月二十七日太政官符。

(28)『小右記』治安三年十一月二十五日条。

(29) 新村拓「悲田院と施薬院」（新村ⓑ所収）。なお、本節における新村の見解は、とくに断らない限りこれによる。

(30) 元永二年正月十九日、重病の床に伏した重康は施薬院使の職を重基に譲ったが、これについて『中右記』は、「夜前に忠実からの仰せ下しがあったことを記した後に、「件事藤氏長者上宣、仍今度内大臣殿奉二長者宣一、被レ仰二下勧学院別当左中弁為隆朝臣一、為隆下二知大夫史一、以書二宣旨一仰下也、但内々以二頭弁一被レ申レ院云々、是近代諸事被レ申議也、只本長者宣也」と記し、手続上は宣旨によって正式に補任し、実権保持者である院にも伝達するが、実質的には藤原氏の氏長者の宣によって任命されるものであったことを明らかにする。この伝達経路の途中で勧学院別当が関わるのは、早くは桃裕行（『上代学制の研究』吉川弘文館、一九四七年）が指摘したように、藤原氏全体の共済業務に関わることは勧学院が所管するようになることと関連しよう。

(31)『平安遺文』六二三号。

(32)『小右記』長和元年六月二十九日条、『御堂関白記』長和四年九月二十日条、『小右記』同日条。また、岡野範子「家司受領について」（『橘史学』十七号、二〇〇二年）参照。

(33) 道長が自家の娘を次々と後宮に送り込む一方、とくに具平親王家の娘を頼通・教通ら息子の妻に迎え、自家と他家との差別化を図っていたことは山中裕『藤原道長』（人物叢書、吉川弘文館、二〇〇九年）等で指摘されている。

(34) 『玉葉』治承二年（一一七八）四月九日条は、施薬院使の職が雅忠以後代々丹波氏の医師の譲りによって補任されてきたとの認識を記す。なお、新村拓「令制医療体制の展開と変質」（新村ⓐ所収）参照。

(35) 丹波雅康が卒去した時は直ちに重基が典薬頭に任ぜられたが、それは「此除目不レ致レ忌被レ成也、是又先例也」との判断であった（『中右記』大治五年正月二十八日条）。これ以前の典薬頭の卒去と補任の関係をみると、丹波忠明と雅忠はいずれも前任者の卒去後二か月程度で頭に補任されており、雅康の補任までの頭の不在期間は著しく長いといえる。

(36) 『続古事談』（五-八）は、医道の課試が忠康までで途絶したことを記しているが、これはこれ以降、課試という形で医学的力量を証明する必要がなくなったこと、すなわち医学界における丹波氏の事実上の覇権が確立したことを物語っていよう。

(37) 新村拓注(3)論文。

(38) 子供と医療との関係については不明な点が少なくない。ただし一例を挙げれば、嘉承二年（一一〇七）八月、十一歳になった忠実の長男忠通が体調を崩したが、忠実は陰陽師泰長を召して占卜させたのみで、医師に診療させていない。もっとも、七歳頃までの子どもは神の子とする観念もあったとされるから、幼い子は医療の対象外として扱われた可能性もある。

(39) 『中右記』嘉承元年九月二十一日条では、天皇の不予に対して五壇修法を行ったが、「今日御物気被レ渡、頗雖二温気一、御卜筮之所レ告邪気者、仍御物気被レ渡也」とあり、陰陽師の占卜で原因（「邪気」）が特定され、それに続いて「物気を渡す」ために僧による修法が行われた。修法の効果を上げるために寺院に参籠する場合もあり、師子は天永三年（一一一二）十月の病気の際に法成寺に参籠したが、忠実は「今夜女房物気等放了、其後無二別事一云々、伽藍験実不可思議」と記して、参籠の効果に感嘆している。なお、谷口美樹注(7)論文では、「物気」による病に対する治療法として専ら加持が用いられたことが指摘されている。

(40) この点は、『今昔物語集』などの説話を引用しながら新村も論じている。

鎌倉幕府の医師

細川涼一

はじめに

本稿の目的は鎌倉幕府の医師について通史的に叙述することである[1]。医学史の立場から鎌倉時代の医師に言及した研究としては、服部敏良[2]・新村拓[3]の著書があるが、最近の赤澤春彦の研究[4]は『吾妻鏡』と丹波氏の系図等の史料を突き合わせることにより、鎌倉幕府の医師を悉皆調査した好論であり、本稿は赤澤の研究に屋上屋を重ねたものに過ぎないといえなくもない。しかし、赤澤の論点と多少視角を変えることによって新たに見えてくる点や、弘長二年（一二六二）に西大寺叡尊が鎌倉に下向した際の記録である『関東往還記』によって鎌倉幕府の医師について再考できる点もあるので、本稿では鎌倉幕府の医師について改めて考えてみることにしたい。

一　丹波時長の鎌倉下向と三幡の治療——源氏将軍の時代

公家政権の医師である丹波氏が鎌倉に下向し、鎌倉幕府の医師となったのは、摂家将軍九条（藤原）頼経が誕生したことが契機となっている。

源氏将軍の源実朝は、吉本隆明が入眠幻覚傾向の強い人物、神経性の虚弱体質と評したほど、神経性の病の少なくない人物であるが、[5] 実朝の治病として行われたのは密教僧による加持祈禱と陰陽師の祓であり、医師が伺候していたことはうかがえない。

摂家将軍頼経の時代には、将軍の病が平癒した際に行われる沐浴の儀（湯や水を浴びて、体を清めること）は、医師が執り行っていることがうかがえるが、源氏将軍頼家・実朝の時代には、沐浴に医師が伺候したことも見出せない。[6]

建久五年（一一九四）十月十七日、源頼朝の歯の治療法について、安達盛長を通じて丹波頼基が京都から注進し、その上良薬を献じたので、頼朝から三河国羽隅（滑）荘を御恩として与えられた。すなわち、頼基の事例に照らしても、将軍頼朝の時代に鎌倉に定住している医師はいなかったことがうかがえる。

頼朝が没して子の頼家が後を嗣いだ年でもある正治元年（一一九九）三月、頼朝次女の三幡が病気によって憔悴し、北条政子は名医の誉れが高い針医師丹波時長を召して療養を加えさせようとした。時長は固辞したが、十二日に重ねて専使を上洛させ、なお障りを申すなら、後鳥羽院にも子細を奏達するように在京御家人に命じた。これによって時長は伊勢路を廻って五月六日に鎌倉に下向し、七日に畠山重忠（北条時政の娘婿でもある）の中御門の宅に入った。御所の近くに伺候して三幡の治療に専念する便宜のためである。時長は翌八日に朱砂丸を三幡に献じて三幡の治療をはじめ、砂金二十両以下の禄を賜った。十三日には北条時政は椀飯を賜って時長を饗応したが、これは摂家将軍の時代に至り、丹波氏（時長自身を含む）が将軍家の医師として鎌倉に定住し、北条氏得宗家の治療にも携わるようになった伏線といえなくもない。三幡は二十九日には食事も取るようになり、人々を喜ばせた。

しかし、六月十四日に至って三幡の病状は悪化し、あまつさえその二日前には目の上に腫れ物も出来た。時長は驚いて目の上の腫れ物を「凶相」と診断し、「今においては恃《たの》むところは少ない。凡そ人力を尽くせる事態ではなくなった」と治療を放棄するかのような言葉を述べた。二十六日に時長が帰洛したのちの三十日、三幡は歳十四で死去した。時長が三幡の治療に用いた朱砂丸の主成分は硫化水銀であり、精神錯乱の治療に効果がある一方、毒もあり、(7)時長の投薬が三幡をかえって死に追いやった可能性は少なくない(8)。

丹波時長はのちに九条頼経・頼嗣の医師として鎌倉に下向し、宗尊親王の医師となった子の長世とともに親子二代にわたって鎌倉に定住するようになる。しかし、三幡の治療に際しては、治療の終了（というよりも放棄に近い）とともに京都に帰洛しており、源氏将軍の時代には鎌倉に定住する将軍家の医師はいなかったことになる。鎌倉に丹波氏が定住するようになるのは、九条頼経の鎌倉下向に供奉した丹波良基（初名頼経）を待たなければならない。それは、政子が丹波時長の鎌倉下向を後鳥羽院に奏達しようと試みたように、源氏将軍の時代、公家政権に属する医師である丹波氏の人事権は院の専権事項だったからであろう。

二 「尼将軍」北条政子時代の医師——丹波頼経（良基）と和気定基

源実朝が甥の公暁に殺されたことを契機として、九条道家の息頼経（幼名三寅。二歳）が第四代将軍の候補者として鎌倉に下向したのは、承久元年（一二一九）七月十九日のことであった。この時、京都から供奉した人物として、医師の権侍医丹波頼経、陰陽師の大学助安倍晴吉、護持僧の大進僧都寛喜（観基。～一二四八）の名が見出せる。すなわち、将軍（この時点での頼経はその候補者）の身体の安穏を護持する役職として、源氏将軍の時代の陰陽師と密教僧に加えて、摂家将軍の誕生によって、医師が明確に加わったのである。

赤澤春彦は『続群書類従』丹波氏系図(9)の良基の注に、「内匠頭兵庫頭兼女医博士、施薬院使正四位下、本名道経、頼経」とあることを根拠として、頼経を良基と同一人物と判断する。摂家将軍に主治医として供奉するほどの人物でありながら、頼経の名は丹波氏系図にはその名が見出せないので、赤澤の判断に従うべきであろう。

承久二年（一二二〇）八月六日の一条（藤原）実雅の妻（北条義時の娘。母は義時の後妻である伊賀朝光の娘）が男子を平産（無事に出産）した際には、験者（加持祈禱をして、物の怪などを退散させ、病気を治して、霊験をあらわす行者）の寛喜（観基）、医師の頼経、陰陽師の安倍親職らが御産に立ち会っている。また、同じく一条実雅の妻が貞応元年（一二二二）二月十二日に女子を平産した際にも、験者の観基、医師の頼経、陰陽師の安倍国道・知輔・親職らが立ち会い、おのおの禄（五衣）を賜った。

丹波氏略系図

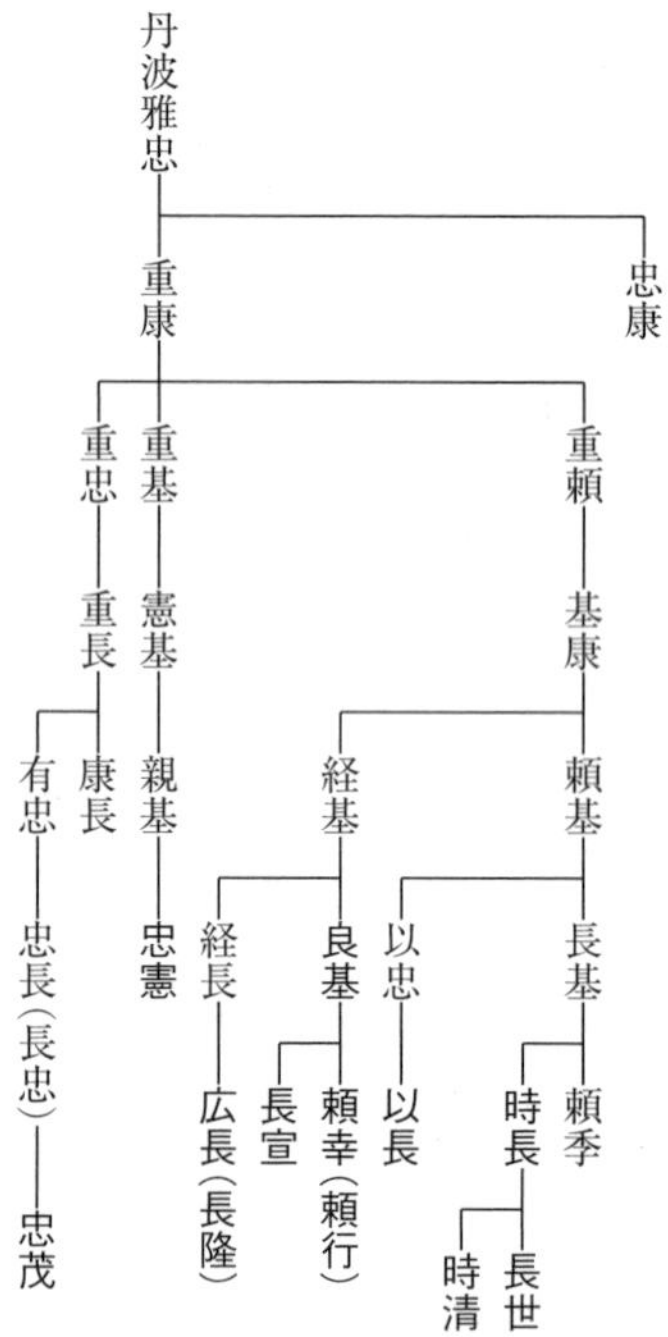

（注）本略系図は基本的に『尊卑分脈』にもとづいて作成し、『尊卑分脈』に見出せない部分のみ『続群書類従』丹波氏系図によった。両者には異同もあるが、異同がある部分に関しては『尊卑分脈』に依拠している。なお、ゴチックで示した人名が『吾妻鏡』に見出せる鎌倉幕府の医師である。

さらに、貞応元年十二月十二日に義時の室（伊賀朝光の娘）が男子（義時の七男時尚か）を平産した際にも、弁法印定豪が加持祈禱を行い、験者観基、医師頼経、陰陽師国道以下六人が出産に立ち会っている。

このように、丹波頼経は九条頼経に供奉して鎌倉に下向しながら、得意としたのは産科だったようであり、九条頼経の護持僧として同じく鎌倉に下向した観基とともに北条義時の娘や妻の出産には携わりながら、九条頼経の病気の治療は頼経の幼少（三寅）時代には見出せない。

源実朝の死後、九条頼経が鎌倉に迎えられたにもかかわらず、将軍家の家長として事実上「尼将軍」の地位にあったのは、北条政子である。将軍家の医師である丹波頼経（良基）が義時の妻や娘の出産に立ち会ったのも、政子の生前には将軍家の医師に対する命令権は、将軍家の家長である政子にあったことによるものであろう。その政子は嘉禄元年（一二二六）七月十二日に没した。政子の危篤に際しては、前権侍医和気定基（定経の子）が七月五日夜から治療のため参候した。翌六日に至って、丹波頼経が治療に加わったが、政子の病状を診て、「すでに治術の及ぶところではない」と述べ、治療に携わるのを辞退するという事件も起きている。

和気定基は、『群書類従』和気氏系図では、恐らくは『吾妻鏡』の政子臨終に参候した記事をもとに、「貞基。典薬助、関東に住す」と注記されている。[10]しかし、定基の名が『吾妻鏡』に見出せるのは政子の臨終の際だけであり、政子の危篤に際して京都から急遽呼び寄せられた可能性が高いといえよう。丹波頼経が政子の治療を辞退したのは、将軍家の医師として九条頼経に供奉して鎌倉に定住している自分がいるにもかかわらず、政子の危篤に際して京都から新たに和気定基が迎えられたことへの不満もあったのかも知れない。

丹波頼経は九条頼経の元服と将軍就任にともない、良基と改名した途端に、それまでの丹波頼経と名乗った時代とは打って変わり、九条頼経の主治医としての活動が頻繁に見出せるようになるが、それは次節で述べることにしたい。

三　摂家将軍九条頼経の医師

(1)　丹波良基

九条頼経の医師として鎌倉に定住した最初の人物は、頼経に供奉して鎌倉に下向した施薬院使丹波良基（一一八六～一二四〇。初名頼経。経基の子）であり、次いで典薬頭丹波時長（～一二六六。長基の子）である。二人の関係は、時長の祖父頼基（頼朝の歯の治療法を教えた医師）と良基の父経基が兄弟という関係に当たる。二人のうち、丹波良基の家は大倉薬師堂にあったことがわかっている。
九条頼経が将軍となった翌年、安貞元年（一二二七）十一月十八日から頼経（時に十歳）は不例（病気）になり、二十三日には皮膚に赤斑瘡の症状が出た。そこで、泰山府君祭・鬼気招魂祭等が陰陽師によって行われたが、病状は一向によくならなかった。二十四日には密教僧（護持僧の鶴岡八幡宮別当定豪ら）・宿曜師（珍誉・珍瑜）による五壇法・属星祭等の祈禱も行われた。さらに、権侍医丹波良基が医術を施したところ、その効験によって二十九日に頼経の不例は減じ、人々は安堵した。十二月十日には頼経は病気快復後の沐浴を行い、良基が参候した。

寛喜元年（一二二九）正月二十七日酉刻（午後六時）、三浦泰村の室（北条泰時の娘）が死産をしたが、この出産に立ち会ったのは、験者観基・頼暁、医師良基、陰陽師安倍晴賢以下四人であった。翌寛喜二年（一二三〇）七月十五日酉刻にも、三浦泰村の室は女子を平産したが、この時は頼暁が験者となり、良基が医師、安倍泰宗が陰陽師として出産に立ち会い、おのおの禄物（生衣二領）を賜った。しかし、前年の胎内での死産とは異なり、無事に赤子が生まれたにもかかわらず、この小児は二十六日に死に、泰村の妻も産前産後の十日間の悩乱ののち、八月四日に死亡した。享年二十五歳であった。泰村の妻の出産に将軍家の護持僧や医師が立ち会うという破格の待遇は、彼女が得宗泰時の娘だったからであろう。

嘉禎元年（一二三五）十一月、疱瘡が流行し、十八日に頼経が不例になった際も良基は将軍家に伺候し、十二月十八日に頼経に疱瘡の症状が現れたことを申告している。これによって、二十日には陰陽師による泰山府君祭と四角四境祭が行われ、二十一日には七曜供（宿曜師珍誉）等の祈禱も始行された。翌嘉禎二年（一二三六）正月九日には疱瘡後の沐浴の儀が退耕行勇が加持した湯によって行われ、この時良基は、馬・剣・衣等を賜った。十七夜には五壇法の祈禱が定豪によってはじめられ、百日泰山府君祭が陰陽師の安倍忠尚によって奉仕された。十七日に頼経は疱瘡の後遺症ともいえる腫れ物が股や膝に二十四カ所現れたため、女房の石山局が良基を召し、治療を加えさせている。以上に見出せる、頼経の疱瘡に際して医術を施した賞によって、良基は年末の十二月十八日の朝廷の除目で、和気清成を越えて施薬院使・正四位上に叙せられ、これが生涯の官職・官位となった（除目の聞書が鎌倉に到着したのは二十六日である）。

暦仁元年（一二三八）正月二十八日、頼経が上洛して検非違使別当となり、同年十月十三日に再び鎌倉に戻った際の旅には、将軍家護持僧の岡崎法印成源、医道の施薬院使丹波良基・権侍医丹波時長、陰陽道の安倍泰貞・安倍晴賢らが供奉した。護持僧・医道・陰陽道の三者が将軍家を囲繞するように旅の健康を守っていたことがうかがえよう。頼経の医師として丹波時長の名が良基とともに見出せるのは、この時が最初である。

良基は延応元年（一二三九）五月十一日にも頼経の沐浴の儀を執り行い、馬・剣を賜っているが、注目すべきは同年六月十二日に北条泰時（四月二十五日から病気であった）の病気が平癒しての沐浴を、医道の施薬院使良基とその子の頼行（頼幸）、典薬頭時長が執り行い、剣・衣を賜ったほか、おのおの所領一村を拝領していることである。本来将軍家の医師として鎌倉に下向していた丹波氏が（義時の娘・妻や泰時の娘の出産に伺候した事例は別にして）、北条氏得宗家の病気も治療したことが史料に見出せる濫觴がこの時であった。

良基が医師として最後の活躍をするのは、同年十一月の頼経の妻二棟御方（大宮局。藤原親能の娘）の出産に際して、良基の大倉薬師堂の家が産所となり、二棟御方は鎌倉幕府五代将軍となる藤原頼嗣を無事に出産したことである。すなわち、十一月二十日に二棟御方は産気づくと、良基の大倉薬師堂の家を産所とするべく、良基の家に移った。験者の助僧正厳海・鳴弦役人（貴人の出産に際して弓弦を引き鳴らして魔を払う）らも良基の家に参集した。翌二十一日辰刻（午前八時）に二棟御方は無事に若君（のちの頼嗣）を平産した。この功によって験者三人、医道、陰陽師（安倍維範）が禄を賜っているが、医道で禄を賜ったのは良基の息頼行であるから、実質的に二棟御方の出産に携わったのは頼行であったらしい。

良基は翌仁治元年（一二四〇）八月二日の将軍家の二所詣（伊豆山権現・箱根権現の二所に将軍が参詣する）にも供奉するが、程なく体を毀したらしく、九月八日、療養先の伊豆国北条小那温泉で死去した。享年五十五歳であった。頼経の鎌倉下向に供奉して鎌倉に住み、頼経の主治医として終えた生涯であった。

(2)　丹波時長

丹波良基の死後、将軍頼経の主治医となったのは丹波時長である。前述したように、時長は三幡の病気の治療のため、正治元年（一一九九）に一時鎌倉に下向したが、この時は京都に帰っている。頼経の医師となったのは、暦仁元年（一二三八）正月二十八日、頼経が上洛して検非違使別当となり、同年十月十三日に鎌倉に戻った旅に良基とともに随行したのを契機としてである。往路の二月十日、萱津宿で頼経がにわかに病気になった際に権侍医時長が医術を施し、六波羅到着後の三月七日、病気が減じたのちの沐浴に時長が伺候している。

しかし丹波良基が生存中は、頼経の主治医は良基であり、延応元年（一二三九）六月十二日に北条泰時の病気が平癒しての沐浴を、良基とその子の頼行とともに時長が執り行っていることを例外として、時長の活動は見出せない。時長の頼経の主治医としての活動が見出せるのは、良基死後の寛元元年（一二四三）五月二十八日の晩、頼経が赤痢の病気になった際、治療のため時長が丹波広長とともに伺候した記事が最初である。

ここで丹波広長（〜一二六三。経長の子。良基の甥に当たる）についても一言しておきたい。広長は施薬院使の官職にまで昇った医官でありながら、『尊卑分脈』「丹波氏」[11]にはその名が見出せない。しかし、すでに赤澤が指摘するように、『典薬頭補任次第』[12]別巻「施薬院使補任次第」の丹波頼季の項に、「弘長三年四月九日。長隆改め広長が卒去した替えとして頼季が施薬院使に還補された」とあることから、丹波広長は長隆と同一人物であることがわかる。とするなら、『尊卑分脈』に長隆の名で見出せる人物が、広長であることになる（ただし、彼の名は『続群書類従』丹波氏系図には改名後の広長の名で見出せる）。

四　摂家将軍九条頼嗣時代の医師――結番医道体制の確立

九条頼経は寛元二年（一二四四）に将軍職を幼少の息・頼嗣（六歳）に譲ることを執権北条経時に強いられ、寛元四年（一二四六）五月の寛元四年事件（将軍側近勢力の名越光時らが頼経を擁して執権北条時頼を除こうとし、はかりごとが露見した事件。宮騒動とも呼ばれる）を契機として、同年七月には京都に帰された。したがって、寛元二年以降の鎌倉幕府の医師をめぐっては、将軍頼嗣時代の医師として叙述することにしたい。

この時代の特徴は、頼経の将軍時代に丹波良基が頼経の主治医としてほぼ一人で活動していたのと違って、丹波時長が中心となりながらも、「結番医道」と呼ばれる集団体制で将軍家の医療活動に携わり、医師の数もいつの間にか増加していたことである。将軍頼嗣の時代に見出せる医師の名を列挙するなら、典薬頭丹波時長・主計頭丹波頼行（頼幸。良基の子）・典薬允雅楽頭丹波以長（以忠の子。時長の従弟に当たる）・内匠頭施薬院使丹波広長・大学助丹波忠憲（親基の子）・大炊権助丹波時清（時長の子）の実に六名にも及ぶ。このうち、時長・頼行・以長・広長（長隆）の四名は『尊卑分脈』にその名が見出せるが（もとより、『尊卑分脈』よりも詳細な『続群書類従』丹波氏系図にも見出せる）、忠憲・時清の二名は『続群書類従』丹波氏系図にのみその名が見出せる医師である。

頼経が将軍時代の寛元元年（一二四三）九月十九日、若君頼嗣が疱瘡を患ったが、十月一日に平癒し、沐浴の儀を頼行・広長が行って禄（おのおの剣一腰・衣一領）を賜っている。これによるなら、頼経から頼嗣への将軍の移行期には、頼経の医師は時長であったのに対して、頼嗣の医師は頼行・広長という分担関係があったといえるかも知れない。

寛元三年（一二四五）二月十日、すでに頼嗣に将軍を譲り、「大殿」と呼ばれた頼経の飲水病（強度の飲酒・濃味の飲食や冷気に当たって起こるとされる、喉が渇いて尿の通じない病気）に際しては、結番医道の時長・頼行・忠憲・以長・広長がおのおの一日一夜伺候することが仰せられている。しかし、医師が結番して治療を加えても病は減じず、三月五日・六日には祈禱も行われている。この結果、十四日には頼経の不例（病気）も平減し、沐浴の儀が行われるとともに、医師の時長・頼幸（頼行）・以長・広長・大学（忠憲）らがおのおの剣一腰・馬一疋を禄として賜った。

同年五月二十九日に北条経時は黄疸を患ったが、六月十九日には平減して沐浴し、この間の治療の功によって医師時長・頼幸・広長がおのおの馬一疋・剣一腰を禄として賜っている。

また、同年九月二十九日には頼嗣の腫れ物が増気し、時長・以長らが治療のため参候している。頼嗣の腫れ物は十月十三日には減気したので、沐浴の儀が行われ、時長・頼行・忠憲・以長・広長・時清の六人が召されて禄（馬・剣等）を賜っている。これによれば、九月二十九日の頼嗣の発病以来、この六人が結番して一日一夜ずつ順番で頼嗣の治療に当たったと考えていいであろう。将軍家の医師が最大の人数を数えたのが、結番医師が六名を数えた頼嗣時代のこの寛元三年であった。

翌寛元四年七月十一日の寛元四年事件を契機としての先将軍頼経の京都送還の旅には、主計頭頼行が供奉している。頼行の名は「京都に伺候すべき」人物ではなく、「路次供奉計りなり」とされている人物の中にその名が見出せる。しかし、これ以後頼行の鎌倉における活動はうかがえないので、頼行は頼経に供奉してそのまま京都に帰ったのかも知れない。

建長三年（一二五一）五月十五日の北条時宗の誕生に際しては、医師典薬頭丹波時長・陰陽師安倍泰房・験者清尊僧都らが参候し、おのおの禄（生衣一領・野剣一柄・馬一疋）を賜った。これが、丹波良基の死後、鎌倉医師中の大立者として、医官最高の官職である典薬頭にまで昇り詰めた時長が、『吾妻鏡』に見出せる最後である。『新抄』(13) 文永三年（一二六六）六月二十五日条によれば——鎌倉では宗尊親王をめぐる騒動が勃発する時期であった——、この日典薬頭時□(長)が死去しているが、『新抄』は公家の外記日記であるので、時長は京都で死んだ可能性が高い。

頼嗣は時宗が生まれた翌建長四年（一二五二）に将軍を廃されて京都に帰され、替わって京都から宗尊親王が公家将軍として鎌倉に下向した。頼嗣が鎌倉を進発したのは四月三日であったが、その供奉人の中に護持僧成恵・実遍、医師施薬院使広長、陰陽師安倍国継の名が見出せる。すなわち、頼嗣の結番医師の中でも、頼嗣が鎌倉から没落しての京都送還の旅にまで供奉したのは丹波広長であった。父良基から二代にわたって摂家将軍に仕えた頼行が頼経の京都送還に供奉して帰洛後、頼嗣の主治医であったのは、頼嗣の若君時代から仕えた広長であったのかも知れない。「施薬院使補任次第」によれば、広長は建長元年（一二四九）六月十四日に施薬院使に補任されているが、それは頼嗣に主治医として仕えた功績によるものであったと考えていいであろう。

五　公家将軍宗尊親王の医師——丹波忠茂と丹波長世

建長四年（一二五二）四月一日、頼嗣が鎌倉幕府を退出するのと入れ替わるように、公家将軍宗尊親王が鎌倉に下向した。その供奉人の中に「医陰道」として医師の采女正丹波忠茂と前陰陽少允安倍晴宗の名が見出せる。近代人の目から見れば、医学は科学、陰陽道は呪術として区別されるが、中世には貴人の身体を護持する「技術」として、医道と陰陽道はセットでとらえられていたことがうかがえる。

以後、宗尊親王の医師は、基本的に典薬頭・施薬院使丹波忠茂と玄蕃頭丹波長世（〜一二六六。時長の子）の二人体制になる。宗尊親王の医師としては、二人のほか、弘長三年（一二六三）四月二十六日の宗尊親王の二所詣とそれに先立つ二所詣精進のための由比ヶ浜への浜出（寛元三年四月二十一日条）に女医博士丹波長宣（のち典薬頭。良基の子。頼行の弟）が陰陽師の安倍晴弘とともに供奉しているが、宗尊親王の医師として忠茂・長世以外の人物が見出せるのはこの時だけである。

忠茂・長世の宗尊親王の侍医としての初仕事は、建長四年八月四日の宗尊親王の病に際して、忠茂・広長・長世が参候し、治療について評議したことである。ただし、先に述べたように広長は頼嗣の主治医として頼嗣の京都送還に供奉して京都に帰っている。広長は弘長三年まで生存しているにもかかわらず、これ以降宗尊親王の医師としての活動も見出せないので、ここに忠茂・長世とともに広長の名が見出せるのは『吾妻鏡』の誤記である可能性が高い。

『吾妻鏡』に見出せる忠茂と長世の宗尊親王の医師としての活動は、二人一緒に行動してのものも見られるが、それぞれ別個に記すことにしよう。

(1)　丹波忠茂

これまで鎌倉に下向した丹波氏の医師はすべて重頼流であったが（唯一の例外が忠憲の重基流である）[14]、忠茂は重忠流の丹波長忠の子である。新村拓によれば、中世における典薬寮の医官の昇進コースは、医博士・侍医・関東医師（将軍家医師）を経て施薬院使に就き、典薬頭に昇るのが典型であるが[15]、忠茂の父長忠は寛元二年（一二四四）十二月八日に典薬頭に任じられている（『典薬頭補任次第』）。すなわち、親王将軍に供奉しての忠茂の鎌倉下向は、この当時最高の官職に昇進している医官の嫡子が鎌倉に迎えられたことを示すものでもあった。忠茂自身、のち弘長三年（一二六三）九月九日に施薬院使に補任され、文永五年（一二六八）十一月九日には典薬頭に昇るなど（「施薬院使補任次第」『典薬頭補任次第』）、新村が述べる医官の典型的な昇進コースを辿っている。このような経歴を辿ることになる忠茂は、宗尊親王の主治医として、具体的な治療の記事が見出せる。

建長四年（一二五二）九月七日に宗尊親王の病気が平癒したので、沐浴しようとしたところ、陰陽師が今日は没日（一切の事業を行うのに凶であるという日）であると異議を申し立てた。これに対して忠茂は、「将軍は去る一日に手足を洗ったのでその憚りはない」と反論している。また、十一月十四日、将軍家の新御所に湯殿が完成しての湯殿始に陰陽師の安倍為親とともに出仕している。正嘉二年（一二五八）三月一日、文応元年（一二六〇）十一月二十七日、文永二年（一二六五）二月（三日に由比ヶ浜に浜出して精進し、七日に進発）の宗尊親王の二所詣にも医師として供奉している（文応元年の二所詣に際しては丹波長世も供奉した）。文永三年（一二六六）。この年の七月四日には宗尊親王は将軍を廃され、京都に帰される）四月七日には、宗尊親王が蚊に刺された腫れ物を蛭飼《ひるかい》（蛭食。腫れ物の悪血を蛭に吸い取らせて治療すること）によって治療している。この蛭飼に当たっては、宗尊親王の三島社への社参を憚るか否かが陰陽師と社司にそれぞれ尋ねられたが、憚りはないとの回答がいずれからも得られたので、忠茂が治療している。蛭食による治療は血のケガレをともなうので、神事に憚りがあるとの観念があった[16]。

忠茂の医師としての技術は蛭飼のような伝統的なものであったが[17]、宗尊親王の治療をめぐって陰陽師と論争するなど、医道の専門家としてのポレミックな姿勢がうかがえることが、それまでの将軍家の医師と異なった特徴であった。

(2) 丹波長世

一方の玄蕃頭丹波長世は、鎌倉の医師界の大立者であった丹波時長の子であり、将軍頼経・頼嗣の医師であった父の後を襲う形で宗尊親王の医師に就いた。

長世は康元元年（一二五六）九月十九日、文応元年（一二六〇）九月五日の宗尊親王の沐浴にそれぞれ医師として伺候し、禄を賜っている。また、文応元年八月の宗尊親王の赤痢の病に際して医療を施し、その賞によって十一月十五日には従四位上に叙せられた。同年十一月二十七日の宗尊親王の二所詣に際しては、丹波忠茂とともに医師として供奉している。

弘長三年（一二六三）十一月十六日には宗尊親王の御息所（近衛兼経の娘、宰子。北条時頼の猶子）の着帯（懐妊して五ヶ月目に、岩田帯を締める儀式）に侍したが、二十二日の北条時頼の臨終に際して医術を施したため、その死穢によって翌二十三日（時頼の葬式の日でもあった）、宰子の出産に従うことを辞退している（この時に宰子が懐妊していた子が、翌文永元年四月二十九日に生まれた惟康王であろう。『吾妻鏡』は文永元年の記事が欠落しているため、惟康王誕生の記事はない）。文永二年（一二六五）九月二十一日、宗尊親王の姫宮（倫子女王）が誕生した際にも医師として立ち会った。[18]

長世が文永三年（一二六六）八月九日に鎌倉で死去していることは、『新抄』同日条に「前玄蕃頭丹波長世関東に死す」とあることから明らかである。

六　『関東往還記』の丹波忠茂と丹波長世

『吾妻鏡』における忠茂（図書頭）と長世（玄蕃頭）の記事を比較して気づくのは、宗尊親王の主治医である忠茂は宗尊親王の治療の記事しか見出せないのに対して、長世は北条時頼の臨終に際して医術を施すなど、北条氏得宗家の医師としての活動も見出せることである。長世が時頼の治療も行ったのは、父の時長が北条泰時・経時の治療や時宗の誕生に立ち会うなど、得宗家の医師としての活動が見出せるのを引き継いでのことであろう。

このことを明瞭に示すのが弘長二年（一二六二）、金沢実時・北条時頼の招きで西大寺叡尊が半年間鎌倉に下向した際のことを叡尊弟子の性海が記録した『関東往還記』の記事である。[19]

鎌倉滞在中の六月二十七日、叡尊は過労と炎暑のため、にわかに病気になった（鎌倉における叡尊の宿房は清凉寺ヶ谷にあった）。この日は灸を加え、薬を服して小康状態になった。二十九日、叡尊の病気を聞いた時頼は、丹波長世を叡尊のもとに遣わした。長世の診断は、この数ヶ月の疲労に最近の炎暑が計会したことによる病であり、早く良薬を服用する必要があるというものであった。晩には時頼のもとから平胃散が届けられた。叡尊の病は七月一日に一旦は快復したが、十七日にまた病気になった。二十日に北条時定が熱冷ましの氷雪を進め、時頼も長世に往診させた。長世は、叡尊の病は疲労の極みにあることによるものと診断した。夕方には時頼のもとから、時頼が自ら調合した黒錫丹《こくしやくたん》と養胃湯が届けられた。

このように、『関東往還記』には薬種の名が見出せることが特徴である。このうちここで注意しておきたいのは、時頼から届けられた黒錫丹と養胃湯である。

黒錫とは鉛のことである。黒錫丹の処方[20]は黒錫に硫黄などを混ぜて鉄の湯沸しで溶かし、細かい粉末にする。さらにふるいにかけた他の中薬とともにかき混ぜ、黒くなるまで研く。酒で糊状にして丸め、陰干しして布袋に入れ、つやが出るまでこする。毎回三十〜四十粒を空腹時に塩姜湯あるいは棗湯とともに飲む。脾元久冷・胸中痰飲・頭痛目眩・過敏性大腸・胸腹から両脇にかけての膨脹感と刺すような痛み・脳溢血などの治療に用いられるという。ただし、鉛は毒を帯びるので心胃を傷つける恐れもある。

黒錫丹の処方は塩姜湯・棗湯とともに飲むものであるから、黒錫丹とともに届けられた養胃湯（健胃湯）は、塩姜湯または棗湯のことであろう。『述異記』上巻の王質爛柯の故事によると、棗は仙郷の食物であり、それを食べた樵《きこり》の王質は一向に空腹を感じなくなり、村に帰ると数百年が過ぎていたという。[21]棗が胃に不思議な薬効をもたらす、仙郷の食物とされたことがこの故事からもうかがえるであろう。

叡尊のもとに届けられた黒錫丹は、北条時頼自らが調合したものであるから、時頼が黒錫丹の常用者であったことは確実である。時頼は五月二十二日、激しい下痢のために叡尊との面会を延期するなど、死去する前年の弘長二年の段階で体調を崩していたようである。その原因として、黒錫丹の常用による副作用があったことは充分に考えられるであろう。『吾妻鏡』弘長三年十月二十二日条では、時頼は臨終に際して袈裟を着し、坐禅を組み、いささかも動揺することなく頌を称えたとして、死に臨んでの平静さが強調されているが、時頼の三十七歳での早世には、鉛毒の影響があったことを推測しても、あながち誤りとはいえないであろう。

問題は、時頼が黒錫丹の調合法を誰から知り得たのかということである。長世の叡尊への往診は昼であり、叡尊のもとに時頼から平胃散・黒錫丹・養胃湯等の薬が届けられたのはその日の夜のことである。しかし、六月二十七日の事例によるならば、良薬の服用が必要であるとの長世の診断を受けて、夜になって時頼から平胃散が届けられているから、時頼に薬の調合を伝授したのも長世であったと考えていいであろう。かつて長世の父の時長も三幡の治療に朱砂丸を用いたが、丹波氏の中でも時長流が得意としたのは、朱砂丸・黒錫丹などの一歩間違えば毒ともなりかねない、金属を成分とする劇薬の調合であったといえるのかも知れない。

一方丹波忠茂は、叡尊弟子の盛遍（願円房性遍）が病気になったため、七月二十二日に宗尊親王の乳母一条局（土御門通方の娘）の命で診察し、二日後の二十四日に良薬（具体的な薬種名は見えない）を盛遍に遣わしている。『関東往還記』は忠茂に「将軍御医師」と注記しているように（長世にはこの注記はない）、忠茂は宗尊親王とその乳母の命によって動いているのに対して、長世は北条時頼の命令で行動していることがうかがえる。丹波氏でも宗尊親王に供奉して鎌倉に下向した忠茂は宗尊親王の主治医として、将軍勢力に属していたのに対して、父の代から鎌倉に定住する長世は北条氏得宗家の医師化していたものといえよう。

おわりに

以上に鎌倉幕府の医師を通覧してきた。その画期としてとらえられるのは、第一に摂家将軍九条頼経に丹波良基が供奉して下向したことにより、鎌倉に医師が定住するようになったこと、第二に公家将軍宗尊親王が誕生したことにより、典薬頭丹波長忠という当時最高の医官であった人物の嫡子忠茂が鎌倉に下向したことであろう。鎌倉在住の医師では、丹波時長が典薬頭に、また丹波良基と広長が施薬院使に昇っており、とくに良基と時長はその子も鎌倉に定住して鎌倉医師界の中心人物として活躍した。

以上のことから新村拓は鎌倉時代、医官の昇進コースの中に関東医師（将軍家医師）があることを指摘した。また、赤澤春彦は新村の指摘を受け、とくに「施薬院使補任次第」に「将軍御吹挙」「関東御吹挙」の事例があることに注目して、施薬院使の補任に鎌倉幕府の推挙が影響し、このメリットが良基以後、丹波氏の庶流が昇進を求めて鎌倉に下向した理由だったと結論した。

両者の指摘は、公家政権と武家政権の力関係の変化を医師の面からも指摘した鋭いものであるが、しかし、丹波氏の鎌倉下向については、医師の昇進問題に収斂しきれない側面も持っていると思う。

すなわち、摂家将軍が誕生し、丹波氏が鎌倉に下向したことにより、公家政権に独占されていた医学・薬学の技術が伝播・拡散したという、文化の伝播の問題として鎌倉幕府の医師をとらえ直すこともできるのではないかということが、本稿の最後に指摘したいことの第一である。北条時頼が、丹波長世に伝授されて自ら黒錫丹を調合・服用したことは、その一例といえよう（皮肉なことにその薬は時頼の命を縮める毒ともなった）。

また、鎌倉時代は東福寺の円爾弁円が仁治元年（一二四〇）に宋から多くの宋版医書を将来した事例に見られるように、新しい宋の医学が伝わり、禅僧・律僧の僧医や民間医が誕生した時代であった。金沢北条氏の金沢文庫にも、宋元版『諸病源候論』『備急千金要方』『外台秘要方』『太平聖恵方』『楊氏家蔵方』『図註本草』などの医書が伝来するが、これも禅律僧の日中往来によって舶載されたものと考えられている。[22]現に叡尊弟子の隆信房定舜は、弘長元年（一二六一）に金沢実時の発願で南宋の明州に渡り、福州七千巻の一切経二蔵を求め、うち一蔵を金沢氏の氏寺称名寺に収めている。[23]円爾の場合と違って、定舜の場合は入宋しての将来目録が残されていないが、定舜は一切経以外の「唐物」も将来したことが『関東往還記』三月十三日条にうかがえるから、金沢文庫の宋の医書には定舜の将来品が含まれる可能性が高い。

すなわち、鎌倉時代には新しい宋元の医学書が将来されたことによって、丹波氏が官医として医学の知識（平安時代の丹波康頼の『医心方』がその集大成であった）を独占できる時代ではなくなったのである。丹波氏の鎌倉下向は、医官として昇進するためばかりではなく、このような危機に対する丹波氏なりの反応という一面もあったというのが、本稿の最後に指摘したいことの第二である。

以上の点を指摘することで、本稿の結びとしたい。

（1）史料は、とくに断らない限り、新訂増補国史大系普及版『吾妻鏡』第一～第四（吉川弘文館、一九七七～一九七五年）による。

（2）服部敏良『鎌倉時代医学史の研究』吉川弘文館、一九六四年。

（3）新村拓『日本医療社会史の研究』法政大学出版局、一九八九年。同「中世医療体制の構造」（『古代医療官人制の研究』法政大学出版局、一九八三年）。

（4）赤澤春彦「「関東御医師」考――鎌倉幕府に仕えた医師の基礎的考察――」（『中央史学』二九号、二〇〇六年）。

（5）吉本隆明『吉本隆明著作集（続）6　作家論Ⅰ　源実朝』勁草書房、一九七八年。

（6）頼家の病悩が平癒しての沐浴の事例としては、『吾妻鏡』建仁三年（一二〇三）三月十四日条。実朝の疱瘡の病が平癒しての沐浴の事例としては、『吾妻鏡』承元二年（一二〇八）三月二十九日条。
（7）上海科学出版社・小学館編『中薬大辞典』2、小学館、一九八五年、一一八二～一一八三頁（「朱砂」の項）。
（8）永井路子は、丹波時長が献じた朱砂丸を毒とする立場に立って、小説『北条政子』を叙述している。永井路子『北条政子』角川文庫、一九七四年、四二二～四二八頁。
（9）『続群書類従』第七輯下系図部、続群書類従完成会、一九五七年訂正三版。
（10）『群書類従』第五輯系譜部・伝部・官職部、続群書類従完成会、一九六〇年訂正三版、三一二頁。
（11）新訂増補国史大系『尊卑分脈』第四篇、吉川弘文館、一九八七年。
（12）『改定史籍集覧』第廿四冊新加別記類、臨川書店、一九八四年復刻、所収。
（13）『続史籍集覧』第一冊、臨川書店、一九六九年、所収。
（14）『続群書類従』丹波氏系図は丹波以長を重基流とするが、『尊卑分脈』では重頼流とするので、本稿では『尊卑分脈』に従った。本稿では、『尊卑分脈』と『続群書類従』丹波氏系図に親子関係などの異同がある場合は、『尊卑分脈』に従っている。
（15）新村拓『日本医療社会史の研究』（前掲）、二九頁。
（16）たとえば、『殿暦』長治二年（一一〇五）七月四日条に、「今日蒜を服す。服中の病無衛によってなり。今日蛭食すべきなり。然りといえども、神事たるによって止め了んぬ」とある（大日本古記録『殿暦』二、岩波書店、一九六二年、八二頁）。蛭食については、新村拓「古代医療における蛭食治・針灸治・湯治」（『古代医療官人制の研究』前掲）参照。
（17）ギリシア神話の医神アスクレピオスが医術にへびを使ったことから星座のへびつかい座になったように（野尻抱影『星座の話』偕成社、一九八一年改訂二版、一〇五～一〇八頁）、洋の東西を問わず医術と動物にはかかわりがあるといえよう。
（18）『鎌倉年代記裏書』『武家年代記』（増補続史料大成『鎌倉年代記　武家年代記　鎌倉大日記』臨川書店、一九七九年）。
（19）細川涼一訳注『関東往還記』平凡社東洋文庫、二〇一一年。
（20）上海科学技術出版社・小学館編『中薬大辞典』1、小学館、一九八五年、八四～八五頁（「鉛（エン）」の項）。
（21）澁澤龍彥『ビブリオテカ澁澤龍彥Ⅵ　思考の紋章学・機械仕掛のエロス』白水社、一九八〇年、「時間のパラドックスについて」。

(22) 小曽戸洋『中国医学古典と日本』塙書房、一九九六年、一九頁。同『漢方の歴史　中国・日本の伝統医学』大修館書店、一九九九年、一二三〜一二四頁。

(23) 神奈川県立金沢文庫編『唐物と宋版一切経』神奈川県立金沢文庫、一九九八年。定舜の入宋については、細川涼一訳注『関東往還記』(前掲)、一二〜一六頁、も参照。

『本草綱目』に見る中国医療の到達点

島居一康

『本草綱目』は明代中期の医学者李時珍（一五一八～九三）が著した、中国医薬学「本草学」の巨著である。時珍は淮南・蘄州の代々医者の家に生まれ、恵まれた環境の中で幼時から医師の素養を身につけることができた。家業を継いだ二十代前半にはすでに名医として知られていたが、やがて政府に招かれ、首都北京・湖南武昌王府などで数年間、宮廷医を務めた。しかし三十代半ばには公務を辞し、幼少期から蓄積してきた本草学の豊富な知識と宮廷医としての治療の経験・実績をもとに、最新にして最高水準の本草書の編纂を目指し、嘉靖三十一年（一五五二）から執筆生活に入った。時珍畢生の大著である『本草綱目』はそれから二十六年後、彼が六十歳の万暦六年（一五七八）に完成したが、初版本が刊行されたのはその最晩年、万暦十八年（一五九〇）のことであった。

一　『本草綱目』の版本について

本書は刊行直後から「当代最高水準の本草書」としての高い評価を得、初版刊行後、十七世紀前半のほぼ五十年間に何度か復刻（重刻・重刊）が行われた。ただし『本草綱目』初版本は早くに亡佚し、この時期に刊行された重刻本はいずれも、初版刊行後十年以上を経た万暦三十一年（一六〇三）刊の《江西本》を底本としている。

《江西本》を底本とするこれら重刻本のうち、清初・順治十二年（一六五五）刊の『呉氏重刻本草綱目』（簡称《呉本》）にはかなりの改訂が施されているが、その改訂内容については問題が多く、当初から版本としての評価は高くなかった。しかし中国ではこの《呉本》の改訂重刻を最後として、その後永らく『本草綱目』の補訂・改訂が行われず、また清代・中華民国時代を通じて政府による本格的な校本編纂も行われなかった。二〇〇九年に初めて初版本の系統を引く《金陵本》――金陵は南京の旧称・雅名――を底本とする本格的な研究書『「本草綱目」研究』が刊行されるまで、中国医学界に広く普及し、中国本草学の聖典としての地位を確立したのは、改訂内容に多くの問題を含む《呉本》系の重刻本『本草綱目』であった(1)。

一方日本では、刊行から十五年を経た慶長十二年（一六〇七、明・万暦三十五年）になって、将軍の侍講として幕府の文教政策を統轄した林羅山（一五八三～一六五七）が、万暦二十三年（一五九五）に明の陪都・南京で復刻された《金陵本》『本草綱目』を長崎で入手し、幕府に献本している。この《金陵本》『本草綱目』は江戸時代を通じて日本の「漢方」医学ないし「和漢薬」の原典とされ、相次いで和刻本が刊行されて幕府・諸藩の医師や漢学者たちの間に普及した。

日本における『本草綱目』研究は、貝原益軒（一六三〇～一七一四）、稲生若水（一六五五～一七一五）、小野蘭山（一七二九～一八一〇）、岩崎灌園（一七八六～一八四二）らに継承・発展させられた。益軒は『本草綱目』の薬物分類に拠りながら、日本原生の薬種を精査して『大和本草』『花譜』『諸菜譜』などを、若水は和刻本中最も厳正な校訂本とされる『校正本草綱目』五三巻を、蘭山は江戸・諸藩の医師たちの間で最も広く読まれた『本草綱目啓蒙』四八巻を、灌園は長崎経由の西洋医学の最新情報を加えた『本草図譜』（別称『天保図譜』、一八三〇年刊）などをそれぞれ著し、それらの内容はいずれも江戸時代の日本「和漢薬」研究の高い水準を示している(2)。

明治期の日本は江戸時代後期の「蘭学」に淵源する西洋医学による医療の近代化を目指した。その結果、「漢方」「和漢薬」による治療は遅れた医療として公の医療現場や医学教育から全面的に排斥され、民間医療として細々とその命脈をたどることとなる。そうした風潮の中で、在野の博物学者・南方熊楠との親交などで知られる東京帝大農科大学教授・白井光太郎（一八六三〜一九三二）は、日本における近代的な本草学のテキストとして、大正五年（一九一六）から上記岩崎灌園の『天保本草図譜』全九二巻の複製・刊行に取りかかり、これは六年後の大正十一年（一九二二）に完成した。白井は次いでその原典とも言うべき李時珍『本草綱目』の訳注に取り組み、《金陵本》を底本とする『頭注・国訳本草綱目』全一五冊を刊行した（一九二九〜三四）。この書は今なお現代日本の医学界における「本草学」ないし「和漢薬」研究の原典とされている。(3)

中国における本格的な『本草綱目』の校訂は日本よりかなり遅れ、ようやく「文化大革命」の時期（一九六八〜七六）になって始まった。この間に結成された校本編纂委員会は、当時の中国現存最古の版本《江西本》を底本とする本格的な校本（テキスト）の作成を目指した。校訂作業は一九七五年三月を以て完了し、一九七七年から刊行を開始した校点本『本草綱目』（簡体字版）は、「文化大革命」終熄後の中国医学・薬学界に好評をもって迎えられた。二〇〇四年にはこれに詳細な索引を付した上・下二冊の『校点本本草綱目』第二版が、北京・人民衛生出版社から刊行され、二〇〇九年にはこの『校点本本草綱目』に依拠した、中国初の《金陵本》（南京胡承龍首拝）『本草綱目』を底本とする本格的な『本草綱目』研究書として、劉衡如・劉山永・銭超尘・鄭金生編著『「本草綱目」研究』（上）（下）が、北京・華夏出版社から刊行された。(4)本研究書が、日本以上に「本草学」の地位が高い中国伝統医学「中医」の分野において、現段階での最高権威を有していることは言うまでもない。

二　『本草綱目』の成立過程

「本草」の語は中国最古の薬学書『神農本草経』に由来する。『神農本草経』は本草書として、医学書の『黄帝内経』・『傷寒雑病論』と並ぶ中国医薬学の三大聖典の一つとされる。[5] 本草書としてはその後、唐・高宗の顕慶四年（六五九）に『新修本草』二〇巻が刊行されたが、これは南朝・斉の陶弘景が五〇〇年頃に著した『神農本草経集注』を基礎として、六世紀から七世紀前半期までの中国における本草学の知識を集大成した、世界初の政府公刊の医薬書である。

『新修本草』は序一巻と本草二〇巻、薬図二五巻、図経七巻の三部門、全五四巻からなる。薬物は㈠玉石、㈡草、㈢木、㈣禽獣、㈤虫魚、㈥果、㈦菜、㈧米穀、㈨有名無用の九類に分けられ、㈨を除く計八類の各種薬物について、一年の日数に合せた全三六五種それぞれの薬効が、上品・中品・下品の三等級に区分して記述されている。[6]

中国の医療は宋代に大きな発展期を迎えた。北宋の初め、全国の医薬行政を総轄する機関として政府に「翰林医官院」が設立され、それまで武官が監督した医療行政を専門の文官が担当・管轄する体制ができた。医師は国家試験によって採用され、医療行政官として首都開封の医療機関や地方の行政拠点（州庁）に配属された。医学教育については太常寺（皇室行政機関）の管下に「太医署」（のち「太医局」と改称）を設け、医療行政と医学教育とを兼ねて管轄した。第六代神宗（在位一〇六七〜八五）の親政のもとで王安石の新法が始まると、改革は医療分野にも及んだ。熙寧九年（一〇七六）に「太医局」は医療行政との兼務を解消して医師養成の国家機関として独立し、医学生に対して医薬書の修得、人体模型「銅人」による鍼灸治療の実習などを課し、北宋時代を通じて多くの優れた医師を養成した。

この「太医局」には中国医療史上初の国営薬局「太医局熟薬所」（別名「売薬所」）が付属していた。「太医局」では教科として『難経』『素問』『諸病源候論』『傷寒論』『神農本草経』などの基礎文献から、次第に『千金要方』『千金翼方』『脈経』『太平聖恵方』『鍼灸甲乙経』『龍木論』など高度な臨床系の医学書・薬学書に及ぶ、実践的で幅広い医学教育が課せられた。また元豊年間（一〇七八～八五）には政府機関により薬物の調剤・治療の専門書『太平恵民和剤局方』の編纂が始まり、大観年間（一一〇七～一〇）には徽宗の詔勅によって、全二一部門・処方二九七種に及ぶ中国医学史上初の国定薬剤書として公刊された。

医薬学の分野では嘉祐二年（一〇五七）、官立医薬書編輯機関「校正医書局」が設立され、専任の医官を配置して中国医学・薬学に関する歴代の重要典籍の収集・整理・考証と、精度の高い校訂本の編纂が行われた。現存する『素問』『傷寒論』『金匱要略』『金匱珠函経』『脈経』『難経』『鍼灸甲乙経』『千金要方』『千金翼方』『諸病源候論』『外臺秘要』等の貴重な医薬書は、「校正医書局」の設立後二十年の間に相次いで刊行されたものである。(7)

本草学の分野では同じく神宗の元豊五年（一〇八二）に医師・唐慎微が著した『証類本草』（正称『経史証類備急本草』）全三一巻が、採録した薬物一五五八種――うち四七六種は増補――に及ぶ画期的な内容を誇り、その後数次の修訂、増補を経て南宋末までに一七四六薬種を数え、宋政府の手で刊行されて全国に普及した。南宋時代には薬学よりはむしろ臓腑理論・経絡理論を中心とする医学理論の研究が学界の主流になったこともあって、本草学には『証類本草』の水準を超える新たな展開は見られなかった。そのためもあって『証類本草』はその後、金―蒙古―元時代を経て明代中葉に至るまで五百余年の間、中国医薬書の第一級の経典であり続けたのである。(8)

李時珍は唐慎微『証類本草』の内容と方法を高く評価し、自らの『本草綱目』編纂の出発点とした。薬物に簡略な附図（挿絵）を付す「図鑑」の手法は李時珍が唐慎微から学んだものであり、また薬物の性質や治療効果の判定基準、臓腑理論・経絡理論に基づく詳細な解説と臨床・治療事例の考証、各種薬物の調剤法などの記述もその多くを『証類本草』に拠っている。李時珍が『本草綱目』中に採録した薬物は全部で一九〇三種を数えるが、これは唐慎微が『証類本草』に採録した一五五八種を三四五種、南宋重刊本からは一五七種上回るだけで、全体の八割以上はすでに『証類本草』に採録された薬種であった。ちなみにこれら一九〇三項の薬物のうち、その約五七％にあたる一〇八四項について附図を載せ、またそのほぼ半分にあたる一一〇〇余項の薬物についてその「方剤」、すなわち調剤法を付す(9)。

薬物を一定の基準で分類整理し、それぞれについてその性質、薬効、理論を解説するという本書のスタイルは、歴代中国医学・本草学の集大成である宋本『証類本草』の基盤の上に、その後五〇〇年間に及ぶ中国医学の経験と実績を積み重ねることによって完成したものである。李時珍『本草綱目』の医学書・薬学書としての高い水準は、医療機関の整備、医学・薬学教育と医師の養成、医学書・薬学書の校訂・刊行事業など、北宋・南宋時代を通じて政府が推進した高度の医療行政の成果に支えられているのである。

三　「綱」と「目」――『本草綱目』における薬物分類の新機軸

李時珍は『本草綱目』を編纂するにあたり、『新修本草』に始まり唐慎微『証類本草』にも採用された薬物の上品・中品・下品の三等級区分には合理的でない部分があるとして、『本草綱目』ではこの区分を採用せず、〔別録〕として引用注記するに止めた。また『新修本草』以来の薬物の九分類についてもこれを踏襲せず、採録薬物の拡張に対応して十六綱・六十目という「綱」「目」二段階分類を行った。

すなわち李時珍は、自ら本書「凡例」に「十六部を綱と為し、六十類を目と為して、各々以て類従せしむ」と言うように、次の二つの原則に則った独創的な薬物分類法を採用した。

第一は「従微至巨、従賤至貴」の原則である。この原則は、「無機から有機へ」「下等から上等へ」という、中国の経験科学における「進化論」の到達点を反映したものである。第二は「物以類従、目随綱挙」の原則である。この原則は、薬物を分類するにあたって、「綱」という大分類のもとに「目」という下位分類を設ける、という二段階の分類方針を述べたものである(10)。

李時珍はこの二つの原則に基づいて、当時知られていたほぼ二〇〇〇種に及ぶ薬物をまず全十六部の「大綱」に大分類し、各大綱ごとに「小綱」という解説文を付して、薬物の気味（薬剤の性質を味覚で説明）、主治（古くから認められた治癒効果）などを太字で記述し、次いで各綱の下位分類「目」計六十類を掲げ、各薬物ごとにその釈名（正式名称と異称・別称）、弁疑・正誤（諸説の問題点の考証と訂正）、集解（薬物の形状・採集方法・産地・品質等の総合解説）、修治（薬物の調剤・加工方法）、発明（各流派および李時珍自身の観察・研究に基づく治療法の解説）、附方（主治に基づく応用治療例）など計九項の要素に分けて注解するという、体系的な叙述を行った。(11)

こうして当時知られていたすべての薬物は、明代医薬学の最新理論に裏付けられて全十六種類の「大綱」に分類され、さらに六十類の小分類「目」における周到な解説によって、詳細かつ実践的な治療方法が提示されることとなった。李時珍の独創になる「綱」「目」方式こそは、まさしく『本草綱目』の神髄とも言うべき画期的な薬物分類法である。本稿末尾に、李時珍自身が作成した「総目」（総目次）に基づいて、本書に採録した全一九〇三種の「綱」「目」分類の一覧〔付表1〕を示したので参照されたい。

こうして理論と実践に基づく合理的な分類方法が採用された結果、本書では、（一）別称・異称の多い薬物の名称を整理して、標準名称「正名」によって「綱」「目」の記載を統一することができ、(12) また（二）『神農本草経』以来永らく同一物として扱われてきた薬草を二種に分け（例、玉竹と女葳）、逆に別個の薬物とされた植物（例、南星と虎掌）を同一薬と断定し、また誤って「草類」の項に分類されていた生姜・薯蕷を、それぞれ「菜部」の葷香類、柔滑類の項に入れるなど、薬物の分類が従来の本草書に比べて一段と正確になったほか、(13)（三）水銀や雄黄（硫化砒素鉱）を服食して神仙になるといった、過去の臨床例から全く薬効を検証できない非科学的な態度は厳しく批判され、また実地の臨床の体験から「三七」という山草の治療効果を「止血」「散血」「定痛」

の三種に整理したり、「延胡索」という山草の止痛効果や、「大風子」による麻風治癒の臨床実績を初めて認めるなど、自身の体験に基づく新知見を盛り込んだ記述も随処に見られる(14)。

四　中国医学史における『本草綱目』の到達点

中国自然科学史上における本書の到達点は、大きく次の三点に集約することができる。

その一。本書には中国古代以来の医薬学文献のほとんどが収録保存され、諸本を参照して精密な考証が施されている。ごく一部に注記・引用の誤りがあるものの、本書の「小綱」における解説と各「目」の薬物に関する記事は、前注(9)に見たように、『黄帝内経』『神農本草経』に始まる中国医薬学の諸典籍からの周到な引用記事で埋め尽されている。引用書目中には、その後亡佚したために、李時珍が引用注記した文章でしか知ることのできない重要文献も多く含まれる。医薬書としての『本草綱目』は、まさしく十六世紀以前の中国薬物学「本草学」を総合整理した巨著なのである。

その二。本書の記述内容は薬物学における膨大な知見の集大成であるだけでなく、同時に人体の生理、病理、疾病症状、衛生予防に関する医学・病理学的知識の総合解説書ともなっている。これらの知識は、李時珍が準拠した宋・唐慎微『証類本草』等既刊の各種医薬書に拠るもの以外に、彼自身の医師としての実践から得たものが多く含まれる。本書が「本草学」の範囲を超えて、明代中期までの中国医学全分野の成果を集大成した大著としても評価される所以である。

その三。本書には明代実学の最高水準を反映する豊富な科学的資料を総合して、植物学、動物学、鉱物学、物理学、化学、農学、天文気象学など広汎な分野にわたる、貴重な論述が数多く残されている。本書は当時の中国の自然科学の広汎な分野における理論と実践の最高点を提供する、博物学の著作としても高い評価を受けている。

本書の記述の中には、たとえば「爛灰から蠅になる」とか「腐草から蛍になる」といった虫類の発生に関する謬説、「妊婦が兎肉を食うと子が兎唇になる」といった俚諺・迷信の類、「古鏡には神明があり、悪霊や邪神を避ける」といった神籤・呪符に類する俗信が随所に見える。ただしこれらの記述はその多くが『証類本草』以前の諸書に見える先人の説を引用したものであり、李時珍自身の見解ではないことに注意しなければならない。近代西洋医学の到達点から見れば、本書に明白な誤り、あるいは非合理な民間信仰からくる「遅れた」「非科学的な」見解が含まれるという理由で、本書の価値を貶めるのは公正ではない(15)。近代西洋医学はようやく十九世紀の中頃になって、L・パストゥール（一八二二～九五）による微生物学、細菌学、免疫学の確立をもって始まるとされる。李時珍が本書を著した十六世紀前半における西欧医学の水準は、一部を除けば古くにビザンツ経由で輸入したイスラム医学の水準をそれほど超えるものではなかった。われわれは李時珍『本草綱目』に見る経験科学としての中国医薬学の水準の高さをこそ公正に評価すべきであろう。

本書は万暦二十一年（一五九三）の初版刊行後から幾度となく復刻が行われて中国医薬学の聖典とされ、朝鮮・日本の医学の発達にも大きな影響を与えた。さらに本書の影響は東アジアだけでなく、十七世紀に中国に来た耶蘇会宣教師の手によって西欧にも及んだ。十八世紀の百科全書派も本書を中国医学の最高の書として評価、紹介している。英国の博物学者C・ダーウィン（一八〇九～八二）はその著書『種の起源』（一八五九年刊）、『動物と植物の飼育と栽培下での変異』（一八六八年刊）、『人類の起源及び性の選択』の三部作において、数カ所にわたって『古代中国百科全書』から引用したことを明記しているが、この書物が他ならぬ李時珍『本草綱目』を指すことは周知の事実である。

（1） 初版本の刊行年次は『重刻本草綱目』に万暦庚寅十八年（一五九〇）の南京兵部侍郎王世貞の序があることによって

判明する。この『重刻本草綱目』は初版刊行後初の再版であることから『本草綱目』第二版とも呼ばれ、万暦癸卯三十一年（一六〇三）江西巡撫夏良臣・江南按察使張鼎思の序によって《江西本》と通称する。《江西本》刊行三年後の万暦三十四年（一六〇六）に《湖北本》（楊道会・董其昌序）が、万暦末年（一六一九）頃に《石渠閣本》（簡称《石本》、別称《梅墅烟夢閣本》）が相次いで刊行され、明最末期の崇禎十三年（一六四〇）に書肆六有堂の銭蔚起がこの改定版を刊行し（《銭本》）、清初・順治十四年（一六五七）には張朝璘が《石渠閣本》を重刻した（《璘本》）。しかし《璘本》刊行二年前の順治十二年（一六五五）、書肆太和堂が《江西本》系の内容を大幅に改訂した『呉氏重刻本草綱目』（簡称《呉本》）を刊行した。呉氏の改訂は多くの問題を含んでいたが、清代を通じて専らこの《呉本》系統の版本が用いられた。清末・洋務運動期の同治十一年（一八七二）に王槩（室号は芥子園）の《芥本》、光緒十一年（一八八五）に張氏味古斎の《張本》などが刊行されたが、いずれも《呉本》の系統である。以上、版本の諸系統については劉衡如・劉山永・銭超尘・鄭金生編著『「本草綱目」研究』上冊（北京・華夏出版社、二〇〇九年、一～六頁）による。

（2）日本における漢方医学については小曽戸洋『漢方の歴史――中国・日本の伝統医学』（大修館書店、一九九九年）を参照。

（3）日本における医療制度の歴史については新村拓編『日本医療史』（吉川弘文館、一九八五年）等を参照。

（4）注（1）前掲『「本草綱目」研究』によれば、底本とした中国現存の《金陵本》には二種あり、一は上海図書館蔵本（「甲本」）、一は中国中医研究院図書館珍蔵本（「乙本」）であるという。筆者未見のため甲・乙二本の刊行・収蔵年次、日本和刻本の底本である万暦《金陵本》との異同などについては不明。

（5）『神農本草経』は前漢末には編纂されていたらしいが、原本は伝わらない。南朝・斉の陶弘景が伝来の写本を基に、戦国から後漢にいたる時代の薬物学の知識を包括的・系統的にまとめて『神農本草経』三巻、『神農本草経集注』七巻として刊行した。『黄帝内経』は前漢末には存在したが（『漢書』芸文志に『黄帝内経』は『素問』九巻、『霊枢』九巻の一八巻から成る、とある）、現存しない。五世紀に斉・全元起が注釈して全八巻とし、隋代に楊上善が『黄帝内経太素』を著した。唐代、王冰が全元起注釈本を改定して『素問』二四巻八一篇を著した。原行版本は北宋・仁宗勅撰『重広補注黄帝内経素問』二四巻で、これは南宋時代に亡佚したが、京都の仁和寺に宋版古写本（国宝）が現存する。『傷寒論』は後漢の長沙太守・張仲景の撰とされ、臨床における「傷寒」（急性悪性感染症）と「中風」（急性良性感染症）

との対比から、病状の変容に対応した治療原則・処方・応用例などを述べる。

（6）有名無用とは「名称のみ記載され薬効は未検証」の意。陶弘景による上・中・下品の三区分は以下のとおり。上品は「不老長生」薬で丹砂・人参・甘草・枸杞・麝香等一二〇種、中品は保健薬で石膏・葛根・麻黄・牡丹・鹿茸等一二〇種、下品は治療薬で大黄・附子・巴豆・桔梗・水蛭等一二五種。『新修本草』は日本では『唐本草』とも呼ばれ、平城遷都直後の奈良朝政府は和銅六年（七一三）、この書を医学生の必読文献に指定している。唐代にはこのほか民間の本草書として陳臓器『本草拾遺』全一〇巻、韓保昇等『蜀本草』（正称『増広英公本草』）全二〇巻、孟詵『食療本草』全三巻（残巻に薬物二二七種中二六種のみ収録）など、五代には李珣『海薬本草』全六巻（『証類本草』に多く引用）、陳士良『食性本草』全一〇巻（現存せず）などがある。これらはいずれも李時珍が『本草綱目』編纂にあたって参照した本草書である（第一巻序例「歴代諸家本草」）。

（7）医学の分野で宋代の医師たちは、E・ジェンナー（一七四九～一八二三）の牛痘による「種痘」療法の開発（一七九六年）に先立つこと凡そ八〇〇年、すでに「人痘接種法」を開発して「天花」すなわち天然痘の予防接種を実践していた。彼らの予防医学の技術は後世に継承、発展させられ、明代には「温病学派」と呼ばれて各種疫病の予防に大きく貢献することとなる。

（8）本草学の分野では『証類本草』の刊行後、北宋・徽宗朝の大観二年（一一〇八）に勅命により艾成等撰『経史証類大観本草』（簡称《大観本草》）三一巻が刊行され、この系統の版本は南宋・嘉定四年（一二一一）、元・大徳六年（一三〇二）、明・万暦五年（一五七七）の三回にわたって重刻が行われた。政和六年（一一一六）には同じく勅命により、採録薬種数などで《大観本草》を凌ぐ曹孝忠等撰『政和新修経史証類備用本草』三〇巻（簡称《政和本草》）が刊行された。この系統の版本としては、南宋・紹興二十九年（一一五九）、高宗の勅命により王継先等撰『紹興校定経史証類備急本草』二二巻が刊行され、金・貞祐三年（一二一五、南宋・嘉定八年）に『経史証類大全本草』三一巻が、金朝滅亡後の一二四九年（南宋・淳祐九年）に蒙古政府により『重修政和新修経史証類備用本草』三〇巻などが刊行された。明代には後半期の十五紀末から十六世紀末にかけて合計九回の重刻が行われた。この間、成化十八年（一四八二）に刊行された劉文泰等『本草品彙精要』四二巻は、前出金～蒙古時代の重刊本の内容をほとんどそのまま踏襲したものである。

(9)　李時珍が本書編纂にあたって参照した書物は、本書序例第一巻「歴代諸家本草」「引拠古今医家書目」「引拠古今経史百家書目」等によれば、㈠本草書として『神農本草経』以下四十一種（付表2を参照）、㈡医学書として『黄帝素問』以下三六一種、㈢その他の経籍が五七〇種、合算するとほぼ一〇〇〇種に及ぶ。

(10)　C・ダーウィン（一八〇九～八二）の『種の起源』（一八五九年刊）に先だってJ・B・ラマルク（一七四四～一八二九）が、無脊椎動物の形態研究に基づき、体の仕組みが簡単なものから複雑なものへと変化して高等生物が生れる、という「進化論」の基礎概念に到達したのは十八世紀後半のことであった。またスウェーデンの植物学者C・V・リンネ（一七〇七～七八）が『自然の体系』を発表して雌雄蕊を基準とする植物分類法を発表したのは一七三五年、その後一七五三年刊の『植物の種』、一七五八年刊の『自然の体系』第一〇版において、初めて属・種の二段階命名による動植物分類法を提起した。綱・目の二段階命名法を創始した李時珍に遅れること約二〇〇年ということになる。なお後者は全四〇〇〇余種の動植物を収録し、リンネはこれらを界・綱・目・属・種の五段階に分類している。現在の動植物分類は細胞の発生・遺伝などを基準とする系統分類法により、界・綱の間に門を、目・属の間に科を設けて七段階に分類する。李時珍が創始した綱・目の二語は、こうして現在の動植物分類にまで継承されている。

(11)　原文「凡例、一（第五項）、諸品首以釈名、正名也。次以集解、解其出産、形状、采取也。次以弁疑・正誤、弁其可疑、正其謬誤也。次以修治、勤炮炙也。次以気味、明性也。次以主治、録功也。次以発明、疏義也。次以附方、著用也。或欲去方、是有体無矣」。

(12)　原文「凡例、一（第三項）、薬有数名、今古不同。但標正名為綱、餘皆附於釈名之下、正始也。仍注各本草名目、紀原也」（薬品には複数の呼称をもつものがあり、昔から一定しない。そこで「綱」（大分類）は正名（統一名称）によって記述し、他の呼称は〔釈名〕の項の中で、それぞれの本草の名称を付して解説することを原則とした）。

(13)　原文「凡例、一（第四項）、唐・宋増入薬品、或一物再出・三出、或二物三物混注。今倶考正分別帰幷、但標其綱、而附列其目。如標龍為綱、而歯・角・骨・脳・胎・涎皆列為目、標粱為綱、而粱米皆列為目之類」（唐・宋時代に薬品数が増えたが、同一物が別名で現れたり、別々の物が同じに扱われたりしている。そこでその正誤を分別して記載し、「綱」に標題を提示し、「目」に分類を示す。例えば龍は鱗部・龍類にその「綱」を、歯・角・骨・脳・胎などの加工調剤品は「目」として示し、粱は穀部・稷粟類にその「綱」を、各種の粱米を「目」として示す）とある。玉竹と女萎との別については、第一二巻草部一山草類の葳蕤（女萎）〔釈名〕に「時珍曰……萎蕤、草木葉垂之貌……其葉光瑩而象竹、其根節、故有瑩及玉竹・地説諸名」（……萎蕤は草木の葉が垂れる様をいい……その葉が輝いて竹の形をしているので、瑩・玉竹・地説などと呼ぶ）、〔集解〕に「時珍曰、諸家誤以女萎解葳蕤、正誤見葳蕤下」（……諸家は誤って女萎を葳蕤と解解している。正誤については葳蕤の項を見よ）とある。南星と虎掌が同一薬であることについては、第一七巻草部六毒草類の虎掌、天南星〔釈名〕に、「時珍曰……虎掌因葉形似之、非根也。南星因根円白、形如老人星状、故曰南星即虎掌也」（……虎掌は葉の形が虎の掌に似ているが、根ではない。南星は根が円く白く、老人星（南極星、主星カノプス）の形をしているため、南星のことを虎掌と呼んだのである）とある。

（14）水銀の服用の禁止については第九巻金石部三水銀の〔附方〕に、「本経言其久服神仙……六朝以下貪生者服食、致成廃篤而喪其軀、不知若干人矣。方士固不是道本草、其可妄言哉」（『神農本草経』には（水銀を）永く服用すれば神仙になるという……六朝以来、長生を希って服食し廃疾に陥った者数知れない。方士はこれを本草とは言っていない。（水銀の話は）妄言というべきである）。また三七の治癒効果については第一二巻草部一山草類の三七〔集解〕に〔主治〕として「止血、散血、定痛。金刀箭傷、跌捕杖瘡、血出不止者、嚼爛涂或為末摻之、其血即止」（刀傷や箭傷を負い、転倒のさいの負傷で血が止らぬとき、（三七を）嚼んで傷口に当てれば、直ちに止血する）。注(10)～(12)に引いた薬物の名称、分別・統合、また李時珍による〔発明〕すなわち新解釈・新発見の事例等については、傅維康主編・川井正久編訳『中国医学の歴史』（東洋学術出版社、二〇〇八年）第七章明代の医学に拠る。ただし各事例につき、原文（二〇〇四年校定本に拠る）からの引用・意訳は筆者による。

（15）注(14)前掲『中国医学の歴史』は、「……留意すべきことは時代の制約からして、『本草綱目』にも誤りがなくはない」としてこれらの事例を列挙している。しかし「爛灰から蠅になる」については、本書第四〇巻虫部卵生類「蛆」の項に、「時珍曰、其蛆生、蛆入灰中脱化為蠅、如蚕・蝎之蛾也。故淮南子云、爛灰生蠅」とある。『淮南子』の説を引いているが、時珍は自らの観察により、「爛灰から蠅になる」のではなく、「胎生の蛆」が灰の中で脱化して蠅になる、という自身の見解を示して『淮南子』の説を基に新解釈を提示している。「腐草から蛍になる」についても、本書第四一巻虫部化生類「蛍火」の項に、陶弘景『神農本草経集注』を引用して「弘景曰、此是腐草及爛竹根所化」と述べるが、これについても直接「腐草から蛍になる」のではなく、自らの観察に基づいて蛍の生態には三種の異なる発生過程があり、その一つが腐草から発生するように見える、という新見解を示している。「妊婦が肉を食うと子が兎唇になる」については、本書第五一巻獣部獣類「兎」の項に陶弘景『神農本草経集注』を引用して「弘景曰、妊娠不可食、令子欹唇」と述べるだけで、李時珍がこの説を支持するとは述べていない。李時珍が決して先人の説を鵜呑みにせず、自らの観察に基づく新見解に基づいて、できるだけ先人の説を合理的に解釈しようとした姿勢を見ることができる。また古鏡については、第八巻金石部「古鏡」の項の〔発明〕に「時珍曰、鏡乃金水之精、内明外暗。古鏡如古剣、若有神明、故能辟邪魅忤悪。凡人家宜懸第鏡、可辟邪魅」とあり、〔附方〕に「小児夜啼」とある。古剣のように古鏡が放つ「神明」の輝きが邪気・魑魅魍魎を追い払い、小児の夜啼きを鎮める効果があるのだ、という。古くから継承されたと思われるこうした精神面に関わる治療効果は、現代医学においても検証の困難な症例が多い。これらを一概に「根拠のない説」と決めつけるのは問題ではなかろうか。

付表1　『本草綱目』の薬物分類一覧

本書は第1巻・第2巻を序例（凡例）、第3巻・第4巻を百病主治（症例概論）に充て、第5巻から第52巻まで計48巻を計16部（1.～16.は筆者が付した）の「綱」と計60類（(1)～(60)、同）の「目」に充てる。

この表において、（　）は各「目」の薬物「釈名」すなわち正称に対する別称・主な異称および名称に関する補足説明、〔　〕は諸本に用いられる異体字、☆は各類巻末に記す附録・参考事項、＊は附図（挿絵）を附した項目、※は釈名と附図との異同、★は附図だけを載せる薬物、【-】は附方の項に記す治療方法の応用例（-の上側が「旧」すなわち宋本『証類本草』の記載事例数、下側が「新」すなわち李時珍『本草綱目』記の載事例数）であることを示す。

本書に用いる薬物・治療の名称には日本の「和漢薬」の薬物、「漢方」の症例用語だけでなく、西洋医学の臨床にも普通に用いられる医学・薬学用語が数多く含まれ、本書の影響が現代日本の医療分野にまで広く及んでいることが分かる。

序例

（第1巻）　歴代の本草書・医学書の総合解説と用薬の基本原則20項

歴代諸家本草／引拠古今医家書目／引拠古今経史百家書目／采集諸家本草薬品総数／神農本経名例／陶隠居名医別録合薬分剤法則／采薬分六気歳物／七方／十剤／気味陰陽／五味宜忌／標本陰陽／昇降浮沈／四時用薬例／五運六淫用薬式／六臓六腑用薬気味・補瀉／五臓五味補瀉／

臓腑虚実標本用薬式／引経報便
（第2巻） 用薬・治療の際の注意事項・臨床事例・禁忌・参考資料等計20項
薬名同異／相須・相使・相畏・相悪諸薬／相反諸薬／服薬食忌／妊娠禁忌／飲食禁忌／李東垣随証用薬凡例／陳臓器諸虚用薬凡例／張子和汗・吐・下三法／病有八要六失六不治／神農本草経目録／宋本草旧目録

百病主治

（第3巻） 症例（病名・症状）ごとの詳しい解説と各症例に適した治療法70項
諸風／痙風／項強／癲病／卒厥／傷寒熱病／瘟疫／暑／湿／火熱／諸気／痰飲／脾胃／呑酸嘈雑／噎膈／反胃／嘔吐／噦啘／呃逆／霍乱／泄瀉／痢／瘧／心下痞満／脹満／諸腫／黄疸／脚気／痿／転筋／喘逆／咳嗽／肺痿肺癰／虚損／瘵疰／邪祟／寒熱／吐血衄血／歯衄／血汗／咳嗽血／諸汗／怔忡／健忘／驚悸／狂惑／煩躁／不眠／多眠／消渇／遺精夢泄／赤白濁／癃淋／溲数遺尿／小便血／陰痿／強中／嚢痒／大便燥結／脱肛／痔瘻／下血／瘀血／積聚癥瘕／諸虫／腸鳴／心腹痛／脇痛／腰痛／疝隤
（第4巻） 症例（病名・症状）ごとの詳しい解説と各症例に適した治療法68項
痛風／頭痛／眩暈／眼目／耳／面／鼻／唇／口舌／咽喉／音声／牙歯／鬚髪／胡〔狐〕臭／丹毒／風瘙疹痱／癘瘍癜風／瘻瘤疣痣／瘰癧／九漏／癰疽／諸瘡上（丁瘡・悪瘡・楊梅瘡・風癩・疥癬・熱瘡・瘑瘡・手瘡・足瘡・胻瘡等10種）／諸瘡下（頭瘡・軟瘡・禿瘡・練瘡・月瘡・疳瘡・䘌瘡・陰疳・陰瘡等9種）／外傷諸瘡（漆瘡・凍瘡・灸瘡・燙火瘡等4種）／金、鏃、竹、木傷／跌、倒、折傷（腸出・杖瘡等2種）／五絶（縊死・溺死・圧死・凍死・驚死等5種）／諸虫傷（蛇虺・蜈蚣・蜂蠆・蜘蛛・蠼螋・蚕蛓・蚯蚓・蝸牛・射工・沙虱・蛭・螻・蟻・蠅・蚰蜒・辟除諸虫等16種）／諸獣傷（虎狼・熊羆・猪猫・犬猘・驢馬・鼠咬・人咬等7種）／諸毒（金石・草木・果菜・虫魚・禽獣等5種）／虫毒／諸物哽噎／婦人経水／帯下／崩中漏下（経水不止・五十行経等2種）／胎前（子煩・胎啼等2種）／難産（催生・滑胎・胎死・堕生胎等4種）／産後（補虚活血・血運・血気痛・下血過多・風痙・寒熱・血竭・咳逆・下乳・回乳・断産等11種）／陰病（陰寒・陰吹・陰腫痛・陰痒・陰蝕・陰脱・産門・不合・産門生合・浮損等10種）／小児初生諸病（沐浴・解毒・便閉・無皮・不啼・不乳・吐乳・目閉・血眼・腎縮・解顱・脳陥・脳腫・項軟・亀背・誤遅・流涎・臍腫等20種）／驚癇／諸疳（虚熱蟻虫）／痘瘡／小児驚癇

1．水部（2類）（1）水部一天水類

（第5巻） 雨水・冷水・氷・海水など天然水を用いる治療法13項【1-3】
雨水／潦水／露水／甘露／甘露密／明水／冬霜／臘雪／雹／夏氷／神水／半天河／屋漏水

（2）水部二地水類

（第5巻） 温熱水・鉱泉水・生活排水などを用いる治療法30項【18-47】
流水／井泉水／節気水／醴泉／玉井水／乳穴水／温湯／碧海水／塩胆水／阿井水／山岩泉水／古冢中水／糧罌中水／赤龍浴水／車轍中水／地漿／熱湯／生熟湯／齏水／漿水／甑気水／銅壺滴漏水／三家洗碗水／磨刀水／浸藍水／猪槽中水／市門溺坑水／洗手足水／洗児湯／諸水有毒

2. 火部（1類）（3）部之一火類

（第6巻）　火炎・火熱を用いる治療法11項　【0-13】

陽火・陰火／燧火／桑柴火／炭火／蘆火・竹火／艾火（附：陽燧・火珠）／神針火／火針／燈火／灯花／燭燼

3. 土部（1類）（4）土部一土類

（第7巻）　土壌中の無機物・有機物を用いる治療法61項　【56-174】

白堊／甘土／赤土／黄土／東壁土／太陽土（附：執日天星上土・執日六癸上土・二月上壬日土・清明日戊上土・神后土）／天子藉田三推犂下土（附：社稷壇土・春牛土・富家土・亭部中土）／道中熱土／車輦土／市門土／戸限下土／千歩峰／鞋底下土／柱下土／床脚下土／焼戸場上土／冢上土／桑根下土／胡燕窠土／百舌窠中土／土蜂窠／蜣螂転丸／鬼屎／鼠壌土／鼢鼠壌土／屋内壖下虫尘土／蟻垤土／白蟻泥／蚯蚓泥／螺螄泥／白鱔泥／猪槽上垢土／犬尿泥／驢尿泥／尿坑泥／糞坑底泥／檐溜下泥／田中泥／井底泥／烏爹泥／弾丸土／自然灰／伏龍肝／土墼／甘鍋／砂鍋／白瓷器／烏古瓷／古磚／烟膠／墨／釜臍墨／百草霜／梁上尘／門臼尘／寡婦床頭尘土／瓷甌中白灰／香爐灰／鍛竈灰／冬灰／石鹸

4. 金石部（4類）（5）金石部一金類

（第8巻）　金属（鉱石）を用いる治療法28項　【52-186】

金＊／銀（附：黄銀・烏銀）／錫吝脂（銀砿）＊／銀膏／朱砂銀／赤銅／自然銅＊／銅鉱石＊／銅青／鉛＊／鉛霜／粉錫（胡粉）／鉛丹（黄丹）／密陀僧＊／錫＊／古鏡／古文銭／銅弩牙／諸銅器（銅鈷鉧・銅秤錘・銅匙柄等3種）／鉄＊／鋼鉄＊／鉄落／鉄精／鉄華粉／鉄銹／鉄爇／鉄漿／諸鉄器（鉄杵・鉄秤錘・鉄銃・鉄斧・鉄刀・大刀環・剪刀股・故鋸・布針・鉄鏃・鉄甲・鉄鎖・鈅匙・鉄釘・鉄鏵・鉄鍬鑱尖・車轄・馬銜・馬鐙等19種）。※金に水金・山金2種、鉛・錫は同一附図

（6）金石部二玉類

（第8巻）　軟玉を用いる治療法14項　【13-18】

玉＊／白玉髄／青玉（附：璧玉・玉英・合玉石）／青琅玕＊／珊瑚＊／瑪瑙＊／宝石＊／玻璃＊／水精＊（附：火珠・璢石）／瑠璃＊／雲母＊／白石英＊／紫石英＊／菩薩石＊

（7）金石部三石類上

（第9巻）　石砂・水銀化合物・硫化物等を用いる治療法32項　【70-308】

丹砂＊／水銀＊／水銀粉（軽粉）／粉霜／銀朱／霊砂／雄黄＊／雌黄＊／石膏（寒水石、附：玉火石・龍石膏）／理石＊（附：白肌石）／長石＊／方解石＊／滑石＊／不灰木＊（附：松石）／五色石脂＊／桃花石／爐甘石／井泉石＊／無名異＊／蜜栗子＊／石鍾乳＊／孔公孽／殷孽（附：石床・石花・石骨）／土殷孽＊／石脳＊／石髄／石脳油（石漆＊、附：地洩）／石炭＊（附：然石）／石灰（煤石＊）／石面／浮石（附：暈石）／石芝

金石部四石類下

（第10巻）　諸種石砂とその化合物を用いる治療法40項　【25-101】

陽起石＊／慈石＊／玄石＊／代赭石＊（附：玄黄石）／禹餘糧＊／太一餘糧／石中黄子＊／空青＊（附：篇青＊）／曾青＊／緑青＊／扁尾／白青（附：緑膚青・碧石青）／石胆＊（胆礬）／礜石＊／特生礜石／握雪礜石／砒石＊／土黄／金星石＊（附：金石、銀星石＊）／婆娑石＊／礞石（青礞石＊）／花乳石＊／白羊石＊（附：黒羊石＊）／金牙石＊／金剛石＊／砭石（附：石砮）／越砥石＊（礪石＊、磨刀石）／姜石＊／麦飯石＊／水中白石＊／河砂／杓上砂／石燕（零陵＊）／石蟹＊／石蛇＊／石蚕＊／石鱉＊／蛇黄＊／霹靂砧＊／雷墨。※砒石に生砒・砒霜2種、霹靂砧に鉆斧楔・砧丸隅2種

（8）金石部五鹵石類

（第11巻）　塩化物・硫化物を用いる治療20項【104-257】

食塩（海塩＊、池塩＊、井塩＊、石塩＊4種）／戎塩＊／光明塩＊／鹵咸〔礆〕＊／凝水石＊（寒水石）／玄精石＊／緑塩／塩薬（附：懸石）／朴消＊（芒消）／玄明粉／消石（焔消＊）／硇砂＊（附：石薬）／蓬砂＊（附：特蓬砂）／石硫黄＊／石硫赤／石硫青（附：硫黄香）／礬石（白礬＊）／緑礬（皂礬＊）／黄礬／湯瓶内礆。☆附録：諸石27種（石脾・石肺・石肝・石腎・紫石華・白石華・黄石華・黒石華・陵石・終石・封石・遂石・五羽石・紫加石・石耆・火薬・馬肝石・猪牙石・碧霞石・龍涎石・鉛光石・太陽石・朵梯牙・白獅子石・鎮宅大石・神丹・烟薬）

5. 草部（10類）（9）草部一山草類上

（第12巻）　山草を用いる治療法31項【83-260】

甘草＊／黄耆＊／人参＊／沙参＊／薺苨＊／桔梗＊／長松＊／黄精＊／萎蕤＊（附：鹿薬・委蛇）／知母＊／肉蓯蓉＊／列当＊／鎖陽／赤箭（天麻）＊／朮（白朮＊・蒼朮＊）／狗脊＊／貫衆＊／巴戟天＊（附：巴棘）／遠志（小草＊）／百脈根／淫羊藿＊／仙茅＊／玄参＊／地楡＊／丹参＊／紫参＊／王孫（牡蒙＊）／紫草＊／白頭翁＊／白及＊／三七＊

草部二山草類下

（第13巻）　山草を用いる治療法39項【73-227】

黄連＊／胡黄連＊／黄芩＊／秦艽＊／茈胡＊（柴胡）／前胡＊／防風＊／独活／土当帰＊／都管草＊／升麻＊／苦参＊／白鮮＊／延胡索＊／貝母＊／山慈姑＊／石蒜＊／水仙＊／白茅＊／地筋（菅茅）＊／芒＊／龍胆＊／細辛＊／杜衡＊（附：木細辛）／及己＊／鬼督郵＊／徐長卿＊／白微＊／白前＊／草犀／釵子股／吉利草／朱砂根＊／辟虺雷＊／錦地羅＊／紫金牛＊／拳参＊／鉄綫草＊／金糸草。★羌独活

（10）草部三芳草類

（第14巻）　香草・香木等を用いる治療法56項【81-368】

当帰＊／芎藭＊／蘼蕪＊／蛇床＊／藁本＊（附：徐黄）／蜘蛛香＊／白芷＊／芍薬＊／牡丹＊（附：鼠姑）／木香＊／甘松香＊／山柰＊／廉姜＊／杜若＊／山姜＊／高良姜（紅豆蔻＊）／豆蔻＊（山羌花＊、草果）／白豆蔻＊／縮砂蔤＊／益智子＊／蓽茇＊／蒟醤（蔞葉＊）／肉豆蔻＊／補骨脂＊（破故紙）／姜黄＊／鬱金＊／蓬莪茂＊／荊三棱＊（京三棱）／莎草（香附子）＊／瑞香＊／茉莉＊（附：素馨・指甲花）／鬱金香＊／茅香＊／白茅香＊／排草香（附：瓶香・耕香）／迷迭香＊／藒車香／艾納香／兜納香／綫香／藿香＊／薫草（零陵香）＊／蘭草＊（附：蘭花＊）／澤蘭＊／

馬蘭＊（附：麻伯・相烏・天雄草・益奶草）／香薷＊／石香茅＊／爵床＊／赤車使者＊／仮蘇（荊芥）＊／薄荷＊／積雪草＊／蘇（紫蘇）＊／荏（白蘇＊）／水蘇（鶏蘇＊）／薺薴＊（附：石薺薴）

（11）草部四湿草類上

（第15巻）　湿地性の草類を用いる治療法54項【135-306】

菊＊／野菊＊／庵藺＊（附：対廬）／蓍（蓍草）＊／艾（白艾＊、附：夏臺）／千年艾＊／茵陳蒿＊／青蒿＊／黄花蒿＊／白蒿＊／角蒿＊／䕡蒿＊（抱娘蒿＊）／馬先蒿＊／陰地厥＊／牡蒿（斉頭蒿＊）／九牛草＊／茺蔚（益母草）＊／鏨菜（白花茺蔚＊）／薇銜＊（附：無心草）／夏枯草＊／劉寄奴草＊／曲節草（六月霜＊）／麗春草＊／旋覆花（金沸草＊）／青葙＊（附：陶朱朮・天霊草・思蓂子）／鶏冠＊／紅藍花＊／番紅花＊／臙脂／大薊＊・小薊＊／続断＊／苦芙＊／漏盧＊／飛廉＊／苧麻＊／苘麻＊（白麻）／大青＊／小青＊／胡盧巴＊／蠡実（馬蘭子＊、附：必似勒）／悪実（牛蒡＊）／枲耳（蒼耳＊）／天名精（地菘＊、鶴虱）／豨薟＊／箬＊／蘆（蘆荻＊）／甘蕉＊／蘘荷＊／麻黄＊（附：雲花草）／木賊＊（附：問荊）／石龍芻（龍鬚草＊）／龍常草（粽心草＊）／灯心草＊

（12）草部五湿草類下

（第16巻）　湿地性の草類を用いる治療法73項【171-306】

地黄＊／牛膝＊／紫菀＊／女菀（白菀）＊／麦門冬＊／萱草＊／捶胡根＊／淡竹葉＊／鴨跖草（竹葉菜＊）／葵（冬葵）＊／蜀葵＊／菟葵＊／黄蜀葵／龍葵（天茄）＊／龍珠＊／酸漿（燈籠草＊）／蜀羊泉（漆姑草＊）／鹿蹄草＊／敗醤（苦菜＊）／迎春花＊／款冬花／鼠麴草（米麴、仏耳草＊）／決明＊（附：茳芒＊・合明草）／地膚（落帚＊）／瞿麦＊／王不留行＊／剪春羅＊／金盞草＊／葶藶＊／車前＊／狗舌草＊／馬鞭草（龍牙＊）／蛇含＊／女青／鼠尾草＊／狼把草＊／狗尾草＊／鱧腸（旱蓮草＊）／連翹＊（附：小連翹旱蓮＊）／陸英＊／蒴藋／水英＊／藍（蓼藍＊、附：大葉馬蘭＊、蒿葉呉藍＊、槐葉木藍＊）／藍淀／青黛（附：雀翹）／甘藍＊／蓼（青蓼・赤蓼）＊／水蓼＊／馬蓼／葒草＊／毛蓼＊／海根／火炭母草＊／三白草＊／蚕網草＊／蛇網草／虎杖＊／萹草＊／萹蓄＊／藎草＊／蒺藜＊／穀精草＊／海金沙＊／地楊梅＊／水楊梅＊／地蜈蚣草＊／半辺蓮＊／紫花地丁＊／鬼針草／独用将軍（附：留軍待）／見腫消＊／攀倒甑＊／水甘草＊

（13）草部六毒草類

（第17巻）　有毒な草類を用いる治療法47項【132-522】

大黄＊／商陸＊／狼毒＊／防葵＊／狼牙＊／藺茹＊／大戟＊／澤漆（猫児眼＊）／甘遂＊／続随子（千金子＊）／莨菪（天仙子＊）／雲実（粘刺＊）／蓖麻＊（附：博落回＊）／常山（蜀漆＊、附：山慈石・参果根・馬腸根）／藜蘆＊／木藜蘆／附子＊／天雄／側子／漏籃子／烏頭（草烏頭＊、射罔）／白附子＊／虎掌＝天南星＊／由跋／蒟蒻（蒻頭＊、附：菩薩草）／半夏＊／蚤休（紫河車＊）／七葉鬼臼（羞天花＊、附：重葉鬼臼＊）／射干／鳶尾＊／玉簪＊／鳳仙＊／坐拿草＊（附：押不蘆）／曼陀羅花＊／羊躑躅（鬧羊花＊、附：山躑躅・羊不吃草）／芫花＊／蕘花（黄芫花）＊／酔魚草＊／奔草＊／菌芋／石龍芮（胡椒菜＊）／毛茛＊（附：海姜・陰命）／牛扁＊（附：虱建草）／蕁麻＊／格注草＊／海芋（観音蓮＊、附：透山根）／鈎吻（断腸草＊）

（14）草部七蔓草類

（第18巻）　蔓草を用いる治療法73項【134-362】

菟糸子＊（附：難火蘭）／五味子＊／蓬虆＊／覆盆子＊／懸鈎子＊／蛇苺＊／使君子＊／木鱉子＊／番木鱉＊／馬兜鈴＊（土青木香、附：独行根＊）／榼藤子＊（附：合子草）／預知子＊／牽牛子＊（附：白牽牛）／旋花（鼓子花＊）／紫葳（凌霄花＊、附：骨路支）／営実＝墻蘼（薔薇＊）／月季花＊／栝蔞＊（天花粉）／王瓜＊（土瓜）／葛（葛根＊、附：鉄葛）／黄環（狼跋子＊）／天門冬＊／百部＊（附：白并）／何首烏＊／萆薢＊／菝葜＊／土茯苓＊／白蘞＊／女萎＊／赭魁＊／鵞抱＊／伏鶏子根＊（天台＊、附：仰盆・人肝藤）／千金藤（附：陳思岌）／九仙子＊／山豆根＊／黄薬子＊／解毒子（苦薬子＊、附：奴会子・薬実根）／白薬子＊（附：陳家白薬・甘家白薬・会州白薬・冲洞根・突厥白）／威霊仙＊／茜草＊（附：血藤）／剪草／防已＊／通草（木通）＊／通脱木（今通草＊、附：天寿根）／釣藤＊（附：倒藤挂）／黄藤／白兎藿＊／白花藤＊／白英（鬼目、排風子＊）／蘿摩＝斫合子（婆婆針袋＊）／赤地利（五毒草＊）／紫葛／烏蘞苺（五葉藤＊）／葎草（勒草＊）／羊桃＊／絡石＊／木蓮（薜荔＊）／扶芳藤／常春藤／千歳虆＊／忍冬（金銀花）＊／甘藤（附：甘露藤・甜藤）／含水藤（附：鼠藤）／天仙藤＊／紫金藤＊／南藤＊（附：烈節）／清風藤＊／省藤／紫藤／落雁木＊（附：折傷黄・毎始王木・鳳母）／千里及（千里光＊）／藤黄＊（附図原欹）。☆附録：諸藤19種（うち瓜藤・金棱藤・含春藤・独用藤・祁婆藤・野猪尾・石含草に附図）。※百部に大葉・小葉2種。★百棱藤

（15）草部八水草類

（第19巻）　淡水性水草・海藻を用いる治療法23項【50-69】

澤瀉＊（附：酸悪）／蔛草＊／羊蹄＊／酸模＊（附：牛舌実・麢舌・蛇舌）／龍舌草＊／菖蒲＊／白昌＊／香蒲＝蒲黄＊／菰（茭菰＊）／苦草／水萍＊／蘋（四葉菜＊）／萍蓬草（水粟＊）／莕菜（鳧葵＊）／蒓（馬蹄草＊）／水藻＊／海藻＊／海蘊（水蘊、鰓草＊）／海帯＊／昆布＊／越王餘算＊（附：沙箸）／石帆／水松。※水萍に小萍・大萍2種、水藻・海藻は同一附図

（16）草部九石草類

（第20巻）　岩地に生える草類を用いる治療法19項【10-52】

石斛（金釵花＊）／骨砕補（胡孫姜＊）／石韋＊／金星草＊／石長生（鳳尾草＊、附：紅茂草）／石莧（附：石垂＊）／景天（慎火草＊）／仏甲草＊／虎耳草（石荷葉＊）／石胡荽（鵝不食草＊）／螺厴草（鏡面草＊）／酢漿草（三葉酸＊）／地錦（血見愁＊、附：金瘡小草）／禽鬲草（脾寒草＊）／仙人草＊／仙人掌草＊／崖棕＊（附：鶏翁藤・半天回・野蘭根）／紫背金盤草＊／白龍鬚

（17）草部十類

（第21巻）　地衣類・苔類を用いる治療法16項【3-33】

陟釐＊／干苔／井中苔／萍藍／船底苔／石蕊（雲茶）／地衣草（仰天皮＊）／垣衣＊／屋游＊／昨葉何草（瓦松＊、附：紫衣）／烏韭＊（附：百蕊草）／土馬鬃＊／巻柏＊（附：地柏（玉柏＊）・含生草）／石松＊／桑花（附：艾納）／馬勃＊。※陟釐に水綿・石発2種

（18）草部十一雑草類

(第21巻)　上記外の草類を用いる治療法1項【－】

雑草9種(百草・百草花・井口辺草・樹孔中草・産死婦人冢上草・燕蓐草・鶏窠草・猪窠草・牛齝草)

☆有名未用153種(神農本経3種・名医別録77種・本草拾遺13種・海薬本草1種・開宝本草1種・図経外類20種・本草綱目38種)

6．穀部(4類)(19)穀部一麻麦稲類

(第22巻)　胡麻・麦・稲類を用いる治療法12項【69-173】

胡麻(芝麻、油麻)＊／亜麻(壁虱胡麻)＊／大麻(麻蕡、黄麻)＊／小麦＊／大麦＊／穬麦／雀麦(燕麦)＊／蕎麦＊／苦蕎麦＊／稲(糯米)＊／粳＊／秈＊。※胡麻は脂麻の附図、稲・粳・秈は粘度で分け同じ附図、胡麻の次に★巨勝の附図

(20)穀部二稷粟類

(第23巻)　粟・黍等雑穀類を用いる治療法18項【29-54】

稷＊／黍＊／蜀黍＊／玉蜀黍＊(玉米)／粱＊／粟＊／秫＊／穇子＊／稗＊／狼尾草＊(附：蒯草)／東廧／菰米／蓬草子／䓍草／薏苡＊／蒒草／罌子粟＊(御米、麗春花)／阿芙蓉。※稷・黍、粱・粟・秫は粘度・粗細で分け同一附図

(21)穀部三菽豆類

(第24巻)　豆類を用いる治療法14項【47-103】

大豆＊／大豆黄巻／黄大豆／赤小豆＊／腐婢／緑豆／白豆／穭豆／豌豆＊／蚕豆(胡豆＊)／豇豆＊／扁豆＊／刀豆＊／黎豆(狸豆、熊爪豆＊)

(22)穀部四造醸類

(第25巻)　穀類の発酵食品を用いる治療法29項【74-109】

大豆豉／豆黄／豆腐／陳廩米／飯／青精乾石䭀飯／粥／麨／糕／粽／寒具／蒸餅／目麴／黄蒸／麴／神麴／紅麴／糵米(麦芽、穀芽)／飴糖／醤／楡仁醤／蕪荑醤／醋(酢)／酒／焼酒／葡萄酒／糟／米粃／舂杵頭細糠

7．菜部(5類)菜部一(23)葷辛類

(第26巻)　臭いの強い山菜・野菜を用いる治療法32項【156-296】

韭(韮)＊／山韭(附：孝文韭)／葱＊(附：楼葱＊)／胡葱(回回葱)＊／薤(藠子＊、附：蓼芥)／蒜／山蒜／葫(大蒜＊)／五辛菜／芸薹＊(油菜)／菘＊(白菜)／小茴香／芥＊／白芥＊／蕪菁(蔓菁、芜菁＊)／莱菔(蘿蔔＊)／生姜＊／干姜＊(附：天竺干姜)／同蒿＊／邪蒿＊／胡荽＊／胡蘿蔔＊／水蘄(芹菜＊)／菫(旱芹)／紫菫＊／馬蘄＊／蘹香(茴香＊)／蒔羅＊(附：蜀胡爛・数低・池徳勒・馬思荅吉)／羅勒(蘭香＊)／白花菜＊／䓬菜(辣米菜＊)／草豉(生姜・干姜は同じ附図)

菜部二(24)柔滑類

(第27巻)　葉野菜・野草・根菜等を用いる治療法41項【37-110】

菠稜(赤根＊)／蕹菜＊／菾菜(莙薘＊)／東風菜／薺＊／菥蓂(大薺)／繁縷(鵝腸菜＊)／鶏腸草＊／苜蓿＊／莧＊／馬歯莧＊／苦菜(苦蕒＊、

／白苣＊（生菜）／萵苣＊／水苦蕒＊／翻白草（鳥腿＊）／仙人杖草／蒲公英（黄花、地丁＊）／黄瓜菜＊／生瓜菜＊／落葵（藤菜＊）／蕺（魚腥草＊）／蕨＊／水蕨／薇＊（野豌豆、大巣菜）／翹揺（小巣菜＊）／鹿藿（野緑豆＊）／灰藋／藜／秦荻藜／醍醐菜（附：茅膏菜・鶏侯菜・孟娘菜・優殿）／芋＊（附：野芋）／土芋（土卵＊）／薯蕷（山薬＊）／零餘子／甘藷／百合＊／山丹（紅花菜＊）／草石蚕（甘露子＊）竹筍／酸筍※苦蕒・白苣、百合・山丹紅花は同一附図。★野莧、巻丹

菜部三（25）**蓏菜類**

（第28巻）　ウリ科の野菜を用いる治療法11項【7-26】

茄／＊苦茄／壺盧＊（胡盧）／苦瓠／敗瓢／冬瓜＊／南瓜＊／越瓜＊（稍瓜）／胡瓜（黄瓜＊）／糸瓜（附：天羅勒＊）／苦瓜（癩葡萄＊）★匏蒲盧、瓢匏

菜部四（26）**水菜類**

（第28巻）　水中に生じる野菜を用いる治療法6項【　-　】

紫菜＊／石蒓＊／石花菜＊／鹿角菜＊／龍須菜＊／睡菜

菜部五（27）**芝栭類**

（第28巻）　菌類を用いる治療法15項【　-　】

芝＊／木耳＊／杉菌／皂莢蕈／香蕈＊／葛花菜／天花蕈／蘑菰蕈＊／鶏㙡／土菌（附：鬼蓋・地芩・鬼筆）／竹蓐＊（竹菰）／雚菌（附：蜀格）／地耳＊／石耳＊。※地耳・石耳は同一附図

☆互考諸菜：香薷等61種（各類に重出する諸菜を一括）

8．**果部**（6類）果部一（28）**五果類**

（第29巻）　代表的な五種の果実を用いる治療法35項【74-207】

李＊（附：徐李）／杏＊／巴旦杏＊／梅＊／榔梅＊／桃＊／栗＊／天師栗（沙羅子＊）／棗＊／仲思棗／苦棗

果部二（29）**山果類**

（第30巻）　一般の果実を用いる治療法34項【55-174】

梨＊／鹿梨／棠梨＊／海紅＊／木瓜＊／楂子＊／榠楂＊／榲桲＊／山楂（山査、棠梂＊）／庵羅果＊／柰＊／林檎＊／柹〔柿＊〕）／椑柹〔柿〕（漆柿＊）／君遷子（牛奶柹〔柿〕＊）／安石榴＊／橘＊／柑＊／橙＊／柚（栾＊）／枸櫞（香櫞＊）／金橘＊／枇杷＊／楊梅＊／桜桃＊／山嬰桃／銀杏（白果＊）／胡桃＊／榛＊／阿月渾子／櫧子＊／鉤果（芽栗＊）／橡実（櫟子、櫟斗子＊）／槲実（槲若、小櫟子＊）。※楂子・榠楂、柰・林檎は同一附図

果部三（30）**夷果類**

（第31巻）　外来種の果実を用いる治療法31項【13-48】

茘枝＊／龍眼＊／龍茘＊／橄欖＊／木威子＊／庵摩勒＊／毗梨勒＊／没离梨／五斂子（陽〔羊〕桃＊）／五子実／榧実（野杉＊）／海松子（五須子＊）／檳榔＊／大腹子／椰子＊（附：青田核・樹頭酒・厳樹酒）／無漏子（波斯棗＊、金果、海棕）／桄榔子（薫棕＊）／莎水面＊／菠〔波〕羅蜜＊／無花果＊（附：文光果・天仙花・古度子）／阿勒勃（附：羅望子）／沙棠果＊／棎子／麂目／都桷子／都念子（倒捻子＊）／都威子／摩厨子（附：斉墩果・徳慶果）／韶子／馬檳榔＊／枳椇（木蜜鶏爪子＊）。※橄欖・木威子は同一附図

果部四（31）味果類

（第32巻）　果実由来の香辛料を用いる治療法13項【53-100】

秦椒＊／蜀椒＊／崖椒＊／蔓椒＊／地椒＊／胡椒＊／畢澄茄＊（附：山胡椒）／呉茱萸＊／食茱萸＊（辣子）／塩麩子（五倍子＊、附：咸平・酸角・咸草）／醋林子＊／茗（茶）＊／皐蘆＊。※秦椒・蜀椒は同一附図

果部五（32）蓏果類

（第33巻）　ウリ科の果実を用いる治療法9項【15-66】

甜瓜＊／西瓜＊／葡萄＊／蘡薁＊（野葡萄）／獼猴桃＊（藤梨）／甘蔗＊／沙糖／石蜜／刺蜜（附：䕰斉）

果部六（33）水果類

（第33巻）　根茎類を用いる治療法6項

蓮藕＊／紅白蓮果／芰実（菱＊）／芡実（鶏頭＊）／烏芋（荸薺＊）／慈姑＊

☆附録：諸果22種（木部・草部に重出する諸果を一括）

9．木部（6類）木部一（34）香木類

（第34巻）　香木の樹皮・樹根などを用いる治療法35項【74-207】

柏＊／松＊／杉＊（附：丹桎木皮）／桂＊／箘桂＊／天竺桂／月桂／木蘭＊／辛夷（木筆＊）／沈香＊／蜜香／丁香＊（鶏舌香）／檀香＊／降真香＊／楠＊／樟＊／釣樟／烏薬＊（附：研薬）／櫰香（兜婁婆香＊）／必栗香／楓香脂＊（白膠香）／薫陸香（乳香）＊／没薬＊／麒麟竭（血竭＊）／質汗／安息香＊／蘇合香／詹糖香（附：結殺）／篤耨香（附：胆八香）／龍脳香＊（附：元慈勒）／樟脳／阿魏／盧会＊／胡桐泪＊／返魂香（附：兜木香）。※柏は側柏・円柏2附図。★牡桂（無子）

木部二（35）喬木類

（第35巻）　喬木の樹幹・樹皮・樹根などを用いる治療法52項【150-327】

檗木（黄檗）＊／檀桓／小檗／黄櫨＊／厚朴＊（附：浮爛羅勒）／杜仲＊／椿樗＊／漆＊／梓＊／楸＊／桐＊／梧桐＊／罌子桐（油桐＊、附：梛桐）／海桐＊（附：鶏桐）／楝＊／槐＊／檀（黄檀＊）／莢蒾（白檀＊）／秦皮（梣＊）／合歓＊／皂莢＊（附：鬼皂莢）／肥皂莢＊／無患子（油珠子＊）／栾花（木栾子＊）／無食子（没食子＊）／訶黎勒＊／波羅得／欅（欅柳＊）／柳＊／檉柳＊／扶栘（唐棣＊）／松楊＊／水楊＊／白楊＊／楡＊／朗楡＊／蕪荑＊／蘇方＊木／烏木（烏樠木＊）／樺木＊／綟木／椆木（花椆＊）／棕櫚＊／橉木／柯樹／烏柏木＊／巴豆＊／大風子＊／海紅豆

＊／相思子＊／猪腰子＊／石瓜＊。※楡・朗楡・蕪荑は同一附図。★猪牙皂莢

木部三（36）**灌木類**

（第36巻）　灌木の樹幹・樹皮・樹根などを用いる治療法51項【90-208】

桑（鶏桑＊）／柘＊／奴柘＊／楮（构＊）／枳＊（枳実、枳殻）／枸橘＊／梔子＊／酸棗＊／白棘＊／蕤核＊／山茱萸＊／胡頽子（盧都子＊）／金桜子＊／郁李＊／鼠李＊（牛李子、皂李）／女貞＊／冬青＊／枸骨（猫刺＊）／衛矛（鬼箭＊）／山礬＊／椶木／南燭（烏飯葉＊）／五加（五加皮＊）／枸杞・地骨皮＊／溲疏＊／楊櫨＊／石南＊／牡荊（黄荊＊）／蔓荊＊／栾荊＊／石荊＊／紫荊＊／木槿＊／扶桑＊／木芙蓉（拒霜＊）／山茶＊／蠟梅＊／伏牛花（虎刺＊）／密蒙花＊／木綿＊／柞木＊／黄楊木＊／不凋木＊／売木子＊／木天蓼＊／放杖木＊／接骨木／霊寿木／楤木＊／木麻／大空（苦虱＊）。※柘・奴柘、酸棗・白棘、枸杞・地骨皮・溲疏、栾荊・石荊は同一付図。★木半夏（四月子）

木部四（37）**寓木類**

（第37巻）　寄生木を用いる治療法12項【16-32】

茯苓＊／琥珀＊／瑿＊／猪苓＊／雷丸＊／桑上寄生＊／松蘿／楓柳／桃寄生／柳寄生／占斯／石刺木。※琥珀・瑿は同一付図

木部五（38）**苞木類**

（第37巻）　竹類を用いる治療法4項【19-18】

竹＊／竹黄（天竹黄＊）／仙人杖＊／鬼歯

木部六（39）**雑木類**

（第37巻）　建築廃材などを用いる治療法7項【7-1】

淮木／城東腐木／東家鶏栖木／古厠木／古櫬板／震焼木／河辺木

☆附録：諸木19種（新雉木・合新木・俳蒲木・遂陽木・学木核・栒（核）・木核・荻皮・柵木皮・乾陀木皮・馬瘍木根皮・角落木皮・芙樹・白馬骨・慈母枝葉・黄屑・那耆悉・帝休・大木皮）

10．**服器部**（2類）服器部一（40）**服帛類**

（第38巻）　服飾品・履物等の繊維を用いる治療法25項【9-62】

錦／絹／帛／布／綿／褌襠（附：月桂衣）／汗衫／孝子衫／病人衣／衣帯／頭巾／幞頭／皮巾子／皮腰袋／繳脚布／敗天公（笠）／故蓑衣／氈屜／皮鞾／麻鞋／草鞋／屐屜鼻縄／自経死縄／霊床下鞋／士人枕席

服器部二（41）**器物類**

（第38巻）　家具調度・日用雑貨を用いる治療法54項【19-63】

紙／青紙／印紙／桐油傘紙／暦日／鍾馗／桃符／桃橛／救月杖／撥火杖／吹火筒／鑿柄木／鉄椎柄／銃楔／刀鞘／馬鞭／箭笴及鏃／弓弩弦／紡車弦／梭頭／連枷関／楤担尖／梳篦／針綫／蒲扇／蒲関／簟／帘箔／漆器／研朱石鎚／燈盞／燈盞油／車脂／敗船茹／故木砧／杓子／筯／

甑／鍋蓋／飯籮／蒸籠／炊単布／故炊帚／弊帚／簸箕舌／竹籃／魚笱／魚網／草麻縄索／馬絆縄／縛猪縄／牛鼻拳／厠籌／尿桶

11．**虫部**（4類）虫部一（42）**卵生類上**

（第39巻）　昆虫類を用いる治療法23項【70‐206】

蜂蜜（附：霊雀）／蜜蜂＊／蜜蠟／土蜂＊／大黄蜂＊／露蜂／竹蜂（留師＊）／赤翅蜂＊／独脚蜂＊／蠮螉＊（果蠮、附：雄黄虫）／虫白蠟＊／紫鉚＊（紫梗）／五倍子＊（百薬煎）／螳螂・桑螵蛸＊／雀瓮＊（天漿子）／蚕＊／原蚕（晩蚕）／石蚕＊（附：雲師・雨虎）／九香虫（赤水衛＊）／海蚕／雪蚕／枸杞虫＊／蘹香虫

虫部二（43）**卵生類下**

（第40巻）　昆虫類・両生類・爬虫類等を用いる治療法22項【22‐86】

青蚨（南海＊、附：龐降）／蛺蝶＊／蜻蛉（蜻蜓＊）／樗鶏（紅娘子＊）／棗猫／斑蝥＊／芫青＊／葛上亭長＊／地胆＊／蜘蛛＊／草蜘蛛（蛀蟱）／壁銭＊／螲蟷（土蜘蛛＊）／蝎＊／水蛭＊／蟻（附：白蟻）／青腰虫／蛆／蠅／狗蠅（附：壁蝨）／牛蝨／人蝨

虫部三（44）**化生類**

（第41巻）　羽化・脱皮する昆虫類を用いる治療法30項【26‐105】

蠐螬＊／乳虫／木蠹虫／桑蠹虫／柳蠹虫／桃蠹虫／桂蠹虫／柘蠹虫／棗蠹虫／竹蠹虫／蘆蠹虫／蒼耳蠹虫／青蒿蠹虫／皂莢蠹虫／茶蛀虫／蚱蟬＊／蟬蛻／蟬花／蜣螂＊（附：蜉蝣・天社虫）／天＊（附：飛生虫）／螻蛄（土狗＊）／蛍火（蠲＊）／衣魚＊／鼠婦＊（附：胆戳）／䗪虫（土鱉＊）／蜚蠊＊／行夜＊／竈馬＊／𧎜螽（蚱蜢＊、附：吉丁虫・金亀子・腆顆虫・叩頭虫・媚蝶）／蜚虻＊（虻虫、附：扁前・蚊子・蚋子）／竹蝨＊。

※蜚蠊・行夜は同一附図。★木虻

虫部四（45）**湿生類**

（第42巻）　水棲昆虫・両生類を用いる治療法24項【29‐112】

蟾蜍＊／蛤蟆＊／蛙＊／蝌斗＊／渓狗／山蛤＊／田父／蜈蚣＊／馬陸＊／山蛩虫＊（附：蚰蜒・蠼螋＊）／蚯蚓＊／蝸牛＊／蛞蝓＊／縁桑螺（桑牛）／渓鬼虫（附：水虎・鬼弾）／沙蝨（附：沙虫）／水黽＊／豉虫／砂挼子／蛔虫／風驢肚内虫／蠱虫／金蚕／諸虫※馬陸・山蛩は同一附図。

★射工（渓独）

12．**鱗部**（4類）鱗部一（46）**龍類**

（第43巻）　蜥蜴の仲間とその加工調剤品を用いる治療法9項【18‐46】

龍＊／吊（紫梢花）／蛟龍（附：蜃）／鼉龍＊／鯪鯉（穿山甲＊）／石龍子（蜥蜴＊）／守宮（壁虎＊附：十二時虫）／蛤蚧＊／塩龍。★龍骨

鱗部二（47）**蛇類**

（第43巻）　蛇の仲間とその加工調剤品を用いる治療法17項【18‐60】

蛇蛻／蚺蛇（南蛇＊）／鱗蛇（雲南巨蟒＊）／白花蛇＊／烏蛇＊／金蛇（銀蛇）＊／水蛇＊／蛇婆／黄頷蛇＊（附：赤楝蛇＊）／蝮蛇（虺＊、附：千

歳蝮＊）／蚖／籃蛇／両頭蛇＊／天蛇／苟印／蛇角（骨咄犀）／諸蛇

鱗部三魚類

（第44巻）　鱗を持つ魚類を用いる治療法31項【13-66】

鯉魚＊／鱮魚（鰱魚＊）／鱅魚（胖頭＊）／鱒魚（赤目魚＊）／鯇魚（草魚＊）／青魚＊／竹魚＊／鯔魚＊／白魚（鱎＊）／鯼魚＊／鱤魚＊／石首魚（白鮝＊、附：墨頭魚）／勒魚／鱭魚（刀魚＊）／鰣魚＊／嘉魚（兵菜＊）／鯧魚／鯽魚＊（附：鰤魚＊）／魴魚（鯿魚＊）／鱸魚＊／鱖魚（罽＊、附：鰧魚）／鯊魚（吹砂＊）／杜父＊魚／石斑魚＊／石鮅魚＊／黄鯝魚＊／鰷魚＊／鱠残魚（銀魚＊）／鱵魚＊／鱊魚＊／金魚（附：丹魚）

鱗部四（49）無鱗魚類

（第44巻）　鱗のない魚類・その他魚介類を用いる治療法37項【12-42】

鱧魚（鳥蠡＊）／鰻鱺魚（白鱓＊）／海鰻鱺／鱓魚＊／鰌＊（泥鰍）／鱣魚（黄魚＊）／鱘魚＊／牛魚／鮠魚（鮰魚＊）／鮧魚（鮎魚＊）／鯑魚（孩児魚・人魚＊）／鯢魚／黄顙魚／河豚＊／海豚魚（江豚）＊／比目魚（鞋底魚＊）／鮹魚／鮫魚＊（沙魚＊、白沙＊、胡沙＊）／烏賊魚＊（附：柔魚）／章魚／海鷂魚（少陽魚＊）／文鰩魚／魚虎（虎沙＊）／魚師／海蛇（水母＊）／蝦＊／海蝦＊／海馬＊／鮑魚（薧魚）／鱁鮧（鰾膠）／魚鱠／魚鮓／魚脂／魚魫／魚鱗／魚子／諸魚有毒。※鮫魚・白沙、沙魚・胡沙、蝦・海蝦は同　一附図

13．介部（2類）介部一（50）魚鱉類

（第45巻）　亀の仲間を用いる治療法17項【18-48】

水亀＊／秦亀／蠵亀＊（附：鼅鼊）／瑇瑁＊（玳瑁、附：撒八児）／緑毛亀＊／瘧亀／鶚亀（附：旋亀）／摂亀（呷蛇亀＊）／賁亀／鱉＊／納鱉／能鱉／朱鱉／珠鱉／黿＊／蟹＊／鱟魚＊。※亀に山亀・水亀2種、鱉・黿は同一附図。★蝤蛑

介部二（51）蚌蛤類

（第46巻）　貝の仲間を用いる治療法29項【23-95】

牡蠣＊／蚌＊／馬刀＊／蝛蜼＊／蜆＊／真珠＊／石決明＊／海蛤＊／文蛤＊／蛤蜊＊（蛤粉）／蟶＊／担羅／車螯＊／魁蛤（瓦壟子＊、蚶）／車渠＊／貝子＊／紫貝＊／珂＊／石蜐（亀脚＊）／淡菜（東海夫人＊）／海螺＊（附：甲香＊）／甲煎／田螺＊／蝸螺／蓼螺／寄居虫＊／海月（附：海鏡）／海燕／郎君子

14．禽部5（4類）禽部一（52）水禽類

（第47巻）　水辺に棲息する鳥類を用いる治療法23項【7-18】

鶴＊／鸛＊／鶬鶏（鴰鹿＊、附：鸝鶴）／陽鳥（鳥鸛＊）／鵚鶖＊／鸏鷾（鶴頂＊）／鵜鶘（淘鵝＊）／鵝＊〔鵞〕／雁＊／鵠（天鵝＊）／鴇（青翰＊）／鶩（鴨＊）／鳧（野鴨＊）／鸊鷉＊／鴛鴦＊／鸂鶒＊／鵁鶄＊（附：旋目・方目）／鷺（鷺鷥＊）／鷗＊／鸀鳿（白鶴子＊）／鸕鷀／魚狗（附：翡翠＊）／蚊母鳥

禽部二（53）原禽類

（第48巻）　平地に棲息する鳥類を用いる治療法23項【84-244】

鶏＊／雉＊／鸐雉（山鶏＊）／鷩雉（錦鶏＊、附：吐綬鶏）／鶡鶏（黒雉＊）／白鷴（白雉＊）／鷓鴣／竹鶏＊（附：杉鶏）／英鶏／秧鶏＊／鶉＊／鷃（鴽＊）／鷸＊／鴿＊／突厥雀／雀＊／蒿雀／巧婦鳥（鷦鷯＊）／燕＊／石燕／伏翼（蝙蝠＊）／鸓鼠（飛生）／寒号虫＊（屎名：五霊脂＊）

禽部三（54）**林禽類**

（第49巻）　森林に棲息する鳥類を用いる治療法17項【1-11】

斑鳩＊／青鵻（青褐侯）／鳲鳩（布穀＊）／桑鳸（蠟觜＊）／伯労（鵙＊）／鸜鵒（八哥＊）／百舌＊／練鵲＊／鶯＊／啄木鳥＊／慈烏＊／烏鴉＊／鵲＊／山鵲＊／鶻嘲（山鷓＊）／杜鵑＊／鸚䳇〔鵡〕＊（附：秦吉了・鳥鳳）

禽部四（55）**山禽類**

（第49巻）　山地に棲息する鳥類を用いる治療法14項【3-10】

鳳凰＊／孔雀＊／駝鳥（火鶏＊）／鷹＊／鵰＊／鶚（魚鷹＊）／鴟（雀鷹＊）／鴟鵂＊／鴞（鵩＊）／鴆＊／姑獲鳥／治鳥（附：木客鳥・独走）／鬼車鳥／諸鳥有毒

15. **獣部（4類）獣部一（56）畜類**

（第50巻）　家畜類の骨肉・乳製品等を用いる治療法28項【163-539】

豕（猪、豚）＊／狗＊／羊＊（附：大尾羊・胡羊・洮羊・封羊・地生羊・羵羊）／黄羊＊／牛（附：水牛＊）／馬＊／驢＊／騾／駝＊／酪／酥／醍醐／乳腐／阿膠＊／黄明膠／牛黄＊／鮓答＊／狗宝＊／底野迦／諸血／諸朽肉／震肉／敗鼓皮／毡／六畜毛・蹄・甲／六畜心／諸肉有毒／解諸肉毒

獣部二（57）**獣類**

（第51巻）　野生獣の皮革・骨肉・内蔵等を用いる治療法38項【72-122】

獅＊／虎＊（附：酋耳・駮・渠捜・黄腰・鼩鼠）／豹＊／貘＊（附：嚙鉄・犴・狡兎）／象＊／犀＊／犛牛＊（犏牛、附：犩牛・犝牛・海牛・月支牛・山牛）／牦／野馬＊／野猪＊／豪猪＊／熊＊（附：羆・魋）／麢羊＊（羚羊、附：山驢）／山羊＊／鹿＊／麋＊／双頭鹿／麂＊／獐＊／麝（香獐＊）／霊猫＊／猫＊／狸／（野猫＊）／風狸＊／狐＊／狢＊／貒（狗獾＊）／獾（猪獾＊）／木狗＊／豺＊／狼＊／兎＊／敗筆／山獺／水獺＊／海獺／膃肭獣＊／猾。※豹は貘の色白、鹿・麋は同一附図、霊猫に文狸・香狸2種

獣部三（58）**鼠類**

（第51巻）　鼠の仲間を用いる治療法12項【40-68】

鼠＊（附：鼨鼠・鼮鼠・鼸鼶・鼩鼱・水鼠・冰鼠・火鼠・鼷鼠・鼹鼠）／鼹鼠＊／隠鼠／鼫鼠＊／竹鼲＊／土撥鼠（答刺不花＊）／貂鼠＊／黄鼠＊／鼬鼠（鼠狼＊）／鼷鼠（甘口＊）／食蛇鼠／猬＊

獣部四（59）**寓類・怪類**

（第51巻） 樹上・穴居生活をする獣類を用いる治療法8項【1-0】

獮猴＊(附：玃・豦)／狨＊(附：猿＊・独)／果然＊(附：蒙頌・獑猢)／猩猩＊(附：野女)／狒狒＊(附：山都・山𤟤・木客・山𤢖)／魍魎／彭侯／封豕

16．人部(1類)人部一(60)人類

（第52巻） 人体の一部を用いる治療法37項【67-217】

髪髲／乱髪／頭垢／耳塞／膝頭垢／爪甲／牙歯／人屎／小児胎屎／人尿／溺白垽(人中白)／秋石／淋石／癖石／乳汁／婦人月水／人血／人精／口津唾／歯垽／人汗／眼泪／人気／人魄／髭須／陰毛／人骨／天霊蓋／人胞／胞衣水／初生臍帯／人勢／人胆／人肉／木乃伊／方民／人傀

付表2 「歴代諸家本草」書目一覧(李時珍『本草綱目』序例第一巻)

神農本草経(不著撰人)、名医別録7巻(斉・陶弘景)、桐君采薬録2巻(不著撰人)、雷公薬対2巻(北斉・徐之才)、李氏薬録3巻(魏・李当之)、呉氏本草1巻(魏・呉普)、雷公炮炙論3巻(劉宋・雷斅)、唐本草7巻(唐・高宗勅撰)、薬総訣2巻(梁・陶隠居)、薬性本草4巻(不著撰人)、千金食治30巻(唐・孫思邈)、食療本草3巻(唐・孟詵)、本草拾遺10巻(唐・陳蔵器)、海薬本草2巻(不著撰人)、四声本草5巻(唐・蕭炳)、冊繁本草5巻(唐・楊損之)、本草音義2巻(唐・李含光)、本草性事類1巻(?・杜善)、食性本草10巻(南唐・陳士良)、蜀本草20巻(後蜀・韓保昇)、開宝本草21巻(宋・太祖勅撰)、嘉祐補注本草20巻(宋・仁宋勅撰)、図経本草21巻(宋・仁宋勅撰)、証類本草31巻(宋・徽宗勅撰)、本草別説1巻(宋・寇宗奭)、日華諸家本草20巻(宋・不著撰人)、潔古珍珠嚢1巻(金・張元素)、用薬法象1巻(元・李杲)、湯液本草2巻(元・趙好古)、日用本草8巻(元・呉瑞)、本草歌括(元・胡仕可)、本草衍義補遺(元・朱震亨)、本草発揮3巻(明・徐彦純)、救荒本草168巻(明・王因念)、庚辛玉冊2巻(明・寧献王)、本草集要8巻(明・王綸)、食物本草2巻(明・汪穎)、食監本草(明・寧源)、本草会編20巻(明・汪機)本草蒙筌12巻(明・陳嘉謨)、本草綱目52巻(明・李時珍)

《コラム》

敦煌石窟壁画からみた民衆の喪葬礼儀——「老人入墓図」を取り上げて

王　衛明

はじめに

古代中国の石窟寺院は、衆生を精神的に救済するための仏教活動の重要な拠点であった。洞窟内部に描かれた壁画は、抽象的で難解な仏教教理をわかりやすく、興味を誘うよう人々に伝える、いわば宗教の視覚教材である。これらの図像は、極楽浄土の田原風景から六道地獄世界の悲惨な光景まで様々な様子が表現されているが、天災や人禍といったその時々の人知を越えて起きた出来事が加えられることもある。つまり、これらの壁画内容がすべて経典の記述通りであるとは限らず、当時の様々な社会風俗や、人間の思惑が壁画の絵者により意識的に込められたのである。

今回、本書の主題は医療の社会史であるが、死に直面した古代民衆の様子から、当時の生死観が反映された敦煌仏教壁画に描かれた「老人入墓」の事例を取り上げて見てゆきたい。このテーマの初見は初唐期に制作された弥勒下生経変画である。経変とは仏教経典を絵画化したもので、壁画の場合は大画面の仏教説話画を思い出して理解できるだろう。『弥勒下生成仏経』が説く弥勒浄土は、古代の人々の自然に対する知識と経験によって構築された理想的な世界である。この弥勒世界では、人々は八万歳で天寿を全うするため、女子は五百歳ではじめて嫁ぐ。八万四千人の人々は七情六欲をもち、婚喪嫁娶、すなわち愛別離苦の現世と変わらぬ一生を大臣、太子、王后、宮女といった姿でおくり、龍華樹の下で思惟行をおさめ成仏する弥勒に従って出家する。しかしこの理想的な世界も根底には誕生、結婚、老衰、病、死という生老病死の人生法則があり、個々の画面は現世の情景を具象化したものである。

（1）「老人入墓」の図像

敦煌地域の極めて特殊な葬式である「老人入墓」とは、一人の老人が家族に見送られ、生きている間に自ら墳墓に入り、その中で臨終を迎えるという、いわば生きたままの葬儀である。盛唐期から北宋時代にかけて見られるこの題材は、敦煌石窟（莫高窟、楡林窟など）に四十点近い作例が存在し、特に中唐期（吐蕃支配期）に集中している。このように「老い」の終焉を表現する本図はどう解釈すべきか、まず、経典の所説を見てみよう。

この図像の出典とされる南北朝時期の沮渠京声訳『観弥勒菩薩上生兜率天経』、竺法護訳『弥勒下生経』、鳩摩羅什訳『弥勒下生成仏経』、『弥勒大成仏経』によれば、弥勒とは友愛・慈悲を意味し、兜率天に住むとされ、釈迦が入滅した五六億七千万年後に人間世界に転生し、その後、龍華樹下で悟りを開くという。また弥勒は転輪聖王が治める理想的な人間社会に下生する際、そこには「一種七収」（ひとたび植えれば七度収穫できる）、「樹上生衣」（樹の上に自然と生じる衣を人々は意のままに用いる）、「女人嫁娶」（女子は五百歳にして初めて嫁す）、「路不拾遺」（路上に遺ちたるを拾わず）および「老人入墓」といった種々の不思議な光景が見られ、仏教経典に説く抽象的世界に基づいて人間の現実生活の理想が隠喩されている。

また、羅什と唐の義浄が訳した『弥勒下生成仏経』には、「老人入墓」のことについて「人命将終、自然行詣塚間而死」、あるいは「人命将終盡、自往詣尸林」と説かれており、それにより、死期の迫った老人が自ら墳墓に入るよう推奨することが読み取れる。そして、生きたままに墳墓に入った老人がそこで何を成し遂げるべきかについては、羅什訳『弥勒大成仏経』に次のように説かれている。

若年衰老、自然行詣山林樹下、安楽淡泊、念仏取盡、命終多生大梵天上及諸仏前。

すなわち、老人は自身の意志で世俗を離れて静かな生活をおくり、念仏修持に専念することだけを心がければ、弥勒の極楽浄土に往生することができる。「老人入墓」もまた修行者に念仏行を勧めるものとしているが、必ずしも壁画の内容が経典本来の意味にそのまま解釈されていたわけではない。むしろ当時の敦煌地域の人々が年老いた家族との死別をどのように受け止めていたかがうかがえ、そこからは儒教的な道徳規範を背景とした勧戒的な主題と価値観が見てとれるのである。

　では、この図を詳しく見てみよう〔図1〕。楡林窟第二五窟は、敦煌が吐蕃に支配されていた時期に創建された代表的な洞窟である。南北壁には唐代壁画の傑作とされる弥勒と無量寿経変があり、西壁には文殊・普賢経変が配置されている。顕教と密教の要素が混在し、吐蕃民族の信仰と習俗を忠実に再現している。「老人入墓図」は弥勒下生経変の左隅に描かれているが、老人のいる墳墓は闕門を開いた牆壁《しょうへき》に囲まれた高く盛り上がったドーム形で、墓室内には山水図が掛けられているのも見える。老人は低い床榻《しょうとう》に端座しており、黒い頭巾と白衣を着け、手には鏤空の杖を持ち、白い髭を伸ばしている。毅然としたその姿は、老いの尊さを観る者に感じさせる。墳墓の前には老人を取り囲む八人の親族たち。上方右隅には青い喪服に身を包み、髪に地味な簪花を付けた三人の女性がいずれも哀しみに満ちた表情をしている。老人のすぐ側に立つ若い女性は、左手の衣端で涙を拭きながらも、右手はしっかりと老人に握られており、死にゆく老人と心を一つにするように話している。その

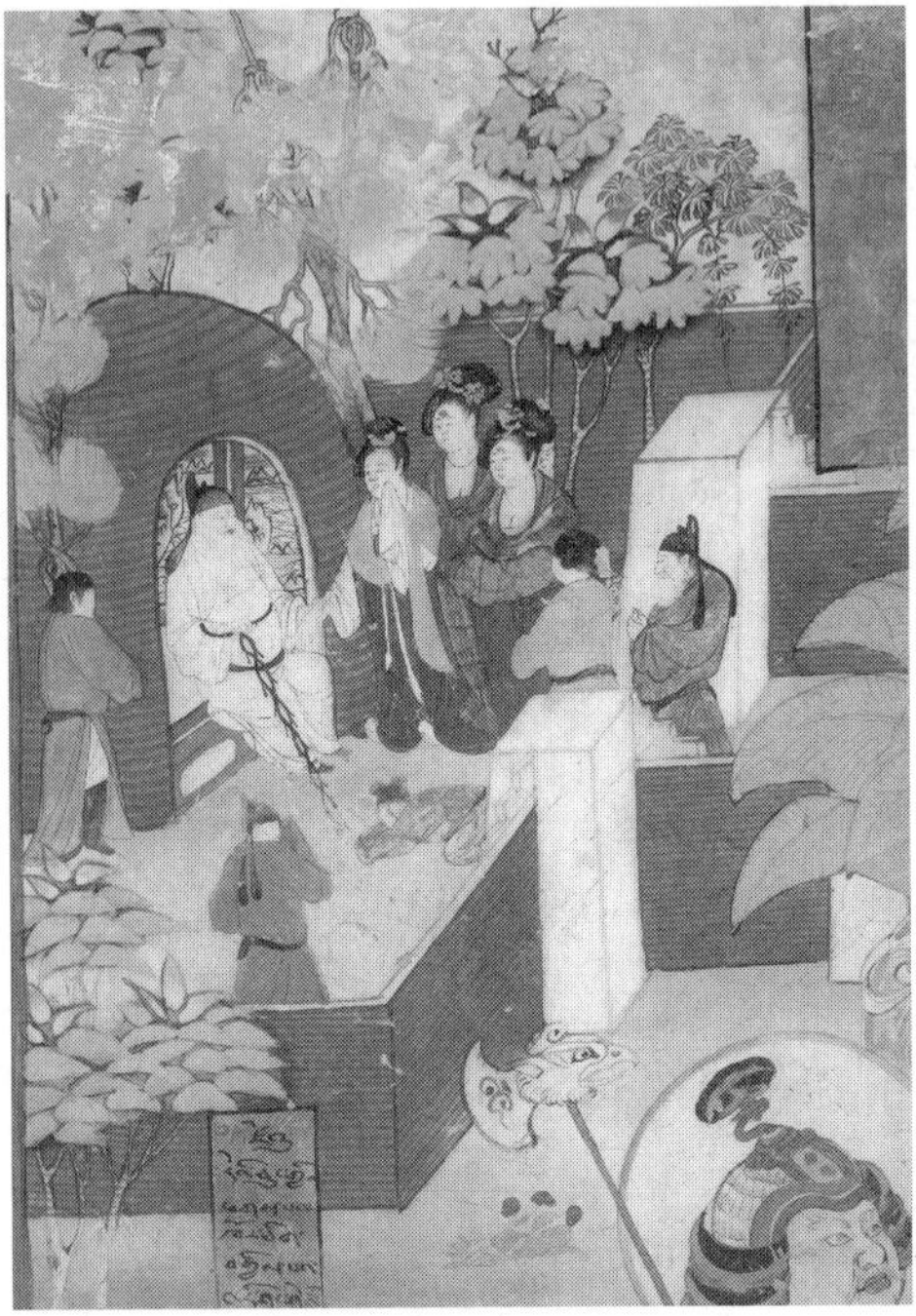
図1

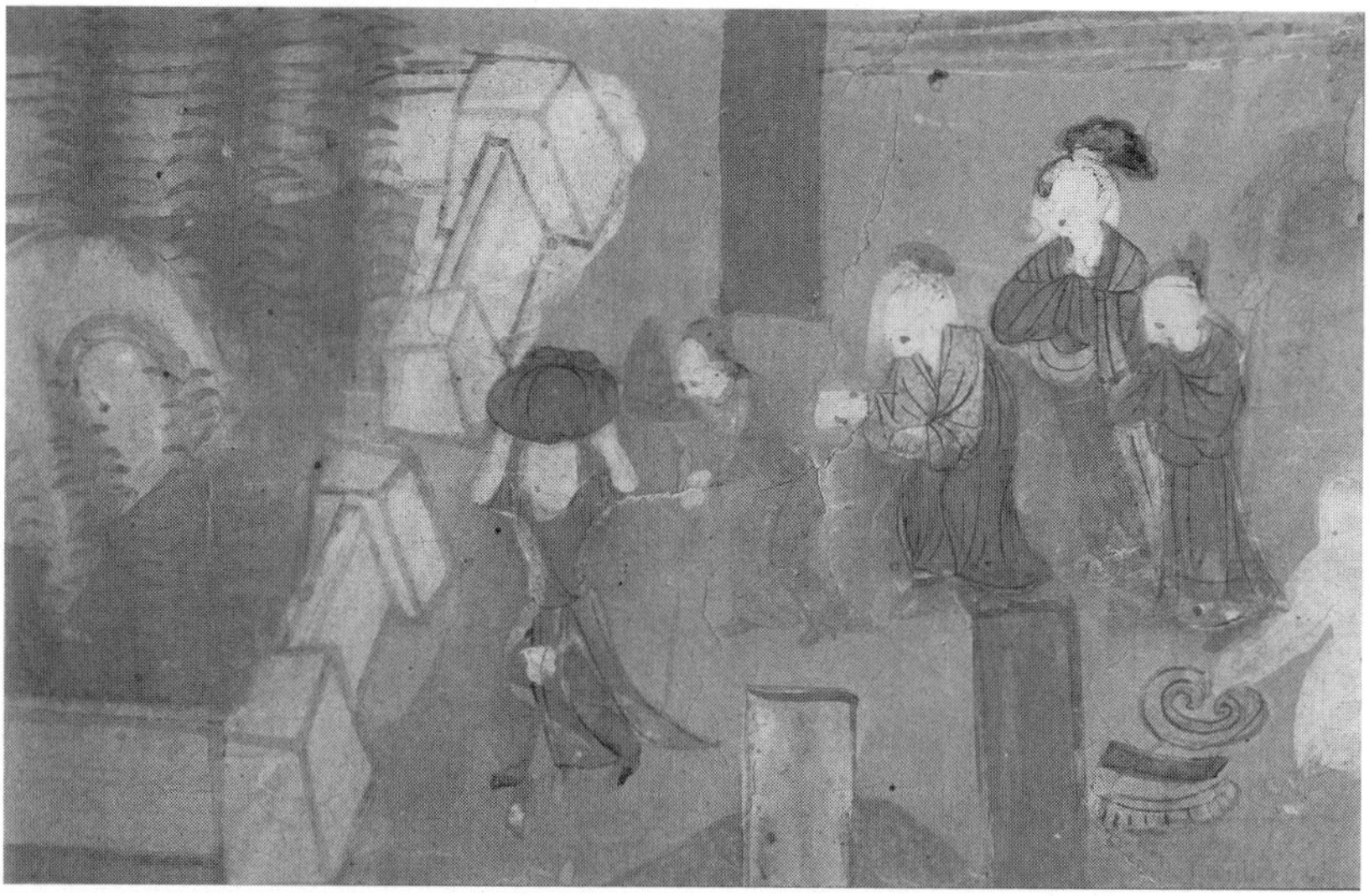

図 2

周りには合掌して祈ったり、胸前に手を組み涙に暮れている三人の男性がいるが、特に印象深いのは、老人の足元に伏せて跪拝し、極楽往生の願掛けをする子どもの姿である。もう一人の子どもは生活用品の入った挟箱を捧げながら、老人をじっと見つめている。このように、臨終送別の場面では、死を迎える長老が極楽往生を遂げるようにという家族たちの切なる願いが目に見えるかたちで表象されたのである。

中唐期に創建された莫高窟第一五四窟は、八種類の経変画を有する重要な壁画窟である。南壁の弥勒経変には「老有所養」「死有所帰」といった現世利益を求める人間社会の豊かさを伝える主題が描かれており、そこにも「老人入墓」が現れている〔図2〕。画面左側には牆垣に囲まれた墳墓があり、その周りには花草が植えられている。五、六人の人物が墓域に向かって歩いており、手前の男子は墓に入る老人がこれから墓中で使う生活用品を運んでいる。そのあとを子ども、衰弱した様子の老人、若い母親と子どもが続く。拱手する若い母親と子どもは、弱々しくも自分の足で歩く

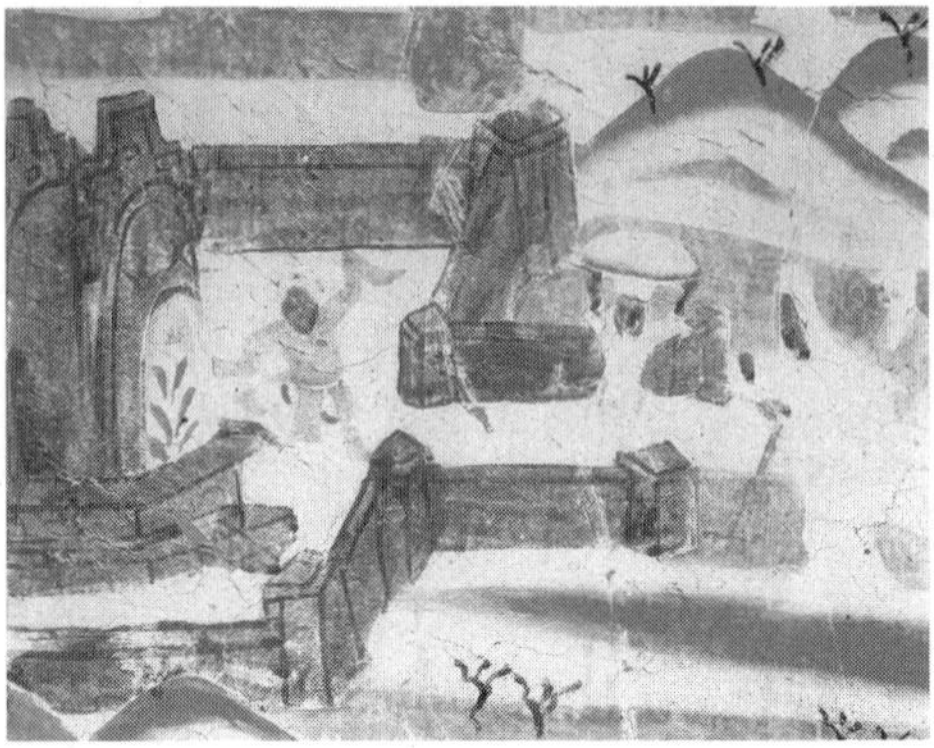

図４

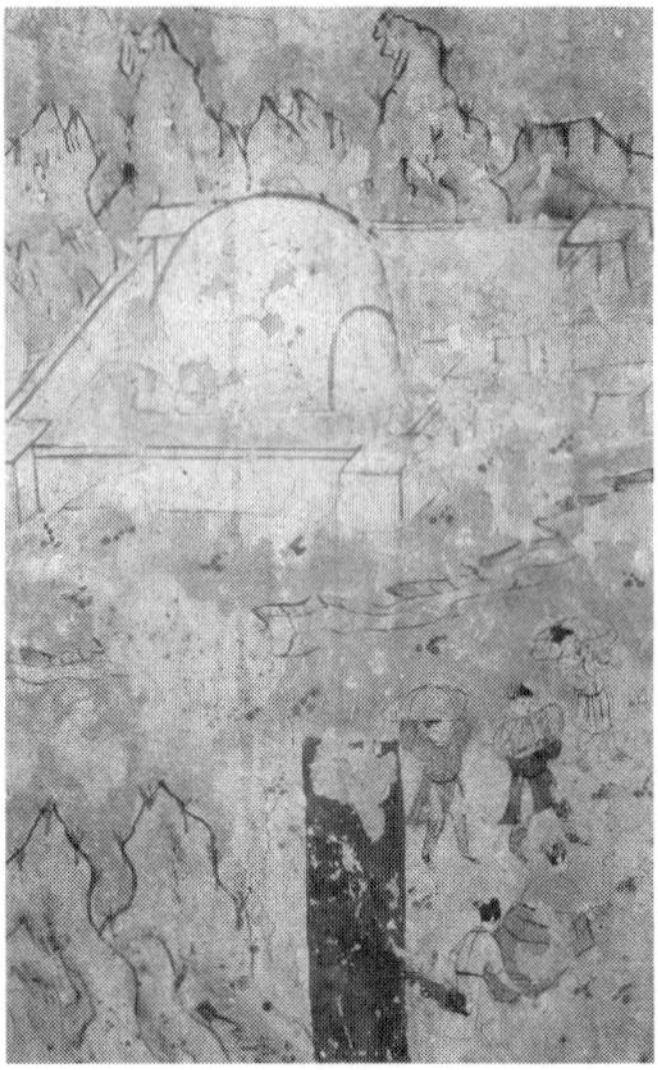

図３

老人の背中を見つめ、別れの瞬間を静かに待つ。墓穴を囲む牆壁はまるで生と死を隔てる境界線のように対比的に示し、臨終を間近に迎える老人の「死」と、家族らの「生」の場景は荘厳に満ち、当時の人々の信仰と感情を如実に伝えている。

続いて莫高窟中唐第四七四窟、西龕北壁の「老人入墓図」を取り上げたい〔図３〕。もはや歩けなくなった老人は子どもが引く木輪車に端座し、その前をゆく三人の人物はそれぞれに大きな荷物を持ち、険しい山道に沿って墳墓に向かう。墳墓は大きな牆垣に囲まれたドーム形で、深い山奥にあることから、老人の葬送に人間界から遠く離れた自然の中を選んだことが読み取れる。『弥勒大成仏経』にある「自然行詣山林樹下」を当時の人々が正確に理解していたことが納得できる。

また中唐期の第四四九窟北壁の画像〔図４〕は、牆垣の構造に変わりはないものの、墳墓に須弥座形式の底座がつけ加えられており、尖拱形の二重構造の墓頂が極めて特徴的である。これは吐蕃の伝統的な造形を伝えるものと考えられる。画面の右側には純白のマントを纏い手に杖を持つ老人が緩やかに墳墓へ進み、横には大きな包みを頭にのせた子どもがつき従う。最も興味を引くのは、墳墓の前で舞を舞う一人の男子である。吐蕃風の長い裾の綿袍を着け、ターバンを巻いた男の激しい舞は、死別という悲しい現実をしばし忘れさせる別れの儀式である。この場面は人生の終りと捉えるのではなく、極楽でのくらしの始まりであるという、めでたい情景と解される。

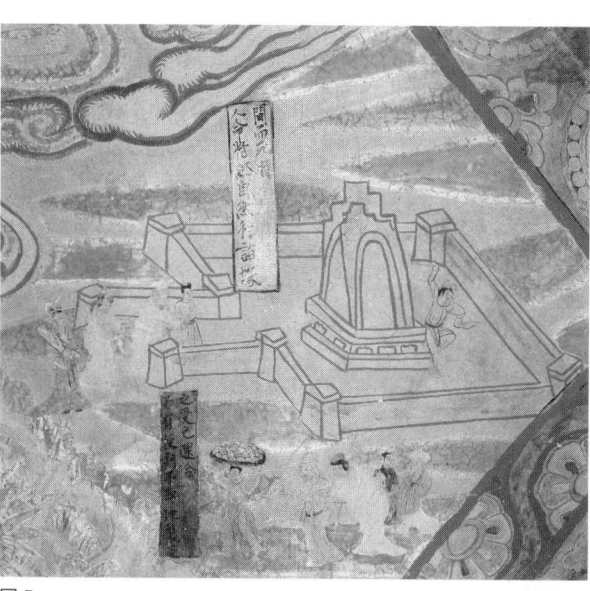

図5

同様の物語としては、莫高窟宋代第四五四窟の窟頂東披に二組の送葬行列が描かれており、牆垣に囲まれた尖拱形墳墓の外側には五人の送別行列が見える〔図5〕。腰を曲げ衰えた様子の老人は女性に手を引かれながら、墓に向かっているが、特に印象深いのは、先頭に立つ子どもが蒸しパンのような食物を並べる大きな円盤を頭にのせて行進する姿である。墓中で生きるための食料まで運ばれており、この老人がこれから墓の中で暮らしていくことを暗示している。また、すでに牆垣の中に入っているもう一組の葬列でも、老人は同じように子どもに手を引かれて先頭に立ち、その後に世話役の女性が細長い包みを胸に抱いている。これは老人が墓の中でも念仏をあげられるようにと持ってきた経典であろう。墳墓の裏側では長い裾の袍を着けた子どもが老人を迎えるように賑やかな様子の舞を踊っている。また、画面のまん中に設けた短冊形の榜題には「人命将終、自然行詣塚間而死」という弥勒下生経の原典が引かれており、死にゆく者の臨終行儀における指針のようなものが提示されていることから、この図像に更に深い意味を込めようとしていることがうかがえる。

（2）「老人入墓」図像出現の社会的背景

敦煌の弥勒下生経変の壁画に描かれたように、死に瀕した老人が大勢の親族に見送られ、生きたまま墳墓に入れられるのは、現代社会はおろか、古代中国の儒教的な社会でも考えにくいことである。これは宗教的な幻想に過ぎないのか、それとも一時的であれ敦煌で流行した特殊な喪送行為であったのかは、注目すべきものであろう。しかしながら、この問題を具体的に述べた文献や考古学的資料が乏しいため、事実関係の検証が極めて困難である。ここで、これまでのわずかな先学の議論と史料を踏まえ、改めて「老人入墓」の存在の可能性について触れておこう。

まず、古代中国では、生きているうちに自分自身の死後の居所を造営する、いわゆる「生壙《せいこう》」という習俗が民間に確かに存在したことが唐代の文献からうかがえる。後漢時代から始まったその風習は、密教的修法儀式の出現を背景に唐代以降、文人、士大夫の間に受け入れられたようである。清代の馮登府が著した『金石綜例』に収録された「唐高延福墓誌」には「謀亀筮、相川原、経兆域、畚封墜、自為安神之所」という記述が見え、馮登府はこの記事について「此叙延福自為生壙之事、生壙始此」と、生壙という習俗が唐代から始まったと主張した。それを踏まえた上で、改めて唐代史料を見てみると、『新唐書』盧照鄰伝には、「豫為墓、偃臥其中（中略）、病既久、与親属訣別、自沉穎水」と記してあり、これは自身の死期が迫ると親族と別れ、自ら命を絶つことに関する記事である。

また同書の李適伝には「可営墓、樹十松焉、及末病時、衣冠往寝石榻上、置所撰九経要句及素琴於前」とあり、その墳墓には重病人のために寝床が用意され、必要な経書や娯楽品が置かれたという具体的な喪葬法について言及されている。さらに同書の姚勖伝には

「自作寿蔵於万安山南原、崇塋之旁、署兆曰寂居穴、墳曰復真堂、中剡土為牀、曰化台、而刻石告後世」という、より具体的な記事が見える。

それにより、唐代の長慶年間（八二一～八二四）、文人である姚勖は、先祖の墳墓の隣に作った自身の生壙（寿蔵ともいう）を世間から遠く離れた隠居の場所と喩え「寂居穴」と命名した。その墓室を「復真堂」といい、墓室で坐化して真身となるよう願を込めた仏教の理念がうかがえる。こうした「生壙」のような墓葬が存在することにより、唐代の人々が病と死をどのようにして乗り越えるかを深く考えてきたことがわかる。ただし、「生壙」と「老人入墓」には本質的に異なる点があり、前者が現実社会から離れて来世の理想的な空間を護得することが目的で、生きている間は自由に墓所の出入りができるのに対し、後者の場合は現世への執着を絶ち、生きても人間の社会には帰らず、極楽往生に旅立つことを前提とするものである。しかし両者ともに共通するのは、「病」と「死」に直面した人間が「死」もしくは「死後」にも仏教の生死観を根底とした希望を持ち、それを受け入れた点である。

次に、考古学の発掘資料を見てみると、一九九〇年代から相次いで行われた莫高窟北区諸石窟の学術調査から、当時の信者による窟内での埋葬形式に関する貴重な情報が得られた。調査報告によると、北区では僧人の遺体、遺骨を封蔵するために再利用された「瘞《えい》窟《くつ》」がおよそ二五洞窟見つかり、そのうち二〇の洞窟では設けられた棺床から男女の遺骨が発見された。

特に興味深い事例として唐代B四三窟は前、後室に分かれる僧房窟で、前室は僧人の生活の痕跡が残されていたものの、後室には二次葬の人骨が発見された。それによって、前室で修行していた僧人が死後、後室で遺体を埋葬するために瘞窟として利用したことが認められる。

また、開窟年代不明のB七九窟と唐代のB八六窟は墓室と甬道《ようどう》が低く作られており、後室との間には空気を通すための換気口が設けられ、甬道には泥草や磚石を積み込んで密封した痕跡があり、典型的な瘞窟の特徴が見られることから、僧人が生きているうちに坐化しながら葬式を行った可能性が高いと思われる。こうした瘞窟の形制や、出土した人骨と遺物から、かつて僧人が修行生活として利用した北区には、少なからず「老人入墓」に類似する瘞窟による特殊な葬式が存在したことが推測されるのである。

おわりに

以上、唐宋時期の弥勒下生経変に描かれた「老人入墓」を見てきたが、人間にとって不可知である「死」を表象するにあたり、臨終を間近に迎える老人と親族の葬送行列を通して、「老苦」と「敬老」の様子が、目に見えるかたちで伝わってきた。それらは経典の言説に由来するが、古代敦煌地域の喪葬風俗や生老病死を直視する民衆の現実的な世相に支えられた図像である。

このような埋葬形式は中唐、吐蕃支配期の壁画に頻出しており、その人物の面貌や装束などがチベット風の特色を有することから、古代インドからチベット地域を経て、敦煌の吐蕃支配期に流行するに至ったという解釈は可能であろう。筆者もそうした考え方に大筋で賛同するものの、この習俗の淵源や、消長現象について説明するには、現時点の資料では甚だ不充分であると言わざるをえないだろう。ただ確実に言えるのは、この習俗が弥勒と阿弥陀浄土信仰の流行と深く関連しており、墳墓は死に瀕した人々の極楽往生の場としての役割を果たしたということである。「老人入墓」に描かれた人々が墳墓を聖なる空間と位置づけ、そこで心静かに極楽浄土の光景を観想し、来世への「旅立」という意味を深く理解していたことは、そもそも唐宋時期にこの習俗が一時的に流行した要因であろう。

〔参考文献〕
（1）　敦煌研究院編『敦煌莫高窟内容總録』（文物出版社、一九八二年）。
（2）　敦煌研究院編『敦煌莫高窟供養人題記』（文物出版社、一九八六年）。
（3）　敦煌研究院編『敦煌莫高窟北区調査報告』巻一～三（文物出版社、二〇〇〇～二〇〇四年）。
（4）　敦煌研究院編『敦煌石窟全集』一～二六冊（商務

印書館、二〇〇二年）。
（5）敦煌研究院編『敦煌石窟芸術』一〜三二冊（江蘇美術出版社、一九九三年）。
（6）敦煌文物研究所編『中国石窟・敦煌莫高窟』一〜五冊（平凡社、一九八〇年）。
（7）敦煌研究院編・譚蟬雪著『敦煌民俗』（甘粛教育出版社、二〇〇六年）。
（8）敦煌研究院編・譚蟬雪著『解読敦煌系列・中世紀的敦煌』（上海人民出版社、二〇〇七年）。
（9）樊錦詩・趙青蘭「吐蕃占領期莫高窟洞窟壁画分期研究」『敦煌研究文集・石窟考古編』（甘粛民族出版社、二〇〇〇年）。

〔図版出典〕
図1：参考文献（5）『楡林窟第二五窟』図版六一
図2：参考文献（5）『莫高窟第一五四窟』図版四四
図3・4・5：参考文献（4）『敦煌石窟全集』二五『民俗画巻』図版一六一・一六二・一六三

室町・戦国期の山科家の医療と「家薬」の形成
――「三位法眼家傳秘方」をめぐって

米澤洋子

はじめに

山科家は内蔵頭を世襲する中流公家であるが、六代教言以降、歴代当主と家司の日記が自筆本で残っていることで知られている(1)。なかでも、大永から慶長年間(一五二一～一六一四)の当主言継・言経父子の日記は豊富な医薬記事を所収する。彼らは薬の処方に精通し、宮中をはじめ、同僚の公家や家族、さらには市井の男女にも多数の投薬を手がけた。言い換えると、当該期の山科家は、周囲から「薬の家」と認識されるほどの「家薬」を蓄積していたのである。

室町・戦国期の医学史の研究は富士川游を嚆矢に、公家や貴顕の古記録から、医師の関連史料を博捜した服部敏良の業績、医療を社会史の立場から詳細かつ網羅的に検討した新村拓の成果などに代表される(2)。特に新村拓は山科言継・言経の医療活動についても多くの事例を取り上げている。しかし中世社会の医療構造を解明することに主眼が置かれているため、山科家単独の動向までは見えにくい。また、山科家の医療行為を経済的に逼迫した公家の「副業」と理解するだけでは、当家に「家薬」が形成される契機を見落とすことにもなる(3)。

そこで本論は、山科家と医薬の関わりを段階的に捉え、言継がどのように医薬知識を習得し、いかなる処方薬が「家薬」として形成、継承されていったかを明らかにしたい。無論、医師以外の家における医療行為は、当時の医療情報のあり方と切り離して考えることはできない。そこで、『教言卿記』『言国卿記』『言継卿記』『山科家礼記』、といった歴代当主と家司の日記に加えて、十一代言綱自筆の写本「三位法眼家傳秘方」[4]にも考察も加えながら、中世後期の薬の流通形態を検討したい。

一　山科家と医療Ⅰ――教言から言国へ

(1)　室町時代の医学

日本の前近代の医学は中国の伝統医学を範とし、王朝ごとの医学書を、時代を追って輸入、模倣する歴史を重ねてきた。

室町時代は鎌倉時代にもたらされた宋医学を根幹としたが、同時に、民間医の入明などに伴い、徐々に金元の医学ももたらされ、次なる李朱医学へと転換を遂げる過渡期でもあった。

中国医学書の成立と日本への伝来の歴史は小曽戸洋により明らかにされている[5]。本節ではその成果を援用して、日本に宋医学が浸透する過程を概観し、行論上の便宜としたい。

中国では唐の滅亡後、十世紀末に宋が成立すると、印刷技術が飛躍的に発展した。当然、医学にも大きな画期が訪れ、新旧医学書の編纂事業が次々と進む。『黄帝内経素問』『諸病源候論』『千金方』『外台秘用』『脈経』といった古典医学書の活字出版に加えて、『大観本草』『太平聖恵方』『太平恵民和剤局方』『聖済総録』『三因方』等、宋時代の代表的な医薬書が続々と刊行される。中国最古の治療書である『傷寒論』と『金匱要略』も刊本化された。

同時期の日本では、永観二年（九八四）に典薬頭丹波康頼により『医心方』が編纂されて以後一世紀、旧来の隋唐医学を墨守するばかりの低迷期に入る[6]。やがて鎌倉時代になると、宋版医書が本格的に輸入されるようになる。

宋版医書の請来の背景には、日宋貿易に乗じて渡宋する留学僧や来日する宋の禅僧による頻繁な往来があった[7]。医療の担い手も官医から禅僧を中心とする僧医に移る。東福寺の開祖で知られる円爾も嘉禎元年（一二三五）に渡宋、『太平恵民和剤局方』以下最新の医薬書を持ち帰り、自らも医療を手がけた。宋の最新医学は禅林に蓄積され独自の医療システムを作り、東福流、建仁流などと称せられる有能な僧医を輩出する[8]。また鎌倉幕府執権の北条氏も南宋版の医薬書を所有していた[9]。鎌倉在住の禅僧梶原性全は宋の医学書を駆使して『頓医抄』と『万安方』を著すなど、典薬寮を中心とする律令的な官医制度の停滞を打ち破り、医療の社会的普及をもたらす。特に、宋の国立薬局方編纂の七八八処方を収載する『太平恵民和剤局方』（以下『和剤局方』）は日本中世の医学に最も強い影響を及ぼし、規定の処方薬を用いる「局方医学」が主流となる。

以上、十三世紀の宋医学の本格的導入を画期として、南北朝末期より室町時代にかけて、丹波・和気両家の官医を凌ぐ勢いで、民間医が輩出される。彼らは最新の宋医学の知識と処方をもって禁裏や幕府の御用医師として天皇や将軍および貴顕の治療に当たった。そして、その功績により民部卿や宮内卿の官位、法眼や法印の僧位を与えられた。中には院号を勅許される医師も現れ、これまで医師の最高位である典薬頭を独占してきた丹波・和気氏に並び立つ存在となる[10]。

室町時代の代表的な民間の医家は坂氏と竹田氏である。その系譜や事績については前述の富士川游、服部敏良、新村拓、各先学の詳細な研究があり、ここに縷述するまでもない。それらを参照しつつ、『寛政重修諸家譜』記載の事跡を簡単に紹介するに留めたい。

①　上池院坂氏

九仏―十仏―士仏―祖胤―胤能―胤祐―宗精―定国―光国　（『寛政重修諸家譜』巻二九九の嫡流のみ）

南北朝期に坂十仏が足利尊氏の侍医として仕え法印となる。子の士仏はさらに医術に優れ、後円融天皇を治療した功により法印に叙され、上池院を賜う[11]。士仏は系譜中、最も著名な医師で、足利義詮・義満・義持三代の将軍に仕え、以後、幕府の御用医師の地位を不動にする。しかし嫡孫の胤能は将軍義教の怒りに触れ逐電する[12]。続いて胤祐も義政の後継をめぐる政争に巻き込まれ、応仁元年（一四六七）に没落する[13]。応仁・文明の乱以後は、士仏の庶子から始まる別流盛方院系坂氏も名を馳せるが、上池院系坂氏は十二代将軍義晴までは幕府の御用医師としての命脈を保つ。

②　盛方院系坂氏

士仏―浄快―(坂)浄秀―浄孝―浄運―浄忠―浄勝―浄慶　（『寛政重修諸家譜』巻二九九の嫡流のみ）

浄快は坂士仏の庶子とされるが、家を追われ近江で医業を習得する。養子の浄秀は典薬頭丹波篤直の二男であるが、後花園天皇治療の功により法印に叙せられ、盛方院を賜い坂氏と号す。ただし上池院との血縁関係はない一門である。浄秀の著書に「鴻宝秘要抄」があるとされるが、現存しない。しかし明応年間（一四九二～一五〇〇）に渡明した浄運は、永正五年（一五〇八）、祖父の著作を増補して『続添鴻宝秘要抄』を著す。この医書は後に諸家の利用に供され、山科言経も書写をしている[14]。当家は室町将軍義尚や義昭の治療も手がけたが、幕府滅亡後は織田信長・豊臣秀吉に仕える。浄慶は秀吉没後、徳川家康に仕え、江戸や駿府に住した。

③　竹田氏

昌慶―善慶―昭慶(定盛)―秀慶(定祐)―定珪―定加

（『寛政重修諸家譜』巻七四一の嫡流のみ）

家祖の昌慶は応安二年（一三六九）に明に渡り、九年後、多くの医書・本草書・銅人形と牛黄円の秘方を携え帰国した。同年、足利義満の侍医となり法印に叙せられたが、二年後に没する。遺跡は弟の善慶が継ぐが、竹田氏はむしろ文明期以降、昭慶の台頭がめざましい。康正二年（一四五六）に『延寿類要』を著した昭慶は応仁二年（一四六八）に将軍義政治療の功で法印に叙せられる。奇しくも、前年に没落した上池院胤祐と入れ替わるような昇進である。以後永正五年（一五〇八）、八十八歳で没するまで主として禁裏・貴顕の侍医として活躍する。[15]また、同時期、昌耆・周防兄弟も活躍するが、新村拓は善慶の一子が立てた別家ではないかと推測している。[16]

その他の医師では、将軍義晴に仕えた後、天文年間に二度の入明を果たした吉田宗桂、豊臣秀次と徳川家康に仕えた子の宗恂も室町末期に登場する著名な医師である。[17]

一方和気・丹波両家は、宮廷医としての地位は保持していたが、史料で確認できる医療実績は少ない。[18]和気家は明茂の代に半井姓を名乗り、丹波重長の子明重を養子に迎え、和丹両流を兼ねる。[19]『寛政重修諸家譜』（巻六七九）では明重→利長→明親と続くが、明親（澄玄）を明重の猶子と記載するも出自は不明である。[20]片や、『尊卑分脈』（第四編）では和気明茂の系図に明親を載せず、明茂→明重→明孝→明名で終わっている。明重の実子明孝と猶子明親の関係については同時代ながら系図の混乱がある。晩年越前に在国していた明重（宗鑑）の没年も不明である。さらに、半井とは別流の和気家も天文元年（一五三二）の典薬頭業家の逐電により官医の家系が絶たれる。[21]

同様に、丹波家も永正年間に利長の遺跡を継いだ保長（明重の実子）の早世により絶える。[22]残る二つの別流もそれぞれ盛直、頼景で終わっている。ここに和気・丹波両家は系図上は途絶したわけであり、古代律令制以来の官医の権威は失墜したといってよい。[23]残る半井家だけが、出自の判然としない猶子明親を起点として幕末まで続く。禁裏に秘蔵されてきた丹波家の聖典『医心方』が明親の子明英に下賜された経緯も、丹波家の途絶と無関係ではない(24)。

以上、上池院系坂、盛方院系坂、竹田、吉田、半井、和気、丹波などの主だった医家の系譜に触れたが、『寛政重修諸家譜』などの系図類は、事跡や由緒に関して後世の意図的改竄もあることを考慮しなければならない。いずれにせよ、他の多くの医師も含め、当該期は概ね『和剤局方』の処方を基準に、簡便かつ治療に即効力を求める「局方医学」が中心であった。やがて、病そのものを見究め、体の内側から根本的に治療することを目的とした、金元の李朱医学が、田代三喜を経て、曲直瀬道三により「道三流医学」として確立すると、中世の医学は長年の宋医学の模倣から脱し、近世の漢方医学の礎が築かれる(25)。

(2) 山科教言と坂士仏

内蔵寮を管掌する山科教言（一三二八～一四一一）は南北朝から室町初期にかけての、六代目の当主である。『教言卿記』は教言の最晩年、五年間（応永十二～十七年）の記録に過ぎないが、坂士仏法印（以下士仏）の医療記事が豊富なことで、つとに知られている。

士仏については前述したが、室町前期を代表する民間の医師にもかかわらず、その具体像に乏しい。『大日本史料』（第七編之二十二）所載の史料によると応永二十二年（一四一五）、八十九歳で没しているので、教言とほぼ同年代ということになる(26)。本節では教言の治療記録であると同時に、士仏の唯一の診療記録ともいえる『教言卿記』を分析して、室町前期の医師と患者の関係、さらには薬の流通形態の一端を明らかにしたい。

士仏と教言の関係の基底は、共に室町幕府の最高権力者足利義満の寵臣ということにあった。日記の始まる応永十二年（一四〇五）には、義満はすでに将軍職を摘子義持に譲り出家していたが、「北山殿」として依然、公武権力の頂点にあった(27)。

当時の山科家は教言、内蔵頭教興親子以下一族（教豊・嗣教・教冬・教有・教高・教季・持教）が将軍家（義満・義持・義嗣）に伺候する栄誉を担っていた。これは公家政権を吸収した義満の政策の一環であるが、山科家の場合は特に義満の庇護が大きく、内蔵頭を世襲し、装束・衣紋を管掌する家職も当代に定まる(28)。さらには「笙」を介して、義満との結びつきが強かった。義満は自らの帝王学の象徴として笙を選び、宮廷社会に君臨した、という音楽史からの重要な提言もある(29)。当該期、堂上楽家として笙を専門とする山科家の家格は一挙に引き上げられた。後白河院下賜の銘器「糸巻」を所持する家柄も効を奏したといえよう。

一方、士仏は、将軍義詮の代に名をなし、応安元年（一三六八）の義満元服時には、すでに四十歳を越えていた。また、明徳二年（一三九一）の内野の戦の出陣に際して「必勝散」を献じている。義満の若き日より、股肱の医師として信頼も絶大であったと思われる(30)。

次頁の表は教言の日記より、士仏による診察・投薬日を抜き出したものである。教言が当時の名医士仏の医療を日常的に受けることが可能であった背景に、義満自身の意向が強く働いていたことは想像に難くない。義満・教言・士仏三者の緊密な関係が垣間見える。

次に教言一家に対する士仏の処方薬を病症別に分類する。薬の形状は散薬・湯薬・丸薬とあった。

中風　人参順気散　神仙丹　続命湯
痢病　三神円　呉茱萸　厚朴散　桃仁湯　罌粟散　斗門散　当帰丸　六神湯　養臓湯　真人養臓湯　胃風湯
　　　茯苓丸　閤順気散　肉豆蔲湯
不食　平胃散　胃風湯・養脾湯　丁香白朮飲　竹茹湯
風気　香蘇散　白朮散　大五味子　鐵刷湯

表　士仏法印の診察・投薬日数　　（『教言卿記』より）

	応永12年	応永13年	応永14年	応永15年	応永16年	応永17年
正月		6	6・8・24・28・29		14・16・22	23・28
2月		12・24・29	15	1・3・13・29・30	8・9	2・22
3月		28	11・21	1	2・4・5・6・8・16	2・6・9・20
閏3月					9・22	
4月		5	4	7・11	9・16・2	
5月	27・29	9・10・12・16	4・7・8.	18・26	9・14・22・27・28	
6月	19	8・9・10・12・14・16・20	4・5・8・10・23・28	5・7・24・26	8・13・19・27	
閏6月		2・22・23・27				
7月	6・13・25・28	10・27	16・17	8		
8月		15・16・17・27	22	9・10・11・25・28・30		
9月	3・8・10	29	4・16・17・18・30	18・21・25・30		
10月		13・26	3・4・5・6・7・8・10・21・22・25	5・7		
11月		15・22	4・5・13・17・23・29	3・11・12・29・30	2・10・14	
12月	4・16・17・27	29	1・8・29	2・3・20・29	10・19・23	

『教言卿記』の開始日は応永12年5月14日、終見は同17年3月29日である。

霍乱　霍香湯　如神散　柴胡湯
心気　防風湯　妙香円

瘡　　消毒散　荊芥
口熱　白礬散
疝気　鐵刷湯
虫気　檳榔丸
痔疾　槐花散
小児　十全丹
鼻血　鬱金粉
吃逆　良薑散

すでに高齢に達していた教言の持病は中風であった[31]。病歴も長いのか、人参順気散を基本薬として数種の処方薬が使い分けられている。士仏は定期的な脈診と経過観察を続けている。夏期と冬期に診察が集中しているのは痢病（下痢）や中風と風邪の併発に対応したものである。特に夏場の痢病には、老妻も含めて十四種もの薬を服用している[32]。その外、年少の孫などの異変には時を置かず往診を依頼するなど、士仏は一家全体の投薬を手がけている。消化器系や呼吸器系の疾病に加えて瘡（湿疹）や口熱（口内炎）、腫物、痔疾など、日常的な支障を治療する薬も不可欠であった。さらには、養生薬と思われる神仙丹も士仏より定期的に入手している[33]。まさに士仏は山科家のホームドクターといえる存在であった。

士仏の処方薬はそのほとんどが『和剤局方』収載の方剤である[34]。室町時代には『和剤局方』を範とする「局方医学」が主流をなしたことは前述したところである。士仏も『和剤局方』の膨大な処方薬から、調達可能な薬種による処方を取捨選択、加味加減しながら、自己の治療態勢を形成していたのだろう。当時の民間医に求められる条件は、中国渡来の医学書を理解する能力に加えて、本草学の精通と、用薬回数を重ねながら薬効を確認する経験知であった。

当時の山科家に出入りした医師は、士仏の外に、僧医高間（高天）房良覚、典薬頭丹波定康、民間医喜阿弥などがいた。特に南都から定期的に上洛する高間は、教言の中風の見立てが士仏と異なることもあり、ある意味、対立する存在であった(35)。後に高間も義持の侍医となるが、妖術使いの嫌疑をかけられ処刑される。背後には民間医同士の激しい競合が想像される(36)。

一方、典薬頭丹波定康は口熱の治療に限っては、乳香散を処方するが、他の治療には一切関与していない(37)。定康は曽祖父冬康の代より口歯科に優れ、父兼康の「口中秘伝」により口腔科に特化する。のちに当家は李朱医学に典拠した治療術を体得していく(38)。士仏も同じ口熱に白礬散を処方している。乳香散は丹波家の秘薬であった(39)。

山科家は士仏の処方薬とは別のルートで阿伽陀円・蘇合円・潤体円も定期購入していた。三種とも『尺素往来』(40)に牛黄円や麝香丸と並んで記載されるほど人口に膾炙した薬で、潤体円は高級中風薬、阿伽陀円と蘇合円は常備すべき保健薬と認識されていた(41)。

阿伽陀円については、教言は仁和寺に依頼していた(42)。薬価は二五粒が一〇〇文であり、数ヶ月ごとに五〇粒単位で誂えていた。阿伽陀円の調達先は、ともすれば禅律寺院と医療の関係が強調されるなか、権門寺院における製薬および売薬システムの存在を示唆しており、興味深い(43)。

蘇合円は高間から、潤体円は唐人の外郎や播阿弥から求めていたが、中風の特効薬である潤体円の価格は一粒につき六〇～一〇〇文と破格なので、一～五粒程度に限られた(44)。時には義満の愛児義嗣より一粒のみ下されることもあった(45)。

なお教言は士仏へ薬代を一〇〇疋もしくは五〇疋単位で支払っていたが、投薬ごとではなく不定期であった。一〇〇疋は人参順気散なら二五裹、続命湯は二三裹、神仙丹なら三〇〇〇粒に相当する額であるが、神仙丹に関しては、いつも三五〇〇粒に増量されていた。おそらく士仏の厚意であろう。[46] 教言が士仏へ支払った薬価は年平均二貫四一六文であるが、[47] それをはるかに上回る量の薬を得ていた。なぜなら、士仏は教言に種々の薬を贈答していたからである。特に神仙丹は教言の中風の補助薬ということもあって、最も頻度が高い。応永十二～十七年の総計は七〇〇〇粒を超え、誂えた一万二〇〇〇粒に迫る。特に歳暮の贈答は恒例で、教言も「芳志賜之」「送賜」「返、難有」と記す。これに対し、教言も酒肴や荘園の土産品などを遣わしており、[48] 士仏はその返報として、神仙丹や呉茱萸湯などを贈っている。[49] 民間医にあっては患者の薬は最も合理的かつ付加価値の高い品であり、彼らの地位を担保し、「家」を確立させ、人脈を広げるために最適の贈答資源であった。

嫡男の内蔵頭教興の担当医は士仏の子祖胤（卿房）と思われ、義持・祖胤・教興のグループと義満・義嗣・士仏・教言のグループの疎遠がうかがわれる。教言は祖胤にも気配りをしている。[50]

士仏は投薬の外に、教言に平胃散の処方も伝授していた。

士佛法印許へ罷向、平胃散方所望之、一、厚朴、五両、去麁皮、薑汁製、炒香、一、蒼朮、八両、去麁、米泔浸、一、陳皮、去白、五両、一、甘草、二分入之、剰炒、三両本方、右為細末、毎服二銭也、空心、鹽壹捻、沸湯點下

（『教言卿記』応永十三年二月二十四日条）

平胃散は『和剤局方』収載の方剤で薬種は陳皮・蒼朮・厚朴・甘草の四種である。[51] 下処理を済ませた薬種を細末にして、空腹時に二銭（計量）を、一捻りの塩とともに沸騰した湯に入れて飲むようにと指導している。用法も『和剤局方』と同一で、配合も正確に換算されている。ここでも士仏が『和剤局方』を基準にしていることがわかる。

教言は二月十四日に士仏に処方を請い、三月五日には家司大澤重能に調合させている。[52] 十一月には陳皮一五両、白朮一〇両、厚朴一〇両、甘草一両三分を、合計三〇九文にて購入している。比較的安価な薬種を粉末にするだ

けの作業は、自家調合に最適であった[53]。同年五月には、同じく家僕二人に、茴香以下五種の薬種を調合させて服用している。これも士仏より教示された可能性が高い。平胃散同様の健胃薬であろう。ともあれ、平胃散は山科家の「家薬」の第一号といえる。

以上、教言は病状に即した士仏の処方薬を中心に、平胃散を常備薬として調合させ、さらには神仙丹・阿伽陀円・潤体円・蘇合円などの養生薬も独自のルートで定期的に購入した。医師の投薬、自家調合薬、売薬と三通りの態勢で健康管理を行っていたのである。当時においては高水準の医療である。時の権力者義満の傘下にいたからこそ実現できたといえる。

教言は高齢ながら、身辺の出来事を綿密に記録している。当該期の『康富記』『満済准后日記』『看聞御記』といった古記録では、天皇や将軍への投薬を単に「良薬」と記すに留まる。具体的な薬名や処方、さらに薬価まで記された『教言卿記』は、わずか五年分ながら、室町初期の医療を知る上で貴重な史料である。教言自身による薬の調合の明徴はないが、彼の詳細な医薬記事は以後の山科家にとって医療知識を学ぶ一助になったはずである。

(3) 言国と家司による「家薬」の調合

教言の後、教興・教豊・顕言と代を重ねるが、まとまった当主の日記は言国までない[54]。時代は足利義政の治世下、応仁・文明の乱を迎えようとしていた。

山科家は寛正三年（一四六二）、当主顕言が実子のないまま没すると、庶流から十一歳の言国（一四五三～一五〇二）が迎えられ、家督を継ぐ。翌年、実父の保宗も病没し、言国は山科家の命運を一身に担う。家職の衣紋と装束の知識もなく、堂上楽家としての笙の技量もおぼつかない言国を支え、当家の経営に当たったのは、重代の家司大澤久守であった。『言国卿記』と併存する『山科家礼記』の主な記主は大澤久守であるが、家僕の日記が当主の日記に混じて伝存する例は他にない。おそらく、若年当主の記録の空白部分を補塡する意図によるものだろう。山科家の危機的状況に際し、家司久守が、幼い当主の後見として果たした役割は大きかった[55]。

当主言国と家司久守の日記は、康正三年（一四五七）より文亀二年（一五〇二）までの通算四十五年にわたる。応仁・文明の乱を挟むおよそ半世紀、山科家では、筆頭家司の大澤久守・重致父子が、家政の一環として医療面も担当し、何種かの薬を調合していた。

久守が調合した薬は、勝江円・分心気飲・長命丸・守命丸・命久丸・磨積円・丁香散・平胃散の八種である。勝江円は不明であるが、分心気飲・磨積円・丁香散は『和剤局方』の方剤である。残る長命丸・守命丸・命久丸は、和名を冠した保健薬、養生薬の類であろう[56]。何れにしても、平胃散は教言の日記に正確な処方がある。消化薬や小児薬などの家庭常備薬は自家調達していたのである。言国は合薬の補助作業に携わる程度で、主体的には関わっていない。また久守自身も、ある程度の処方箋を有しながらも、「虫食い歯」や「血止め」「たむしの薬」などの民間療法にも関心があった[57]。しかし、言国や家人の病に際しては、典薬所に薬の調合を依頼している[58]。『尺素往来』も典薬所に秘蔵される和漢の本草を列挙しているが、実情はともかく、応仁・文明の乱により焦土と化した洛中において、典薬所は一定の機能を果たしていたのである。

当該期禁裏の医療を担っていた医師は竹田定盛・定祐父子、典薬頭半井（和気）明茂、施薬院使丹波重長などであったが、言国は申次をするだけで、自身が診察を受ける記事は見当たらない[59]。応仁・文明の乱終息後、山科家の医療を手がけたのは楽人の豊原統秋や知人の僧宗鏡であった。統秋は笙の師範であるが、医学にも通じており、言国に笙を指南する傍ら、脈診と投薬も施していた[60]。統秋は自らの和歌の師である三条西実隆の所へも頻繁に訪れ、広範な医療活動を展開している。実隆は言国と同世代ながら医学知識についてははるかに豊富で、竹田法印定盛父子ほか諸医の出入りも多かった。『実隆公記』は七十種に及ぶ薬を載せている[61]。加えて長享三年（一四八九）、禁裏において竹田定盛より『和剤指南』の講釈を受けるなど[62]、当代随一の碩学である実隆の、医学への関心の高さが看取できる[63]。

明応二年（一四九三）、久守の子重致が世務を引き継ぐと、『言国卿記』には重致の調合した薬が散見するようになる。久守の調合範囲が常備薬の域を出なかったのに対し、重致の場合は脈診も行い、病状に適した処方薬を調合するなど、父よりも医薬知識の深化が見られる。たとえば、言国の瘧の発作には、魚甲湯、清脾湯、対金湯を、風気には流気散、腹痛には罌粟散、養生薬として白朮散も処方している[64]。言国も、「兵衛尉此間薬進、色々心ニ入間、召出酒ヲノマセ畢」と同年代の家僕の処方薬を恃みにしている[65]。彼の医薬知識の情報源は豊原統秋辺りであろうか。しかし、重致の存在が確認できるのは明応四年までである[66]。同七年には子の重敏が世務を継いでいるので、その間に山科家を離れたかあるいは死去した可能性もある。重致が久守より世務を継いだ時は三十八歳、子の重敏が十八歳で継ぐには相応の理由があったと思われる。若年の重敏による薬の調合はうかがえず、重致から子への相伝はなかったと思われる。以後、山科家では、祐宣[67]や高倉家の縁者と思われる恵命院[68]に医療を委ねており、松木宗綱[69]や半井明重朝臣[70]も診察や投薬に赴いてる。なお豊原統秋も言国の最晩年まで投薬を行っている。晩年を迎えても言国の医薬知識は十分に形成されていなかった状況がうかがえる。

家司が主の薬の処方を手がけるという形態は山科家に限ったことではない。前述の三条西家においても青侍の林五郎左衛門[71]や中沢重種[72]が種々の薬を献じていた。『和剤局方』など宋版医書の普及により、医師ならずとも医薬知識を修得する場が広がっていた[73]。

二　山科家と医療Ⅱ——言綱と「三位法眼家傳秘方」

(1)「三位法眼家傳秘方」の写本

享禄三年（一五三〇）に四十五歳で没した言国の摘子言綱の日記は伝わらない。しかし興味深いことに、言綱自筆の写本が、二冊残されている。[74]一冊は「薬種調味抄」、一冊は「三位法眼家傳秘方百廿種書」（表題）である。前者は言綱自筆、後者は言綱と一部が言継直筆の写本である。「薬種調味少」は本草書、「三位法眼家傳秘方」は医師の家伝書である。つまり表題の「三位法眼」が自己の医学を簡便かつ実用的にまとめたもので、診察の「虎の巻」ともいえる秘伝書である。この「三位法眼家傳秘方」については、これまでにほとんど言及されていないので、本章では医学書の流通形態という観点から、検討してみたい。

「三位法眼家傳秘方」は一冊四十丁からなり、紙背に筆写されている。構成は二百近い箇条書からなり脈診法・一二種の本草の解説・病症と処方薬・鍼灸法と人体図などがまとめられている。巻末には子の言継の奥書がある。

①「三位法眼家傳秘方」の奥書（別図参照）

此一冊亡父卿借典薬頭和気業家本
令書寫不終其功仍令今奥數枚染
愚翰畢堅固ヽヽ可憚外見者也
于時享禄四辛卯季閏五月上九日
　内藏頭兼右近衛少将藤原朝臣言継

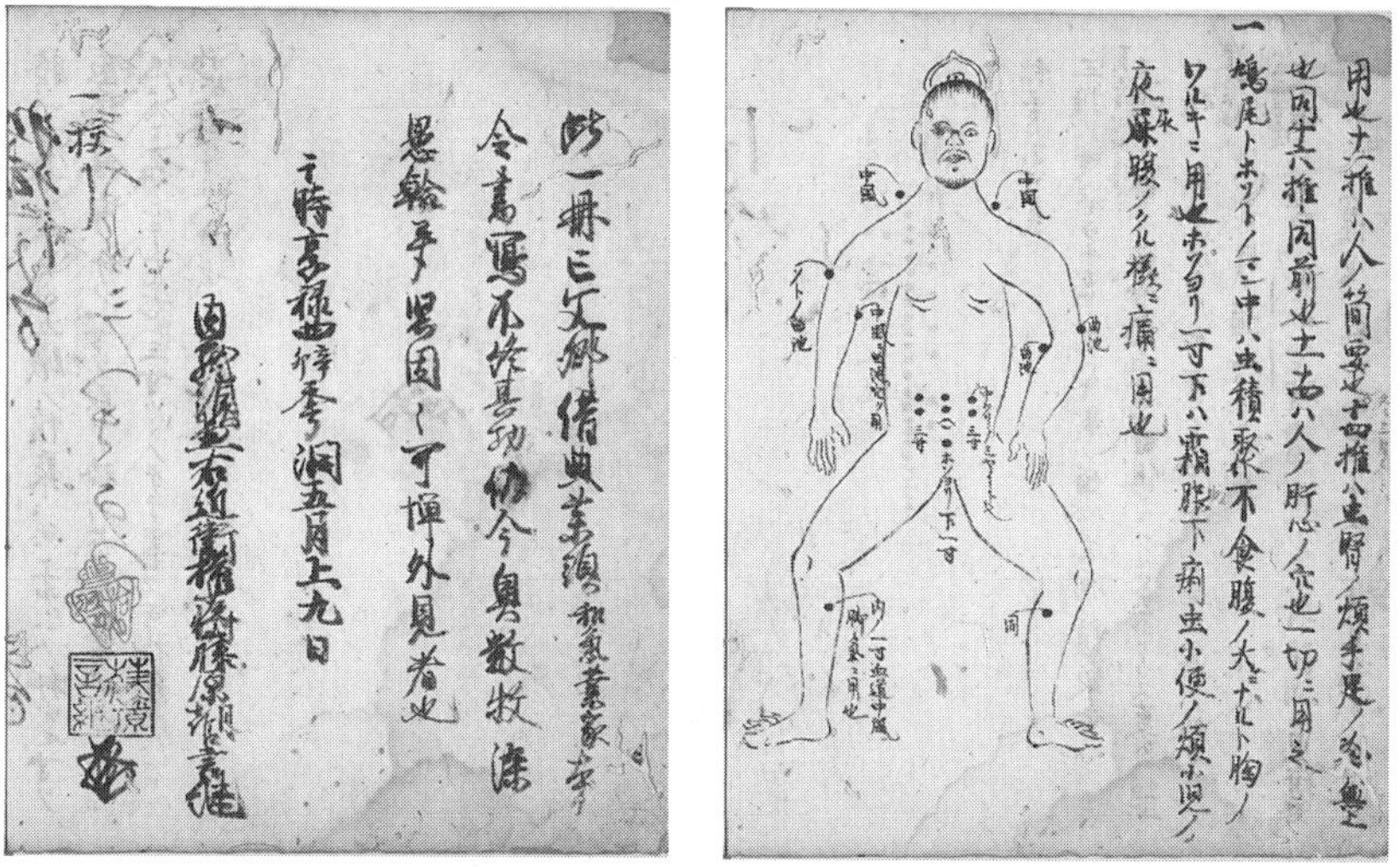

図　「三位法眼家傳秘方」（阪本龍門文庫所蔵）

（在朱黒二印及花押）

これにより、言綱は生前、典薬頭和気業家より借り請けていた本書の筆写を遂げずに死去したことがわかる。言継は父の残した最後の数枚を筆写して仕上げたのである。「堅固、、可憚外見者也」の結語は筆写そのものが秘密の内に行われたことを示す。言綱の没年は享禄三年（一五三〇）九月十二日であるから、まさに作業半ばの急死である[75]。言継は一旦業家に「三位法眼家傳秘方」を返却し、翌年、再度借り受け、五月に写し終えたというのが事の顚末であろう。言継の自筆箇所は、筆跡の異同から三十六丁以降の五帖分と思われる。人体図も言継が描いている（上図参照）。

貸与人の典薬頭和気業家は、父の宗成刑部卿入道ともども、山科家に出入りする間柄であった。もし「三位法眼家傳秘方」の著者が和気一門であれば「三位法眼」ではなく「和三位」とあるべきなので、和気業家もまた写本を所持していたと考えるのが妥当である[76]。

ただし、写本でも家伝書を正式に借り請けた場合は、その経緯を審らかに記した上で、門外不出を約すのが原則であったと思われる。

②「薬種調味抄」の奥書

此薬種之調性味一冊亡父卿
被染御筆之本也不可他出者也
　天文十七年十二月上旬　黄門郎藤（在黒印）
　　　　　　　　　　　　　（朱印及花押）

識語から、当写本を亡父の直筆と明記した上で、門外不出を約している。三十五帖から構成される当写本は、本草を玉石部・草部・木部・人部・獣部・禽部・虫魚部・果部・米穀部・菜部に類別し、さらに各部を上品・中品・下品に分類する。この分類法は『神農本草経』以来、中国の本草書の基本であり、総計五三三種類の薬種が記載されている。出典は不明であるが、丹波家の跋を持つ『康頼本草』（『続群書類従』第三〇輯下）との類似が指摘できる。しかし言綱の筆写時期も不明である。おそらく「三位法眼家傳秘方」より古い写本であろう。当写本は、膨大な種類の本草を把握するのも困難な上に、薬性の説明も短く、現実味が薄い。本草の名称を覚える程度の内容に比して、「三位法眼家傳秘方」は実用に即して選択された本草一一二種（表題の百廿種は誤記）を載せ、その薬性・処理法・関連処方薬まで解説した実用書である。調合に使用する主要な薬種が容易に理解できる構成になっている。言綱は「薬種調味抄」を筆写したものの、活用しないまま仕舞い込んだのだろう。

奥書の日付が「三位法眼家傳秘方」より十数年降るのも、言継がその存在を知らなかったからであろう。天文十七年（一五四八）は、山科家にとって、災難を蒙った年である。同年五月に山城国の幕府の御料所化に伴い、当家の名字地・山科東庄が接収されたのである。[77] 家の由緒と最後の経済拠点を同時に失った言継は周章狼狽した。

すぐに所領回復を願い出るため、過去の安堵状や該当文書などを調えている最中に、偶然発見したのではないかと推測する。

以上、二冊の写本の奥書を考察した。『言継卿記』冒頭の大永七年（一五二七）から翌享禄元年には言綱が「老父」として登場するが、医療活動の明徴はない。しかし、教言の代の平胃散以来、家司大澤久守および重致による処方薬の蓄積と二冊の写本の存在を考え合わせると、相応の医薬知識は有していたと思われる。言継の処方薬の初見である磨積円、沈麝円などは父言綱の指南によるものだろう。(78)

(2)　「三位法眼家傳秘方」の流布

山科家の「三位法眼家傳秘方」の写本は貸与人・筆写人・筆写年代の全てが確認できる稀な例である。「三位法眼」を室町時代の民間医に与えられた地位と解釈することに問題はないだろう。宮廷の権威を後ろ盾にできる官医と異なり、民間医の地位の浮沈は実力次第であった。したがって、各医家の脈診法や処方薬は門外不出の「秘方」として一門にのみ相伝されることが鉄則であった。山科家の写本の奥書にも「堅固〻、可憚外見」とあるように、家伝書本来の性格上、成立後すぐに他家へ流出することは考えにくい。「三位法眼家傳秘方」もかなりの年代を経ていると見る方が自然である。

それを裏付けるかのように、「三位法眼家傳秘方」と題する写本は、山科家の写本以外にも複数伝存している。(79)筆者が確認したものだけで十冊ある。その内、識語を有する写本が四冊、残りは筆写人も筆写年代も不詳である。しかし一部を除いて室町期の写本とされている。

このことは「三位法眼家傳秘方」の写本が、室町から戦国期にかけて一気に流布したことを意味する。山科家の写本もその一環に位置付けられよう。各写本を閲覧すると編目の構成や配置順序の異同または欠如、人体図の有無もしくは部分描写、さらには追加項目の有無など、少なからずの相違はあるが、本文がほとんど同一であり、一つの原本から派生した写本群であることは疑う余地がない。題名も「三位法眼家傳秘方」「三位法眼家傳秘方百廿種書」「三位法眼家傳秘方百余書」等と統一されていない。総合比較すると、山科家の写本は内容・書式ともに原本をある程度忠実に反映していると判断できる。種々の異同は意図的な編集や省略、転写を繰り返す内に生じた結果と考えるのが妥当であろう。

そこで、十冊の内、山科家の写本も含めて奥書のある四冊を古いものより検討してみる。

① 永正九年（一五一二）の写本（杏雨書屋研971）

管見の限り最も古い年代を示す写本であるが、次の識語を有する。

此秘傳雖不赦他見　紫野ヨリ御調法借出日数儀ニテ写之
然者依不能清書越度可有之歟　以醫略可有其用捨（ママ）
干時永正九年二月三日佐々木本郷出中興寺草案（ママ）　先
墨付之　正月五ツ出当時越年作也　遁世四十歳至壬申
在所之牢籠八年又云九年黒衣落居月日風清
虎岩四十八書之宗隆（在判）
就同十八年辛巳年林鐘七日　依西野高好懇望越州
下向ヲ相延橘季綱令写之　後撰之儀肝要云々

この写本は正確に言えば、永正十八年に、永正九年の写本を転写したものである。識語には橘季綱なる人物が、西野高好の「懇望」により、越州への下向を延期して書き写したとある。

問題は永正九年の奥書である。宗隆と称する四十歳の遁世僧が、「紫野」の「御調法」により貸し出された「三位法眼家傳秘方」を近江の佐々木本郷中興寺の草庵で筆写した状況がわかる。限られた日数に清書もできないことを詫びているが、「醫略」を以て容赦して欲しいとあるのは、誰かに依頼されたものとも、常套的表現とも読み取れる。

重要なことは「紫野」すなわち大徳寺が「三位法眼家傳秘方」を所蔵していたことである。原本を「三位法眼家」に無断で貸与することは考えにくいので、大徳寺本もまた写本であろう。山科家の写本と比較すると、編目の順序を大幅に入れ替えていることや人体図がかなり異なっているものの、各編目の本文は同一である。宗隆の元の身分も出家の事情も不明、次の筆写人の入手経路も判然としないが、「三位法眼家傳秘方」が短期間に転写を繰り返されていたことは確かである。

② 享禄四年（一五三一）の写本（阪本龍門文庫目録番号225）

山科家の写本については前節で検討した通りである。前々代の家司大澤久守が調合した長命丸の処方が記載されているが、これは言綱の加筆かもしれない。筆写は①の十七年後であるが、大徳寺と和気家の「三位法眼家傳秘方」が別の写本か、大徳寺→和気家→山科家のルートなのかは不明である。しかし和気家が大徳寺から貸与されたとするならば、その経緯を記した奥書を作成したはずで、言継もまたその事情を奥書に付記するだろう。人体図の筆致も相当異なる。①は奥書に「紫野」と明記していることから考えても、和気本は大徳寺のルートではない可能性が高い。

③ 天文九年（一五四〇）の写本（研医会館図書館目録番号2714）

右条々餘心得安家傳ナル間、疎ニ不可有伝授候
薬師十二神モ不有照覧以吾家ニ手カラヲ
立事此外不可有然可秘々々
竹田三位法眼（在判）
天文九年九月上旬書之畢　咸廣（花押）

この写本は、天文九年九月に「咸廣」なる人物により転写されたものである。本文の末尾に「竹田三位法眼」の奥書を載せる。つまり原本の著者が竹田三位法眼であることを示している。そしてさらに牛黄円・至宝丹・潤体円の処方が追加されている。筆写人の加筆と思われ、人体図はない。

これは明らかに「三位法眼」を「竹田三位法眼」に仮託する改竄である。張本は不明であるが少なくとも竹田家ではない。奥書に日付がないのも不審である。本文の最後も山科家本と全く異なる内容である。咸廣が竹田家の家伝書に仕立てあげて権威付けを計った可能性も考えられるが、それ以前の所為かも知れない。牛黄円は竹田家の秘方とされているが、追加された処方箋との関係も不明である。

この写本は随所に朱で加点されている。後世の別人、つまりこの写本を最終的に入手した者が施したと考えられる。

④　天正十一年（一五八三）の写本（京都大学富士川文庫イ195）

この写本の表題は「三位糟尾法眼家秘方」である。正確には本文末尾に「天正拾一年拾月吉日糟尾法眼　久牧（花押）」と署名されている写本を慶応三年（一八六七）に転写したもので、「慶應三年丁卯六月二日卒業　劉大椿」の識語も有する。編目も大幅に削減され、一一二種の本草も記載せず、人体図もない短縮版であるが、冒頭

の文章は①〜③と同一である。

これは明らかに糟尾久牧の「家伝書」として、久牧本人か、あるいはその一門が詐称したと思われる。富士川游、服部敏良、新村拓各先学によると、糟尾久牧は戦国期の東国の産科医として名を残している。京都の板坂法印に医術を学んだとされるが、在京中の筆写であろうか。中国人と思しき医学生の卒業課題として、何れかの医塾で幕末まで活用された例としても、興味深い写本である。

その他、閲覧はしていないが、「弘治三年二月二十八日　祐賢」の識語のある写本もある。残る筆写年代不詳の写本は、編目ごとに「私日」と私見を挿入しているもの、末尾に別の処方薬を追加するもの、異筆の紙片が挿入されたものなど多様な形態である。また、識語はなくとも複数の蔵書印や跋を併せ持つ写本は、所蔵者が転々と代わっていることを示す[80]。人体図の特徴の類似から明らかに和気本の流れとわかる写本もある[81]。山科家同様、長命丸の処方が掲載された写本もある。

以上の考察により、「三位法眼家傳秘方」の写本は、管見の限り最古の永正九年の大徳寺による貸与以降、種々の写本が成立し、転写が繰り返されたと考えられる。筆写の目的は医学知識の摂取のみならず、竹田や糟尾などの医家を詐称し、家伝書に仕立てあげる場合もあった。裏を返せば、もはや原本の行方や著者の真偽など不問に付されたのであろう。門外不出を建前としながら、室町末期から戦国期にかけて、〈「三位法眼家傳秘方」現象〉ともいうべき状況が現出したのである。診察法や処方箋のみならず本草書を兼ねた「三位法眼家傳秘方」は簡便かつ実践に即したテキストとして、医師か否かを問わず、広く流用、改変されたのである。当該期の医学知識の流通という意味では、まちがいなくその一助をなした存在であった。言継の日記にその存在が一切記されていないことが、やはり水面下の流通であったことを物語っている。

(3)「三位法眼家傳秘方」の作者考

「三位法眼家傳秘方」の作者を特定する鍵は、大徳寺の貸与によって写本が成立した永正九年にあると考えられる。この段階で大徳寺が「三位法眼家傳秘方」を所蔵していた事実は、三位法眼家と大徳寺の密接な関係を示唆している。『寛政重修諸家譜』の事跡や服部敏良、新村拓の成果を合わせ見ると、大徳寺と縁の深い医師として上池院坂胤祐・宗精父子が浮上する。

士仏の孫胤祐は大徳寺の養叟宗頤に参禅し、子に宗精の名を授かる。宗精自身も養叟の法弟に参禅し、後に室町将軍義政・義尚の侍医として名をなす。文明元年（一四六九）に父胤祐が四十五歳で没した時は、宗精は未だ童形で、「跡事無正体」状況だった[82]。宗精が如何にして医学を習得したかはわからないが、後見を失った宗精にとって大徳寺は本拠ともいえる場所であったと思われる。

坂氏の系譜において「三位法眼」に比定できる人物は、胤祐の父胤能である。胤能は祖父の士仏以来、足利義持、続く義教の御用医師を務め、「三位房」「医師三位」「三位法眼」「医師三位房允能」等の表記で応永期以降の諸史料に頻出する人物である[83]。

胤祐・宗精父子と大徳寺との深い関係、大徳寺所蔵の「三位法眼家傳秘方」の写本、三位法眼を坂胤能に比定できること、以上を照合すると、「三位法眼家傳秘方」の作者が宗精の祖父坂胤能である可能性は極めて高い[84]。永享九年（一四三七）に義教の意に背いた科で逐電した胤能は、法印に昇ることなく三位法眼で終わったのだろう[85]。没落した胤能は嫡子胤祐に「三位法眼家傳秘方」を託したのではないか。それは当然、胤祐から宗精へと伝授されたはずである。「三位法眼家傳秘方」が大徳寺にもたらされたのは、宗精の代ではないかと考える。宗精は永正五年（一五〇八）に病み、同九年四月八日に六十一歳で没する。宗精の死の直前に、大徳寺より「三位法眼家傳秘方」が貸し出された背景には、当時の上池院家の逼塞があったと思われる。

宗精の子定国は足利義澄の典薬局として仕えていた。しかし義澄は永正五年、将軍に復活した義材に追われて近江に逃亡する。やがて同八年、義澄は数ヶ月前に生まれた義晴を残して同地に没する。おそらく近江に随行したと考えられる定国は、父宗精が死去した永正九年には仕えるべき義澄をなくし、跡継ぎも未だない状況であった。遺児義晴は赤松義村に養育されたので、定国も播磨に在国していた可能性もあるが、その後の義材の廃位に伴い、将軍に擁立され義晴が入京する大永元年（一五二一）までも、その後の消息も判然としない。大徳寺が「三位法眼家傳秘方」を宗隆なる人物に融通したのも、当時の上池院家の京都不在と関連するのではないだろうか。続く定国の子光国も義晴の侍医となり穴太に伺候したとされるが、その道筋も明らかではない。将軍家の消長と御用医師の命運は不可分であった(86)。

一方、和気業家も天文元年（一五三二）に、仕丁を殺害して没落する(87)。山科家に写本を融通したわずか二年後である。典薬頭には丹波頼直が補任され和気家は業家で官医の家系が絶える。和気家が「三位法眼家傳秘方」を筆写した経緯は不明であるが、この事件が、多くの写本を世に出す契機となった可能性は十分に考えられる(88)。当時、医薬書や家伝書を抵当に借金することは普通であった(89)。和気業家とて例外ではないだろう。

門外不出を原則とする「家伝秘方」は、一門の逼塞や没落が外部流出の契機となったのであろうが、医薬知識を社会的に共有するという観点では、不可避の現象であった。

三　山科家と医療Ⅲ――言継と「家薬」の形成

(1)　言継と「三位法眼家傳秘方」

山科言継の医療活動は一般的に、窮乏した公家の「副業」と捉えられている。言継の生涯は今谷明がその全貌を明らかにしている(90)。言継が生まれた永正四年（一五〇七）は、細川の家督分裂と将軍権力の二分化、さらに地方分権化にも拍車がかかり、三者三つ巴の混迷の時代に突入しようとする、その入口であった。荘園制が解体するなか、禁裏以下諸公家の経済は逼迫の一途を辿る。山科家も、西国の家領はほぼ退転し、山科の膝下荘園から上るわずかな年貢と供御人に課した商業税を当てにする窮乏生活であった。しかし、結果的に言継が投薬から幾ばくかの収入を得たとしても、彼が医学を志した動機を説明することにはならない。

やはり、父言綱が残した「三位法眼家傳秘方」は、彼が本格的に医学と向き合い、薬の調合を学ぶための基盤となったに違いない。

中国医学の診断の基本は脈診である。医学書の理論が理解できても、実践が伴わなければ、病の見立てには至らない。また本草の薬性と処理法に長じていなければ、処方薬の調合範囲にも限界がある。

「三位法眼家傳秘方」は一〇八項目の解説からなり、項目ごとに脈法、診断法、病症に適切な処方薬・処方箋を記し、きわめて具体的である。たとえば「虫気ノ脉」を「皿ナトニ絹ヲ引張テ其上ヘ豆ヲ一充落ス様ニホシホシト覚也」と表現したり、「中風之脉モ心肺ノ脉ツヨク浮テフハフハト覚也」と感触を教える。次に一一二種の本草の薬性の説明においても、「牛膝」を例にすると「白水ニ一宿浸スハ常也　中風脚気ニハ酒浸也　歯ノ病ニハ黒焼ニテ付ル也　骨ノ痛ニハ以酒煎テ与ル也」と複数の効能と最適な調法を示し、実用に即している。

本書に収載する処方の特徴は、香蘇散・木香流気飲・人参敗毒散・人参湯を四種の本薬として、種々の薬草を加味加減、ほとんどの病に応用していることである。特に香蘇散は「万病用之」とあり、「傷風・傷寒・瘧・赤痢・白痢・霍乱・吐逆・虫・血道・頭風・積聚・女人腰気・中風・脚気・大事ノ目ノ病、喉ニモノヒロヒロスル事」など十六種の対応する疾病を列挙する。また木香流気飲を「最上ノ秘薬」「無上ノ秘薬不過之」「千金莫偽」と推奨する。さらには三稜丸は三位法眼家の秘事として「此方ナント進候事ハ能々ノ御心サシニ候」と、よほどのことがない限り処方を伝授してはならないと明記する。莪木散に至っては「三位法眼家傳ノ秘方」として「別而起請文ヲ以テ相傳ノ薬」と特別の扱いである。また四物湯を「女人ノ血道ノ総薬」とするなど、婦人科の解説も充実している。丸薬のサイズも○の大小で示すなど、懇切丁寧である。

そして、処方のある薬も、巻末記載の処方のない薬もすべて『和剤局方』収載である。大部で繁細な渡来の医学書を咀嚼し、薬効を知悉した上で処方薬を取捨選択することこそ、各医家の秘伝、秘方であった。後に、言継が医学知識や処方箋を諸方、諸書から摂取する際にも、「三位法眼家傳秘方」の診断や脈診の具体性、処方薬は基礎知識として身についていたはずである。

(2) 言継の医療と処方薬

山科言継の医療活動の概要は服部敏良によりまとめられている(91)。現存の『言継卿記』の始まる大永七年（一五二七）、言継は二十歳の青年であった。その年は「頓医抄」の脈書（巻四十七）を甘露寺黄門（元長）より借りて書写するなど医学への志が看取できる(92)。しかし、医薬知識はまだ浅く、父言綱と共に近辺の野へ薬草を摘みに行き、「百草之黒焼」を作る段階である(93)。「黒焼」は金創術の系譜を引く焼成粉末薬で、山科家佳例の贈答品であった。大典侍局以下宮中のすべての女官、下女二十人に一包ずつ配っている(94)。「黒焼」の贈答は永禄元年（一五五八）にも確認できるので、父言綱より受け継いだ家伝薬と位置づけてよいだろう。

以後天文十三年（一五四四）まで、日記の欠損箇所が多く、言継の医薬知識の習得過程は明らかではないが、天文二年には近所の下女に火傷の治療を施している(95)。気付薬と血止め薬、付け薬と参蘇飲・通気湯などの内服薬の投与から見て、金創術も学んでいることが明らかである。先の黒焼も「金創秘傳集」に詳しい(96)。

天文十三年になると言継の医療活動が顕在化する。処方薬も一気に増える。以前からの仲和散や妙法院門跡に進上した消毒散に加えて、一歳の次男長松丸（言経）の保健薬として五香散や五疳保童円を調合する(97)。同日、同僚の薄以緒が注文した人参丁香散や自分用の養生薬十全内補湯や香蘇散を調合している。また禁裏より麝香丸の調剤を命じられ、目録を以って薬種七種を下賜されるなど、調剤も本格的な態勢に入る[98]。官務小槻伊治より牛黄円の秘方を受けるのもこの年である[99]。

言継が真摯に医療と向き合う姿勢の背景には、前年六月の長男仙菊丸の死と翌七月の次男長松丸の誕生があった。乳幼児の生と死を一月を空けずに経験した言継は、健康を守る薬の重要性を痛感したのだろう。言継の医療活動の動機の一つには、嫡男の早世があったと推測する。

しかし、脈診を伴う診療形態になるのは、天文十八年（一五四九）以降である[100]。診察を手がけた知人の福昌庵は結局数日後に死去するが、形見に薬鉢を貰う[101]。やはり医療技術に練達し、臨床に就くまで、二十年の歳月を要したのだろう。その間、山科家の診察をおもに手がけたのは官務小槻伊治と富小路資直であった。特に官務伊治は経済的困窮から、医業が半ば本業となっており、言継の信頼も厚かった。彼は言継に蘇合円の調合を見学させたり[102]、竹田家秘法の牛黄円の処方も伝授する。伊治は、天文十七年に大内氏を頼って周防へ下向するまで、言継の医学の指南者であった。また富小路資直は子の氏直、孫の秀直が「小児之医」として名をなすが、資直も言継の次男と三男が疱瘡を患った際には一ヶ月にわたる懸命の治療を施し、小児医の片鱗を見せる[103]。半井澄玄も出入りし「遊仙丹」を贈っている。これは半井家の秘薬であろう。応永以来、養生薬で知られていた「神仙丹」を意識した命名かも知れない。

このように自身や家族の治療は医師に委ねる一方で、自らも投薬を行い、調剤技術の研鑽を積む。言継にとって、官務や資直などに脈を取らせ、彼らの処方薬を服用することは、有益な臨床、治験の機会であったに違いない。同僚や知人間での医書の貸借や医薬情報の交換も調剤術の上達に役立った[104]。

服部敏良は、言継が臨床に使用した薬を一四〇種としているが、そのなかで恒常的な処方薬三十余種を疾病別に挙げてみよう。

瘧疾　人参丁香散　参蘇飲　霍香正気散　常山飲　七宝散　張子草果　清脾湯　養胃湯
養生　牛黄円　華撥円　蘇合円　人参丁香散　養気湯　不換金正気散　人参湯
胃腸　調中散　人参丁香散　香薷散　胃風湯　平胃散　百草黒焼
感冒　仲和散　参蘇飲　香蘇飲　人参敗毒散　茶調散
疱瘡　升麻葛根湯　惺々散　人参敗毒散
小児　五疳保童円　五香散　人参敗毒散
婦人　愛洲薬　内炎散
霍乱　香薷散　五苓散
脚気　香薷散　独活寄生湯
虫　人参丁香散　三光丸
傷薬　愛洲薬
打撲　愛洲薬
火傷　脇香膏
気付　麝香丸
痔疾　育中湯
眼疾　五霊膏
泌尿　五淋散

以上、百草黒焼と愛洲薬を除いて、すべて『和剤局方』の収載薬である。士仏法印より一世紀を経た言継の処方もまた、局法医学に準拠している。なかでも人参丁香散・香薷散・参蘇飲・人参敗毒の四方剤は複数の疾病の治療に重用していることがわかる。胃腸薬の調中散は「腹薬、家傳の方」「腹薬、調中散秘薬也」と記しているが、亡父言綱の相伝薬であろうか。感冒では仲和散の投薬回数が多い。さらには疾病によっては固有な薬として、泌尿関連の五淋散、小児薬の五疳保童円、傷薬の愛洲薬なども需要の多い処方薬であった。(105)

瘧薬が多いのは蚊の媒介による感染症を防ぐ術もなく、自然治癒に任せるほかない中世にあって、症状が軽減した薬はすべて有効とされたからであろう。養生薬や気付薬も当該期は常備用、携帯用、贈答用と幅広く流通した薬である。(106)公家でありながら薬剤師の面目躍如たる品揃えである。

「三位法眼家傳秘方」中の万病薬、香蘇散は頻用されているが、片や「最上の秘薬」とする木香流気飲が見えないのは、紫蘇以下四種の薬草の調合で済む香蘇散に比して、木香流気飲の二十三種の薬種調合は、煩雑な作業と経費においても効率的ではなかったのだろう。同じ薬効なら簡便な処方薬が選択されるのは当然である。零細な山科家にとって薬種代の負担も斟酌すべき問題であった。首尾よく薬代が支払われた場合は直ちに薬種の支払いか仕入れ代に充当している。(107)逆に薬価代を貰えない時は薬種調達を控えるか、付け買いにするしかなかった。薬の調合を請け負うためには、一定の薬種を常備しなければならず、純益といっても僅少であったと推測する。言継の医療活動を副業という経済的視点のみから検討すると、その実態は見えない。そこで次項では個々の処方薬を検討し、その流通形態を考察したい。

(3) 薬の受注と贈答

言継の処方薬で最も使用頻度の高いものは次の十種である（カッコ内の数字は服部敏良の統計による日記中の使用回数を引用）。

①香薷散(210)　②人参丁香散(179)　③愛洲薬(130)　④調中散(109)　⑤牛黄円(84)
⑥五疳保童円(80)　⑦麝香丸(69)　⑧仲和散(65)　⑨参蘇飲(49)　⑩華撥円(45)

言継の処方対象は家族・家僕のほかに、禁裏・門跡及び宮中の女官と御末（台所）衆、禁裏小番衆以下諸公家・武家被官・寺僧・近隣の住人など多彩であったが、中心は職務上の同僚である禁裏に伺候する男女であった。個々の事例は膨大で、限りある紙面に載せることは到底叶わないが、天文十九年（一五五〇）を例に取ると、所労、腹痛、頭痛、咳気、痔疾、赤痢以下、年間延べ一三六人の患者を手がけている。当該期には脈診と共に大抵の病状に対応できる処方薬の種類が形成され、周囲から「薬の家」と信頼されるに至る。先に挙げた十種の処方薬は、治療としての投薬、診察を伴わない定期的ならびに臨時の受注薬と言継からの贈答薬に大別でき、投薬は脈診を伴う場合と伴わない場合があり、贈答も恒例と臨時の形態があった。これら投薬・受注・贈答に基づく薬の処方は、一定の年事サイクルを保ちながら、言継晩年まで続けられた。

それでは、以上三通りの分類によって十種の処方薬を、検討してみたい。

【投薬】③④⑧⑨

愛洲薬③は山科家の専売特許とも言える秘薬である。傷や打撲、内出血、出産に伴う出血の特効薬であり、由来も処方も一切記載しないが、戦国期の兵法家愛洲久忠に由来する金創薬かと思われる[108]。初出は天文十六年の、松尾社務の妻への投薬である[109]。永禄六年（一五六三）二月には、山科郷の「手負人」に七回にわたり合計一一〇服も与えている。後に礼銭を五〇疋受け取るが、依然残る傷に対しさらに十服を融通する[110]。永禄十一年にも、山科と醍醐の住民の相論の際、山科郷の住民に二十服を遣すが、該当記事の割注に「通血散」とある[111]。宋の医書『仙傳外科集験方』収載と同一方剤ならば大黄と当帰からなる簡単な処方である。また秘方中の秘方でありながら、永禄七年に大胡武蔵守（上泉信綱）の要請により伝授している。内服薬の投与が多いなかで、貴重な傷薬である愛洲薬は山科家の代表的な「家薬」と言える。

調中散④は腹痛に効果がある。『和剤局方』巻九「婦人諸疾」収載の芎薬・当帰以下七種からなる方剤である。山科家の「家傳之秘薬」であることは前述したが、胃腸薬を載せる巻三にない方剤というところが秘薬の所以かもしれない。初出は天文十三年（七月六日条）の妻（葉室氏）の腹痛である。近所の山伏や米屋の子ら数人にも与えている[112]。食中毒の多い夏場に頻度の高い処方である。

仲和散⑧は咳止めであるが、出典は不明である。和名の方剤であろうか。初出は天文二年（正月二十五日条）の中御門氏の咳気への投薬である。十二包与えて「払底之間、今日又調合候了」とあるので、前代からの家薬かと推測する。禁裏で風邪が流行した折には、親王御方に命じられて、斟酌しながらも仲和散を進上している[113]。

参蘇飲⑨は『和剤局方』巻二「傷寒」収載の方剤で痰気に効く。初出は天文十六年（二月十七日条）の長松丸（言経）の頭痛である。翌日富小路資直より蘇合円を取り寄せるが効果なく、妙法院に加持祈禱を依頼するほどの心配をする。結局はいも（疱瘡）とわかり、以後富小路が担当した。

【受注薬】②⑤⑥⑦
言継の医療方針は、薬の調剤が主である。この範疇の処方薬は依頼主の予約を請けて調剤する体制なので、薬価の前払いが期待できた。後払いの場合でも、調剤後時を置かずに代金を受け取ることが確実なので、「副業」という観点からは一番の収入をもたらした。

人参丁香散②は『和剤局方』巻三の収載薬で胃腸の不調に薬効がある。白芍薬以下十三種調合の方剤である。注文の初出は天文十三年（七月三日条）の禁裏申次薄以緒と山科家の家僕澤路彦九郎である。以後、禁裏の職員である女房衆やその配下の官女、諸公家を中心に、予約を受けて調剤する体制が出来上がる。したがって調剤回数も多い人気の処方薬であった。

牛黄円⑤は竹田家の秘薬で、言継は官務伊治より伝授されたが「竹田の方明鏡也」とあるので、当該期には種々の処方の牛黄円が流通していたと思われる。牛黄円は犀角・龍脳・麝香・人参以下十五種を合わせた高級薬なので、永禄七年（一五六四）十月九日、堀川近江守は一〇疋を出して登録メンバーに加入している。また元亀二年（一五七一）には正親町天皇に処方および調合法を口伝で伝授している。

五疳保童円⑥は『和剤局方』巻十「小児諸疾病」収載の方剤である。言継は天文十三年六月十三日に官務伊治と処方の校合を行い、「堅可秘之由」を約して伝受している。しかし天文二十二年（一五五三）、長橋局を介して処方を進上すべしとの勅命が下る。言継としては官務と約束した以上憚られたが、「堅固可被秘之由」という達しで止むなく伝授をしたのである。この処方薬は数少ない小児薬であり、「調合之人数に可成」と登録する諸衆が多かったようである。[114] 初めての依頼者は長橋局である。[115] 内侍所の五位の場合は一〇疋を前払いするが、言継はまず手付けの二〇〇粒を渡す。[116] 規定量は八〇〇粒である。これは彼女の孫の分と知人の注文も含まれていたと思われる。他にも子供を持つ宮中の官女や台所の御末衆を中心に注文を請け負っていた。長橋局も安禅寺殿のために二〇疋分注文するが、言継は一〇〇〇粒に加増して渡す。[117] 徐々に評判が広がり、天文十九年の段階では紙屋など近隣の町衆も所望するまでになる。[118] 注文薬では需要の多い品であったが、顧客の要には内侍所の五位がいた。

麝香丸⑦は『聖恵方』収載の方剤だが、言継が禁裏に献上した目録は沈・麝香・白檀・香附子・白芷・蜜と簡略化されている。[119] この薬も登録制を原則としていた。[120] 広橋卿は麝香・丁香・蜜を提供して調合のグループに加入し、三五〇粒を受け取っている。[121] 麝香丸の処方は永禄八年（一五六五）、幕府奉公衆大和宮内卿晴完に伝授されている。[122] この人物は後年医業に就き、言経とも深い交流を持つ大和宗恕その人である。

以上②⑤⑦三種の処方薬は保健薬の要素が強いので、一度に数種を注文する場合も多かった。[123] 主要メンバーは宮中の女性、次に高倉・薄・伯などの同僚の公家とその家僕、近隣の町衆であった。一回の注文はすべて一〇疋単位であった。身近な同僚が医師にして調剤師という便利さと信頼関係が、言継の医療活動を支えたのだろう。言継を介して禁裏から市井の徒まで、ある意味、平等な医療を受けていたことになる。

【贈答薬】①⑤⑦⑩

最後は贈答品としての薬である。言継は顧客サービスか篤実な人柄ゆえか、実に多くの人、多くの場で薬の贈答を行った。一度罹患すれば死につながる中世を生きる人々にとって、身を健康に保つことこそ、切実な問題であった。薬は当然ながら、贅沢な品目として贈答すれば最も喜ばれた。受注薬の内、養生薬の牛黄円⑤と麝香丸⑦はむしろ贈答品としての側面が強い。

香薷散①は『和剤局方』巻三収載の方剤で香薷・厚朴・白扁豆・茯苓からなる「中暑」すなわち暑気当、日射病の治療薬である[124]。したがって六月から七月にかけて、最も需要の多い薬であった。

華撥円⑩はヒハツを主成分とする薬であろうが、処方は不明である。ヒハツはコショウ科の薬草で南洋産である[125]。やはり保健常備薬としての舶来成分には希少価値がある。言継の利用する薬屋は室町の小山新四郎[126]と片岡八文字屋[127]、それに唐人の蒼嵐であった[128]。華撥円は人気が高く、天文十五年（一五四六）二月三日に後奈良天皇に、同二十一年四月十日に飛鳥井雅綱に、弘治三年（一五五七）二月三十日武家朝比奈泰朝に、同年三月九日に武家の賢虎に、計四人もの知人に処方が伝授されている。

言継の贈答のタイプには節季と臨時があった。節季の贈答の代表としては、前述の夏季の香薷散が挙げられよう。香薷散は比較的後発の贈答薬であるが、永禄六年（一五六三）を例に取ると、次の諸家に贈っている。

○香薷散①

五月二十五日　鞍馬戒光坊・大典侍殿・新大典侍殿・め丶典侍殿・長橋局・伊予局・御新参・御乳人・若宮御乳人・御乳人官女・万里小路内府入道・薄以緒・同阿茶・岡御所殿

五月二十八日　柳原卿・葉室母子
五月二十九日　一条殿・内堀川近江守
六月　三日　大澤出雲守
六月　四日　滋野井卿
六月　八日　高倉入道
六月　十日　伏見殿・四条殿・大祥寺宝徳庵
六月　十三日　柳原弁
六月　十八日　梶井門跡・北坊三位・桜光院・車谷面々
六月二十二日　伊予・徳千代　同二十三日万理小路弁
六月二十四日　松尾社務・同蔵人
七月　三日　大樹舎弟鹿苑殿の今御乳
七月　十三日　中山大納言・梶井門跡・同松賀殿・北坊三位
七月　十八日　万理小路大納言
七月　十九日　慶寿院・大樹御台
八月　七日　澤路備前守
八月　八日　柳原卿・大澤出雲守

以上贈答先は延べ五十八人である。香薷散を何回も調合しては訪問する作業は、体力を要する。かつて、拙稿で山科家の「栗の贈答」を論じたことがあるが、膝下荘園から上る栗を、数日で禁裏を頂点に一〇〇人以上の縁者に贈る恒例の行事と、香薷散の贈答は同じ形態である。[129] 贈答資源が栗から薬に変わっただけで、その放射状的なネットワークは重なる部分が多い。山科家は「薬の家」であると同時に「贈答の家」でもあった。香薷散はまさに当家を象徴する薬である。言継は永禄十年には「香薷散」の刻印を造っている。[130]さらに二年後には薬包を封緘するための印も彫らせる。[131]香薷散の流通規模が拡大したのである。

山科家の夏季贈答の香薷散は「家薬」の代表と言ってよいだろう。

○牛黄円⑤

牛黄円の最初の贈答は、官務伊治より処方を相伝した天文十三年（一五四三）である。初めての調合成果を華撥円と共に諸方へ遣わしている。[132]

これは伝授者への感謝と宣伝を兼ねたデモンストレーション、そして医薬情報の共有であろう。八月十七日、近衛殿へ所労見舞に華撥円を一貝献じ、牛黄円秘方の伝授を報告する。また賀州へ下向の白山理性房へも餞別として牛黄円・華撥円・香薷散一式を贈り、その足で禁裏へ赴き、権典侍殿、長橋局以下の女官に牛黄円・華撥円を一貝ずつ贈る。翌日も勧修寺以下七人に両薬を遣わす。高倉中納言は兼ねてよりの約束か、十五貝を二〇疋で買う。牛黄円の秘方伝授には公家衆全体の期待が読み取れる。華撥円も近々に処方伝授があったものと思われる。以後、南都下向の折、門跡以下興福寺の僧衆にも牛黄円・華撥円を持参している。[133]

一方、経済的困窮を理由に公家の在国が続くなか、言継は下国の餞別にも薬を贈る。天文十六年、賀州へ下る広橋一家にも「約束之七種」を渡す。[134]内容は牛黄円・麝香丸・五痔保童円・華撥円・調中散・腫物入薬、そして家伝の百草黒焼である。薬の調達もままならぬ田舎暮らしの当面を支える品数である。同日には残りの黒焼を宝鏡寺殿・入江殿以下尼門跡にも進上している。

このように、人を替え、薬を替え、場所を替えて、言継の薬の贈答は繰り返された。その事例は枚挙に暇がない。何より、言継自身が天文二年・弘治二年・永禄元年・永禄十二年の計四回、都を離れて尾張・駿河・岐阜・

伊勢といった戦国大名の城下町へ赴いている。出発に際して言継は複数の「家薬」を携行した。道中の健康管理の目的もあったが、旅の途上や逗留先のゆかりの人々に与えたり、贈答品として活用した。

弘治二年（一五五六）の駿河府中の今川義元一門を訪ねた旅を例に取ると、牛黄円・麝香丸・人参丁香散・愛洲薬・五淋散などの定番薬に加えて三光丸・内炎散・人参湯も持参している。特に牛黄円は贈答容器の貝まで用意している。薬は軽量かつ保存も効くので贈答品として最適であり、行く先々で歓迎された。その背景には、「公家による薬の贈答」という付加価値が作用したことも考慮すべきである。

天正四年（一五七六）で終わる『言継卿記』に見る、彼の最後の調剤は同年十月十七日の人参丁香散、投薬は十二月二十二日、瘧の発作を患う妻に与えた麝香丸である。

嫡男の日記『言経卿記』は天正四年から始まるが、言経の医療行為は、日記の欠如もあり、同七年までは見られない。[135] 愛洲薬の調合も、香需散の贈答も天正七年が初見である。[136] 同年五月に言継は七十一歳の生涯を閉じる。[137] おそらく言継の「家薬」はその死を契機に、子の言経に正式に引き継がれたと思われる。言継はおそらく死の直前まで薬の調剤を続けていたのだろう。

宋の「局法医学」に代わる李朱医学の流れを確立した曲直瀬道三も、天正九年、養子の玄朔に医術を譲り隠居する。[138] 時代は、信長から秀吉そして家康の治世へ向けて、大きく舵を切っていた。

おわりに

以上、山科家と医療の関わりを、一五〇年の長きにわたって考察してきた。それははからずも、室町・戦国期の公家の消長と医療の変遷を重ねることであった。教言の代より山科家に少しずつ蓄積されていった医薬知識と処方薬が、言継の代にようやくつながり、医療を受容する立場から与える立場に変わったのである。「三位法眼家傳秘方」という亡父の形見がどれほど活かされたかは知るすべとてない。写本の存在すら日記に記さない言継の意識をどう読み取るかである。筆者は医学理論と臨床の間の齟齬を補完する指南書として、言継の診療活動に、少なからず影響を与えたと考えている。

何れにせよ投薬、受注薬、贈答薬という重層的な形態を介して、山科家の「家薬」が形成されていったことは確かである。それは香薷散・人参丁香散・愛洲薬・五疳保童円・茶中散・仲和散といった、万人が求める治療薬と牛黄円・麝香丸のような付加価値のある養生薬を的確に選択したことも大きな要因である。一世紀をはるかに遡る当主教言が士仏法印に求めた医療を、言継の代で実現させたのである。「薬の贈答」という観点からも、贈られる立場から贈る立場になったのである。

言継の数々の「家薬」はすべて子の言経に相伝され、山科家の「家伝薬」となる。言経はさらにその数を増やして、大阪の市井を舞台に、生業として医療活動を展開してゆく[139]。

奇しくも山科言継と曲直瀬道三は同じ永正四年（一五〇七）の生まれである。両者の後継者、言経と玄朔も天文十二、十六年生まれとほぼ同世代である。道三父子は晩年の言継一家の診察も手がけている[140]。李朱医学の流れを汲む道三の医学は玄朔以下多くの門下生に受け継がれ、近世の漢方医学の土台を構築する。

言経も宋医学中心の父の処方薬を受け継ぐ。そして、天正十三年（一五八五）、正親町天皇の勅勘を受けて出奔するという過酷な運命のもと、医療を介してあらゆる階層の人脈に触れる。言経が摂津中島で、日々診療に明け暮れた天正年間に、玄朔もまた、京都を拠点に幅広い医療活動を繰り広げていた。『言経卿記』のなかの診察記録は、玄朔の『医学天正記[141]』に匹敵するほどの密度を持つ。診察を通して巷間に生きる人々を活写するという点では、むしろ優れている。しかし、父言継と全く異なる境遇と環境に置かれていた言経の医療行為を、同一に論ずることはできない。改めて、個別に検討したい。

ともあれ、言継と道三、言経と玄朔は立場を違えて、医学史における中世と近世の大きな転換期をともに生きたのである。

（1）『教言卿記』一～三巻（史料纂集、続群書類従完成会）
『言国卿記』一～八巻（史料纂集、続群書類従完成会）
『山科家礼記』一～六巻（史料纂集、続群書類従完成会）
『言継卿記』一～六巻（史料纂集、続群書類従完成会）
『言経卿記』一～十四巻（大日本古記録、岩波書店）
『言緒卿記』一～三巻（大日本古記録、岩波書店）
（以上中世～近世初頭部分の刊本）
この外、近世には、言行・堯言・頼言・敬言・忠言・言知・言成・言縄の各日記（自筆本・未刊行）が、東大史料編纂所、内閣文庫、宮内庁書陵部に残されている（『国史大辞典』参照）。

（2）富士川游『日本医学史』（京都帝国大学附属図書館、一九四二年）、服部敏良『室町・安土桃山時代医学史の研究』（吉川弘文館、一九七一年）、新村拓『日本社会医療史の研究』（法政大学出版局、一九八五年）。

（3）今谷明『言継卿記　公家社会と町衆文化の接点』（そしえて、一九八〇年）、『戦国時代の貴族『言継卿記』が描く世界』（講談社、二〇〇二年）。

（4）阪本龍門文庫所蔵。

（5）小曽戸洋『中国医学古典と日本』（塙書房、一九九六年）、同『日本漢方典籍辞典』（大修館書店、一九九九年）、同『漢方の歴史　中国・日本の伝統医学』（大修館書店、一九九九年）。
漢代に、体系的な医学として成立した中国医学は、それ以前の豊富な経験知と数知れぬ試行錯誤を基に編まれた次の三大古典を基本典籍とする。一つは中国最古の本草（薬物）書である『神農本草経』、次に陰陽五行説に基づく総合医学理論書の『黄帝内経』、三番目は漢方における湯液治療の原点である『張仲景方』（『傷寒論』と『雑病論』からなる）という医方（治療）書である。これらは現在も高い評価と処方頻度を誇っている。極言すれば、以後二千年、中国で編纂され、日本へ輸入された多くの医薬書は、この三大古典の解釈と応用の延長線上に位置付けられる。
(6) 丹波雅忠は永保元年（一〇八一）『医略抄』を編著する。曽祖丹波康頼の撰した『医心方』が大部かつ繁細であったため、救急の際に必要な五十二病項を選び、治療法を簡略に示した。しかしそのほとんどが『医心方』の記載と重複する（小曽戸注(5)前掲書）。
(7) 榎本渉『僧侶と海商たちの東シナ海』（講談社選書メチエ、二〇一〇年）。
(8) 上田純一「禅宗における医療の問題について」『禅学研究』第七三号、一九九五年）。
(9) 関靖編『金沢文庫古文書目録』（厳松堂書店、一九三九年）六八・六九頁。当文庫には『諸病源候論』以下『太平聖恵方』『楊氏家蔵方』など計十一冊の宋版医学書が伝存している。
(10) 『康富記』『満済准后日記』『看聞御記』などに頻出。（注(2)の服部前掲書に詳述）。
(11) 注(2)新村前掲書、六五頁。
(12) 『看聞御記』永享五年七月三日条。
(13) 『大乗院日記目録』応仁元年正月二十一日条。
(14) 『言経卿記』天正十二年十一月一日～十二月八日条。
(15) 『実隆公記』『蔭涼軒日録』『後法興院記』『親長卿記』『晴冨宿禰記』に頻出。
(16) 注(2)新村前掲書、七七頁。
(17) 注(2)服部前掲書、三三六～三三七頁。
(18) 典薬頭丹波盛長、同重長朝臣二代の日記を抄録した、診察記録『周監方』が残る。
(19) 『言国卿記』文明六年三月二十三日条、「半井三位ユウシスル兒ヲ御目ニカクル也」。
(20) 末柄豊「『盲聾記』記主考」（『日本歴史』五八二号、一九九六年）。末柄氏は明親を明澄とし、和気利長を丹波利長とすべきであると論じる。
(21) 『実隆公記』『二水記』『言継卿記』天文元年一月二十三日条。
(22) 『尊卑分脈』第四編、一七九頁。
(23) 水谷惟紗久「官医家の黄昏――『盲聾記』の記事から――」（『年報『三田中世史研究』五号、一九九八年）。

(24)『寛政重修諸家譜』巻六七九記載の半井氏の事跡より。
(25) 矢数道明『近世漢方医学史』（名著出版、一九八四年）。
(26)『満済准后日記』応永二十二年三月三日条、『常楽記』三月三日（『群書類従』巻五一三）。
(27) 臼井信義『足利義満』（吉川弘文館、一九六〇年）。
(28) 臼井信義「治世の交替と廷臣所領の転変——山科家の係争——」（『日本歴史』二五三号、一九六九年）、菅原正子『中世の公家と武家の「家」』（吉川弘文館、二〇〇七年）。
(29) 相馬万理子「琵琶の時代から笙の時代へ——中世の天皇と音楽」（『書陵部紀要』四九、一九九七年）、三島暁子「将軍が笙を習うということ」（『東京大学史料編纂所研究紀要』二〇号、二〇一〇年。後に『天皇・将軍・地下楽人の室町音楽史』に所収、思文閣出版、二〇一二年）。
(30)『蔭涼軒日録』文正元年閏二月三日条、『空華日用工夫略集』嘉慶二年四月二日条（「士佛法印、承府命来診脈（略）」）。
(31)『教言卿記』応永十二年七月六日条。
(32)『教言卿記』の該当記事は以下の通り。
応永十二年七月二十五・二十八・二十九日条
同十三年六月八〜十・十・十二・十四・十六・二十日条
閏六月二・十・二十二・二十三日条
同十四年六月二・四・五・八・十・二十三・二十八日条
同十五年七月八〜十・二十五・二十八晦日条
同十六年六月八・十三・十七・十九・二十五・二十七日条
(33)『教言卿記』の該当記事は以下の通り。
同十三年七月二十七日条、十月十三条
同十四年六月二十三日条
同十五年四月十一日条
同十六年三月五日条、十一月十日条、十二月二十日条

同十七年三月十日条（五百丸）、三月二十日条
(34)『日葡辞書』の「xinxenno tanyacu」には「神仙の丹薬　非常に神秘的な仙人が授ける赤い色の薬」とある。
収載方剤については京都大学富士川文庫「重判太平恵民和剤局方」（正保四年本）を閲覧した。処方箋については、新訂『和漢薬処方集』（医歯薬出版、一九八〇年）記載の処方と照合し一致したものを載せた。
(35)『教言卿記』応永十二年六月十七日条の「高天醫師来、脉見之、只寒　中風マテハ不申、抑不食ノ脉ハ有歟否ト尋之、脉有云々、不審ゝゝ、法印ハ無之由意見、不審ゝ」。
(36) 瀬田勝哉「伊勢の神をめぐる病と信仰」（『洛中洛外の群像』平凡社、一九九四年）。
(37)『教言卿記』応永十二年五月二十八日の、「予例口熱発之間、定康朝臣所望、乳香散也」。
(38) 注(5)小曽戸前掲書（『日本漢方典籍辞典』）、一四〇頁。
(39)『教言卿記』応永十四年七月二日条。
(40)『群書類従』第九輯巻第一四一。
(41)『尺素往来』では「潤体円者奇特ノ良薬」、また「依難得之未遂」薬として蘇合円と阿伽陀円を挙げている。その他牛黄円、蘇合円、麝香丸も希少価値のある薬としている。
(42)『教言卿記』の該当記事は以下の通り。
応永十二年五月二十七日条、八月三日条
同十四年十月五日条、十二月十一日条
同十五年正月二十一日条、五月四日条、七月十六日条、十月二十三日条、十二月十四・十五日条
同十六年二月八・十五日条、閏三月十日条、四月二十一日条、五月二十日条、六月十一日条
同十七年三月十・十六日条
(43) 上田純一「東福寺と西大寺」（『日本歴史』五三七号、一九九三年）。
(44)『教言卿記』応永十六年六月二十四日条「潤体円三粒召寄、松井也」、応永十六年十二月二十日条「播阿ニアツラウ、三連遣之」、同十七年三月七日「潤体円買之、播阿弥也」、以上の記事から概算した。
(45)『教言卿記』応永十三年六月十日条、同十五年九月晦日条。

(46)『教言卿記』の該当記事は以下の通り。
人参順気散・応永十二年七月十六日条
続命湯・応永十六年六月二十日条
神仙丹・応永十二年十月十三日条
(47)応永十二年から十七年までの六年間の総額は一四貫五〇〇文である。阿伽陀円以下の薬価は総額四貫五〇〇文である。
(48)『教言卿記』応永十三年十月二十六日条。
(49)『教言卿記』同年十月二十九日条。
(50)『教言卿記』応永十三年十一月二十二日条（教言は密かに卿房（祖胤）の宿所に酒肴を届けている）。
(51)平胃散は『和剤局方』巻三「一切気　脾胃　積聚」に収載。
(52)『教言卿記』応永十三年十一月二十三日条。
(53)細川涼一訳注『関東往還記』（平凡社東洋文庫、二〇一一年）。弘長二年（一二六二）六月二十九日条には北条時頼（最明寺殿）が所労の叡尊に平胃散を進めている記事があるが、関東医師丹波長世ではなく、北条時頼自ら調合した薬であろう。時頼は黒錫丹と養胃湯も叡尊に進めている（同年七月二十日条）。黒錫丹も養胃湯も『和剤局方』収載薬である。当該期、北条得宗家は宋の医学書を独自に入手していたと推察する（注(9)参照）。
(54)『教興卿記』は応永十七・十九〜二十一・二十四年の計八十日分が伝存している。
(55)大澤久守関連の参考文献。飯倉武晴『山科家礼記』の「解題」（続群書類従完成会、一九七四年）、菅原正子「山科家家司大沢久守と山城国山科東庄――在地武士としての考察――」、志賀節子「戦国期京郊山科東庄における領主と村――政所・五十嵐方・好子屋――」（『日本史研究』五〇四号、二〇〇四年）、下川雅弘「『山科家礼記』にみる贈答とその機能」（『研究紀要』七五、日本大学文理学部人文科学研究所、二〇〇八年）、拙稿「山科家の栗贈答」――中世後期の贈与行為に関する一考察――」（『女性歴史文化研究所紀要』第一八号、京都橘大学女性歴史文化研究所、二〇一〇年）、小森崇弘「山科家と「たて花」――中世末期公家社会の文化史的考察」（『戦国期禁裏と公家社会の文化史』（小森崇弘君著書刊行委員会編・刊、二〇一〇年）。
(56)薬の命名に関しては注(2)新村前掲書、一四〇〜一四四頁を参照。

(57)『山科家礼記』康正三年八月四・五日条、九月四日条、十二月二十七日条。

(58)『山科家礼記』文明四年七月十六・十七日条。

(59)『言国卿記』文明六年八月八日条。

(60)『言国卿記』文明十年十一月二十五日条、十二月二十九日条、『山科家礼記』延徳四年九月二十八・三十日条、十月十一日条、文亀二年十月二十六日、十二月十日条。

(61)注(2)服部前掲書、七七頁。

(62)『実隆公記』長享三年五月二・三・七・二十九日条。『和剤指南』とは『太平恵民和剤局方』に附刊して出された『太平恵民和剤方指南総論』三巻のこと(注(2)新村前掲書、三二五頁)。

(63)『実隆公記』文明十七年三月十日条、実隆は御所で『延寿類要』を読み、後土御門天皇の質問に答えている。

(64)『言国卿記』明応元年四月二十九日条(魚甲湯)、三十日条(清脾湯)、閏四月六日条(白朮散)、九月二十日条(流気飲)、同三年九月二十四日条(対金湯)、十二月二十七日条(罌粟湯)。

(65)『言国卿記』明応元年閏四月三日条。

(66)『言国卿記』十一月二十三日条。「当年は家僕の彦三郎が暇を乞い、花山院家に奉公先を替えたる」(三月二十二日条)。重致も「兵衛大夫依私借物之儀、聊忍事在之間、萬之儀朝夕事女中ニテ先申付了」(四月一日条)と重致の不満がうかがえる。

(67)『言国卿記』明応七年正月十一~十四日条、二月三~四日条。祐宣は『十輪院内府記』文明十一年十二月七日条に「鴨祐宣来」とあり、賀茂社の禰宜の可能性が高い。

(68)『言国卿記』文亀元年十一月七日条。恵命院は長橋局(高倉継子)に仕しているので一族と考えてよいだろう。言国に頻繁に蘇合円や牛黄円を融通している。

(69)『言国卿記』文亀元年十二月十七・二十一日条、文亀二年二月十三日条。松木(中御門)宗綱も医学に通じた公卿であった。

(70)『言国卿記』文亀元年十一月八日条、明重の脈診はこの一回のみである。

(71)『親長卿記』(文明六年十二月六日条)には「実隆朝臣青侍男林五郎左衛門為医師、仍召遣了」とあり、また『十輪院内府記』（文明十一年十二月七日条）にも「自三条五郎左衛門来訪、所労之間診脈」とあり、他家に赴くほどの技量であった。

(72) 『実隆公記』明応五年九月一・十・十五・二十二日条、十月四・二十日条、同六年九月十二日条、同七年三月三十日条、四月三・六・十三日条、文亀元年閏六月二十五日条、永正六年五月二十八日条、六月八日条、永正八年六月七日、同十七年六月十四日条（終見）。重種は実隆が有する多くの医学書や同僚の林五郎左衛門あるいは豊原統秋はじめ三条家を訪れる多くの医師から処方を学んだと推測する。

(73) 中世の医薬書の流通については、注(2)新村前掲書、三一八～三三六頁を参照。

(74) 阪本龍門文庫。「三位法眼家傳秘方」（目録番号225）、「薬種調味抄」（目録番号224）。なおこの二種の写本については『東京大学史料編纂所所報』六号に調査報告とともに解説がある。

(75) 『実隆公記』享禄三年九月十二日条、「言綱卿今日卒去、四十五才歟、不便、周章此事也」。『公卿補任』では四十六歳とされている。

(76) 『言継卿記』大永八年六月二十三日条に「丹散位入道頼重卿」とある。和気なら「和三位」と書くはずである。

(77) 『言継卿記』天文十七年五月二十八日条。

(78) 『言継卿記』大永八年六月七日条、磨積円は家司大澤久守が長享二年四月二十日に調合している。久守→言国→言綱と相伝されたと推測する。

(79) 阪本龍門文庫所蔵（目録番号225）。
杏雨書屋所蔵（目録番号乾1907　研971　貴162　杏3538　乾1901－1乾1901－2　乾5764）。

京都大学富士川文庫所蔵（目録番号イ195、サ165）。

研医会図書館所蔵（目録番号2714）。

千葉大学亥鼻分館所蔵（閲覧をしていないので本文に掲載せず）。

「三位法眼家傳秘方百二十種」室町写本・祐賢筆・著者未詳・弘治三年二月十八日の識語。

(80) 杏雨書屋所蔵（乾5764）。「久昌院蔵」と「甫庵」の蔵書印、奈須常徳と服部政世の跋もある。久昌院は建仁寺の塔頭か。甫庵は服部政世と同一人物であり、幕末～明治期の医学者。奈須常徳と服部甫庵は同じ学統である。

(81)　杏雨書屋所蔵（乾1907）。

(82)　『大乗院寺社雑事記』文明元年八月十九日条。

(83)　『蔭戒記』応永三十二年二月十六日条『建内記』正長元年五月十七日条、『満済准后日記』永享四年十二月十二日条など（なお、胤祐は『寛政重修諸家譜』によれば、民部卿法印に昇った）。

(84)　石原力は、永正九年の写本と「半井三位法眼家伝秘方」が残されていることを根拠に、「三位法眼家傳秘方」の著者を出家後の半井明重（宗鑑）と比定している（「三位法眼と半井明重」、『日本醫史学雑誌』一五〇七号、二〇〇二年）。両書の内容の異同については触れていないが、半井明重ならば「半井三位」と称することはあっても、「三位法眼」と名乗ることはない。法眼は僧位から転じた民間医の位なので、官医の半井（和気）氏が自称するとは考えにくい。まして出家後の著作なら「半井三位入道」が相当であろう。事実、義父の明茂は「半井三位」と記されている（『言国卿記』文明六年三月二十三日条）。同様に丹波頼重も「丹三位入道頼重卿」と記されている（『言継卿記』大永八年六月二十三日条）。なお、筆者は京都大学富士川文庫所蔵の年不詳・「半井家秘伝抄」（ナ88）を閲覧したが、「三位法眼家傳秘方」とまったく異なる内容である。ただし、二つの人体図が山科家や他の写本と類似している。むしろ、半井家も同門和気の写本を閲覧したのではないかと推測する。家伝書が成立直後に広範囲に流出することも考えにくい。以上の点を踏まえると、半井明重説は、なお検討の余地があると筆者は考える。ご教示を仰ぎたい。

(85)　『看聞御記』永享九年七月三日条。

(86)　『国史大辞典』（小学館）。なお、当該期の足利義澄および義晴の政治的動向に関しては次の論文を参照。
山田康弘「文亀・永正の将軍義澄の動向」（『戦国期室町幕府と将軍』吉川弘文館、二〇〇〇年）
西島太郎「足利義晴の政治構造――六角定頼「意見」の考察――」（『日本史研究』四五三号、二〇〇〇年）

(87)　『言継卿記』天文元年正月二十三日条。

(88)　京都大学富士川文庫所蔵「三位法眼家傳秘方」（サ165）の人体図は山科家の写本と酷似する。山科家の貸与でなければ、和気本を直接写し取ったのではないかと推測する。

(89)　『康富記』宝徳三年七月五日条、業家の祖父保家は「聖恵方」を質にいれて、上池院民部卿胤祐に二年の契約で四貫文を借りている。胤祐の手元にある医学書は貸与され筆写されたことが十分予測される。

(90) 注(3)今谷前掲書。
(91) 注(2)服部前掲書、一〇四〜一一四頁。
(92) 『言継卿記』大永七年六月七・十七日条、八月四日条。
(93) 『言継卿記』大永七年五月四日条。
(94) 『言継卿記』大永七年六月二十日条。
(95) 『言継卿記』天文二年九月十〜十六日条。
(96) 『群書類従』第三十一輯巻第九〇四。
(97) 『言継卿記』天文十三年六月十一日条。
(98) 『言継卿記』天文十三年六月十三日条。
(99) 『言継卿記』天文十三年八月一日条。
(100) 『言継卿記』天文一八年八月五〜十一日条。
(101) 『言継卿記』天文一八年十月十八日条。
(102) 『言継卿記』天文元年六月二十四日条。
(103) 『言継卿記』天文十三年二月十八日〜三月二十日条。
(104) 西弥生「『言継卿記』に見る「医薬知識」の伝授」(『三田中世史研究』六号、一九九九年)。
(105) 『言国卿記』天文八年七月十三・十八日条。
(106) 『尺素往来』では牛黄円、麝香丸、阿伽陀薬などは、「当世之人、火燧袋之底面面々小薬器」の中に入れて必ず携帯しなければ「不得貯為恥辱」としている。
(107) 『言継卿記』天文十八年八月二十八日条、天文十九年二月十七日条など。
(108) 愛洲は室町・戦国期の兵法家愛洲久忠に因んだ金創薬と思われるが、言継が愛洲の名を冠した薬を調剤するに至る経緯は全く不明である。秘薬ならば伝授者を日記に記すはずもないが、元亀二年(一五七一)に、知己の大胡武蔵守(上泉信綱)ただ一人に伝授している。上泉信綱は愛洲久忠の弟子と伝えられる武士なので、やはり愛洲氏秘伝の方剤だと思われる。なお『続群書類従』(第三十一輯)所収の「金瘡秘傳集」にある「アイス薬」は、「高野瀬相傳　テンキウ

（典厩カ）傳在也　川骨一両、赤アツキ少、人参、厚朴小　百草（略）」とあり、関連は不明である。
(109)『言継卿記』天文十六年正月二十九日条。
(110)『言継卿記』永禄六年二月五日～三月四日条。
(111)『言継卿記』永禄十一年四月二十八日～五月一日条。
(112)『言継卿記』天文十四年七月十六日、八月十一日。
(113)『言継卿記』天文十五年正月二十四日条。
(114)『言継卿記』天文十三年十二月二日条、「物加波保童圓所望之由申、壱丁送之調合之人数に可成云々」（一丁は一〇〇文）。
(115)『言継卿記』天文十三年十一月四日条。
(116)『言継卿記』天文十三年十一月九日条。
(117)『言継卿記』天文十七年十月二十二日条。
(118)『言継卿記』天文十九年五月二十五日条。
(119)『言継卿記』天文十三年六月十三日条。
(120)『言継卿記』天文十三年八月六日条。
(121)『言継卿記』天文十九年十月二十日条。
(122)『言継卿記』永禄八年四月十三日条。
(123)『言継卿記』天文十三年七月二十一日条、「澤路虎千代来、麝香丸、香薷散所望之間遣了、香薷散払底之間、小半さい調合了」。
(124)赤松金芳『新訂　和漢薬　処方集』（医歯薬出版、一九八〇年）。
(125)『日本国語大辞典』（小学館）。
(126)『言継卿記』天文十三年十一月十一日条初出。
(127)『言継卿記』天文十六年三月十六日条初出。
(128)『言継卿記』天文十八年十一月八日条初出。

(129) 注(55)拙稿。なお、中世日本の贈与慣行については、桜井英治『贈与の歴史学』（中央公論新社、二〇一一年）を参照されたい。
(130) 『言継卿記』永禄十年六月四日条。
(131) 『言継卿記』永禄十二年六月六日条。
(132) 『言継卿記』天文十三年の該当記事。
八月六日禁裏台所（伊予局・あかゝ・たと・むめ・かゝ）、広橋、老母福生庵・澤路修理亮、同七日大典侍殿・長橋局、同九日竹内殿、同十七日衛殿・理性房・二郎右衛門・禁裏（権典侍殿、長橋局、あかゝ・梅・上臈御局・新大典侍殿）、同十九日谷殿　薬室氏・松尾・茶々の計二十五人。
(133) 『言継卿記』天文十八年十二月十六日条。
(134) 『言継卿記』天文十六年六月三日条。
(135) 『言継卿記』正月六日条。正親町天皇に牛黄円・沈香円を進上したのは竹田定珪・定加父子であった。なお、同年十二月五日条に「松木（宗房）へ金瘡方返了」とある。
(136) 『言継卿記』天正七年正月二十一日条、二月十八日条（愛洲薬）、六月七〜二十一日条（香薷散贈答）。
(137) 『言継卿記』天正七年四月二日条。
(138) 注(25)矢数前掲書。
(139) 言経の事跡と医薬の関わりについては、『言経卿記』十四巻の巻末「解題」と索引および付表を参照されたい。
(140) 『言継卿記』天正四年九月二十六日条、この日より言経が瘧を患い玄朔を呼ぶ。以後十月一・三・五・十四・二十七日条、十一月二日条、十二月七日条に玄朔と道三の往診記事が見える。投薬は加減養胃湯である。
(141) 改訂『史籍集覧』第二十六冊第七十八（近藤出版部、一九四一年）。

曲直瀬玄朔とその患者たち

田端泰子

はじめに

織田政権期から豊臣政権期にかけて、主に京都で診療し、また当時の政治状況にも左右されざるをえなかった医師の一人に曲直瀬玄朔《まなせげんさく》（号道三）がある。その玄朔が診た患者たちとその病名・投薬について、玄朔自身が書き残した記録が残っている。本稿では病名は簡略に記すが、投薬については省き、道三玄朔がいつどのような人を対象に診療を行ったのかを中心に検討し、織豊政権期から近世初期にかけての医師と患者の関係について考察してみたい。

一　曲直瀬玄朔と曲直瀬家

医師曲直瀬家の初代は正盛（正慶・字一渓）である。従来の初代曲直瀬正盛に関する研究によると、正盛は堀部親真と目賀田氏の娘の間に、永正四年（一五〇七）京都柳原に生まれたとされる。少年・青年時代相国寺や足利学校で学び、享禄四年（一五三一）柳津《やないづ》（福島県河沼郡柳津町）で当時名医と呼ばれた田代三喜に出会い入門し、そのもとで、七年間医学を学んだ。二十五歳のときのことである。京都に帰った天文十四年（一五四五）、僧籍を脱して医業に専念する決心を固め、足利義輝や細川晴元の援助を得て学舎啓迪院《けいてきいん》を京都に創建し、後進の指導を開始する。三十九歳の時である。天正二年（一五七四）には『啓迪集』八巻を集大成して正親町天皇の叡覧に供したので、天皇より「翠竹院」の称号を授けられ、天正二十年（文禄元＝一五九二年）には後陽成天皇から「橘」の姓と「今大路」の家号を賜っている。この二年後の文禄三年正月四日、八十八歳の生涯を終えた。死後の慶長十三年（一六〇八）正二位法印に叙されている。

初代道三正盛の跡を継いだのが二代目道三玄朔（正紹）である。玄朔の生涯については、従来の研究に多少誤りもあるので、以後の本文で明らかにした経歴を加味して、確かな経歴を左に示しておく。玄朔は初代正盛の母方の姻族の子[1]として京都に生まれたが、早くに両親を亡くし、初代道三に養育され、玄朔が三十三歳の天正九年、正盛の養女（実は孫娘）を妻にして、曲直瀬家を継いだ。この年法眼となり、昇殿を許されている。五年後の天正十四年（一五八六）法印の称号を与えられ、「延命院」の号を賜っている。このころより天皇家や羽柴秀吉（後の豊臣秀吉）、大名家などとの関係が深まり、特に秀吉からは天正十三年に一〇〇石の知行地を与えられた。しかし文禄四年（一五九五）七月の豊臣秀次の切腹には、その「侍医」[2]であったために縁座し、水戸に流され、佐竹義宣に預けられる。その二年後の慶長二年（一五九七）、勅によって延命院を延寿院と改め、翌年後陽成天皇の病を診察したとき、治効があったとして特に恩賞を賜っている。

秀吉時代が終わると、徳川家康・秀忠との関係が深くなり、慶長四・五年ごろから江戸にも出仕していたようで、慶長七年七月に幕府から五〇〇石の知行地を与えられた。その後慶長十二年家康が大御所として駿府に在城するようになると、玄朔も駿府に住み、また慶長十三年徳川秀忠の治療のため江戸に招かれたとき、常磐橋にも邸宅を賜ったので、以後は主に江戸に居住した。

玄朔は寛永八年、八十三歳で江戸で没している。門人はおよそ五〇〇人いたという。著した医書は多く、『医方名鑑』『常山方』『恵済方』『済民記』などの診断治療法を記したもの以外に、灸の用い方や日常の食品の能毒を記した書、それに啓蒙書など多数にのぼる。次節以下で分析する『玄朔道三配剤録』は彼の診察記録であるので、医師と患者の関係を見るには、右の書が最適であると思う。

玄朔のあとを継いだ曲直瀬流の医師は多いが、最も著名なのはその娘婿の正琳である。年齢は玄朔より十六歳年下であった。正琳も初代曲直瀬正盛に医学を学んだ人で、玄朔の婿となることによって、曲直瀬家の三代目を継承している。このように曲直瀬氏は弟子を孫娘、次いで当該孫娘の娘の配偶者として、医者の家をつないできたのである。正琳は二十歳の天正十二年、秀吉に拝謁し、秀次に仕えている。義父玄朔共ども秀吉の甥秀次に侍医として仕えることになった。そして文禄元年、正親町上皇に薬を献じて効があったので、法印に任じられている。法印に叙されたのは義父玄朔に後れること六年であるが、彼もまた医師として最高位に上り詰めている。

文禄年間は、玄朔が秀吉の命で名護屋へそして朝鮮へと渡ったのに対して、正琳は宇喜多秀家夫人（前田利家の娘豪姫）の病を治すのに努力しているところから、在国していたものと考えられる。また文禄の役で朝鮮において獲得した書籍数千巻を秀吉から下賜されている。慶長三年に玄朔が後陽成天皇を治療したあと、同五年に正琳が天皇に薬を献じて効果があり、天皇から「養安院」の院号を賜った。秀吉死後の慶長十年（一六〇五）には徳川家康に召されて駿府および江戸に向かっている。

こうして曲直瀬家の二代三代は共に徳川家の侍医となった。玄朔の実子元鑑など他の一族の医師も、豊臣政権そして徳川政権の医師となって活躍する。以後正琳は半井驢庵、施薬院宗伯らと交替で江戸に詰めるようになる。正琳は徳川秀忠にも仕えたが後致仕し、閑居ののち、四十七歳の慶長十六年八月に亡くなっている。義父玄朔より二十年も早死にであったことになる。正琳のあとの養安院家は正円、玄理……と九代続き、元鑑のあとも親昌、親俊……と九代が系図に残されており、曲直瀬家は幕末まで医家の中でも重要な位置を占めている。

右の記述は『寛政重修諸家譜』などを元にし、以後の本稿の考察部分も加味した曲直瀬家の初代から三代までの履歴の概略である。曲直瀬玄朔については宮本義己の「曲直瀬玄朔の人物と業績」、「豊臣政権の番医」(3)が、詳しく玄朔の政界での立場を浮き上がらせている。宮本は曲直瀬玄朔は豊臣氏の番医の長老であったため、秀次の病を治すために玄朔・正琳の父子が熱海に呼ばれたり、伏見で秀次を治療したことが、秀次に縁座した理由であったとし、慶長二年から三年の間に新たに豊臣秀頼の番医として復権したと述べている。秀次事件やその後の経過から考察すると、宮本説には信憑性があると考える。

こうした経歴に彩られた玄朔道三が診察した患者とは、どのような人々であったのか、本稿では患者の実名がわかる範囲で考察し、玄朔と患者との関係について考えてみる。

二 『玄朔道三配剤録』とは

東京大学史料編纂所に所蔵されている『玄朔道三配剤録』（以下『配剤録』と略す）は『医学天正記』(4)（以下『天正記』と略す）の元になった記録である。手にとって見ると、この書物は二部から成っており、はじめの一部には「玄朔道三配剤録」、あとの一部には「一溪翁道三手書配剤録」という題が付いていることがわかる。「一溪翁」とは初代曲直瀬道三正盛の字《あざな》であるので、これはどうしたことかと、最初に本書を開くときとまどった。しかしこの冊子の最初に辻善之助の解説が付されており、それによると、一溪は文禄四年に没しているのに『配剤録』の記事は慶長十三年までである。よって一溪の書ではなく、玄朔の記したものであるので、「玄朔道三配剤録」と記す、と書かれている。辻のこの解説によって、本書後半の『配剤録』は玄朔道三自らが手書した診察・投薬記録であることがわかる。

『配剤録』の前半約十八ページは、薬の内容とその効能、そして症状（傷寒、疝気、唐瘡など）についての記述なのでこれを省き、その後の九十七ページに書かれている診察年月、診察を受けた人、その年齢、主な症状を表（末尾に掲載）にしてみた。そしてこの表では便宜上、原文通りの並び方ではなく、年代順に並べ替えてみた。また人名比定ができる人物は、下に実名をかっこ書きで入れておいた。この表をもとに、玄朔道三とその患者との関係について考察する。

三　診察の実態と患者たち

（1）第一期（天正十一年まで）の治療

玄朔の診た最初の患者は蜂屋兵庫助（蜂屋頼隆）である。玄朔は天文十八年（一五四九）生まれであるので、二十七歳のときのことであった。一方患者の蜂屋氏は織田信長の馬廻として黄母衣衆《きほろ》のうちにあった武士で、天正元年信長は浅井・朝倉氏を滅ぼしたので、この診察時の天正三年には近江愛智《えち》郡肥田城の城主に据えられていたと考えられる。蜂屋氏の診察ははじめ半井驢庵《なからいろあん》の門弟友竹が治療にあたったが、恐らく信長の「召し」によってであろう、玄朔が治療することになったようである。病名は瘧《おこり》である。蜂屋頼隆はその後どうなったであろうか。大坂の本願寺勢に対抗するため、信長は天正四年に天王寺に付城を構築しようと蜂屋氏を派遣しており、また同七年の荒木氏攻撃の信長軍の先頭にいるので(5)、このときの病は治ったようである。

二番目の患者は天正六年（一五七八）の「竹門様（三宮）」で、正親町天皇の第三皇子であり、この年五歳の幼児である。三宮もはじめ半井驢庵、次いで竹田定加が治療にあたったが、班疹や吐血がおさまらず、玄朔が「命を奉じて」脈を診たとあるので、天皇家の命で診察にあたったようである。

同じ年の同じく夏に不破彦三郎「殿」を診ている。不破光治も信長家臣で、天正三年前田利家・佐々成政と共に越前府中十万石を与えられた大名である。そのため「殿」付きで記したのであろう。年は二十余歳という若さであるが、「肥満上実の人」と記され、眩暈《げんうん》（めまい）や吐血、心悸に悩まされていた。玄朔は上気を治し、瘀《お》血《けつ》（たまった悪血）を消すという治療を施した。このときはよくなったのだろう。しかし光治は二年後の天正八年に亡くなっている。

天正十年六月に、玄朔が診たのは「陽光院殿」すなわち正親町天皇の子誠仁親王である。誠仁親王は時の天皇正親町天皇の第一皇子で、正室は阿茶局（勧修寺晴子・のちの新上東門院）、のちの後陽成天皇や智仁親王の父である。第一皇子であるのに天皇にならなかったのは、父は正親町天皇であるが母が万里小路房子であり、側室格であったことと、正親町天皇の在位が三十年と長かったためであろう。夏の暑い時期であり、親王は霍乱《かくらん》と診断されている。病に罹った前日に、飲酒が「過多」であったことが引き金となり、早朝から腹痛、吐逆、悶乱が起こり、まず半井通仙軒（驢庵）が脈を取り、痢症と診断した。しかしこれには「諸臣」（天皇に近侍する公家衆）が承諾せず、次に脈診した（吉田）盛方院浄勝法印は「暑気」と診断して薬を進上したが、一日一夜たってもなお治らなかった。そこで玄朔が脈診し、暑気ばかりでなく、暑気の上に元から見られる「脾胃」の「虚損」が重なりその上に飲酒過多も加わったための「霍乱」であるから、酒毒を消すための薬でなければ効かないと述べ、この意見に「諸臣」も同意したので薬を進上し、翌日には快方に向かったという。

このように天皇家の診療は多くの医者が脈診して、意見を述べるだけでなく、天皇家側近の公家衆との合意が形成されてはじめて適切な治療が行われる態勢であったことがわかる。またそうした多くの医家の中でも玄朔は有能な医者として頭角を現しつつあったことがわかる。玄朔はこのときの功績によって、法眼の号を賜ったと述べる。実際にはこの年の三月十三日付けの口宣案で法眼に叙すとあるので、[6]六月にはすでに法眼になっていたと考えるほうが正しい。『配剤録』にはないが、『晴豊公記』などに見られるように、天正十年二月の和仁王（誠仁親王の子・のちの後陽成天皇）の治療の際に功があったことで法眼に叙されたと考えられる。しかし玄朔自身にはこの誠仁親王の治療時のほうが大きな事件として記憶されていたのであろう。

そして翌天正十一年十一月十一日、正親町天皇の綸旨が発せられ、「去年法眼の宣旨を下された、そこでその名を道三と為す」とされたのである。この宣旨のはじめには、「若宮御方の御不例、良法霊術を以て忽ち御平癒、其の後、親王御方御悩、即ち賢療を以て御平医、併せて名誉の致す所、取り譬える物無し」(7)とあるので、天正十一年の宣旨は二月の和仁王と、六月の誠仁親王の二人の治療に殊功があったために曲直瀬道三の家を継ぎ、道三法眼と名乗ることが天皇家から認められたことがわかる。玄朔にとって、和仁王の治療よりも、誠仁親王の治療のほうが、他流派との拮抗のなかで名を挙げた点でも、強く印象づけられる治療であったことになる。『配剤録』に誠仁親王の治療が特記されているのは、右のような理由によると考える。誠仁親王の皇子を治療し、その上で誠仁親王の治療にも殊功があったことによって、玄朔の名声はいよいよ高くなったと考えられる。

なおこの誠仁親王の治療を天正十一年六月とした宮本義己の見解(8)は誤りであり、『配剤録』に天正十年六月と記されていることは、宮本自身が写真版を掲載している当該部分で明らかである。よって天正十年の和仁王の治療後法眼に叙され、その後の同年六月の誠仁親王の治療の功によって、翌十一年に曲直瀬玄朔を法眼となしその名を「道三」となして、道三の諱を継承することが正親町天皇綸旨によって公認されたといえる。このように、玄朔の経歴についての従来の説に誤りが多々見られることは注意を要する。

以上の四例が、玄朔が初代道三の孫娘と天正九年に婚姻して曲直瀬家を継ぎ、十年に法眼に任じられて昇殿を許され、誠仁親王の病を治して高名を博し、曲直瀬家の継承者として、道三法眼として公認されるまでの記録である。この期の特徴は、玄朔が単独で診療したのは、不破氏のみであり、同じく信長の家臣であっても、蜂屋氏は他の医師の診療後に診察するというかたちであったことがわかる。玄朔にとっては、家督継承と法眼位拝領までは、勉学と研修の時期であり、世間一般からも多くの医師の中の一人としてしかとらえられていなかったが、法眼の位に叙される前後からは、その医師としての判断の適切さによって大きな名声を博し、また天皇家から曲直瀬流医術の正式継承者として公認されるようになったことがわかる。

玄朔はこの時期、織田信長から屋敷地子銭の免除の文書をもらっている。天正六年十一月二十三日付の啓迪庵（玄朔）宛て村井貞勝免許状には「当居屋敷地子銭之事、前々御免之筋目、不可有相違候」[9]とあるので、京都市中の玄朔の屋敷と敷地の地子銭については、養父一渓の代以来の地子銭免除の権利が信長によって承認されたことになる。なお宮本は、玄朔が信長から京都の市原野を知行地として与えられていたと述べたが[10]、その確証は見つからない。信長から市原野の知行地を与えられた事実はなかったと考える。初めて知行地を給与されるのは、豊臣秀吉によってである。

（2）第二期（天正十一年以後の天正年間～秀吉時代初期）の治療

天正十一年以後、玄朔の診察ははじめは年に一、二例であったが、天正二十年に急増する。診察件数を左に記す。

天正十一年……2
十二年……1
十三年……1
十四年……1
十五年……2
十七年……2
十八年……2

十九年……１
二十年……25

天正二十年は文禄元年で、秀吉の朝鮮侵攻が始まった年である。そこで天正十一年から十九年までの時期を第二期として次に考察してみたい。

天正十一年正月、玄朔は誠仁親王の父正親町天皇（玄朔は正親町院と記している）を診察している。この年六十五、六歳であった天皇は、俄に中風の症状を示し声がかすれ痰も多かった。竹田定加法印は傷寒と診断し、半井通仙院（驢庵）は中風と見立て、玄朔が診察して中風と述べたので、この病名に決定している。この場合の驢庵は光成瑞策であったと考える。

同年には十二歳の和仁親王（のちの後陽成天皇）の痘瘡（天然痘）も診察している。このときも最初に治療にあたったのは竹田定加法印で、薬を進上したが、快方に向かわず、腹痛も強くなったので、玄朔が召され「備急円」など腹痛をなおす薬を進上し、腹痛が治まったところで、次の治療にかかっている。

前節で述べたように、天正十年の誠仁親王父子の病の治療の功績によって、玄朔は天正十一年十一月に「道三法眼」という称号を正親町天皇から頂いた。そして曲直瀬家の正式の継承者であると認められたのは、まさに天皇家の診察に専念し、功績があったためであろう。

このように信長が亡くなった天正十年から十一年にかけては、正親町天皇、その子誠仁親王、その孫和仁親王という天皇家の診療しか行っていないことがわかる。法眼の位をもらうきっかけとなった誠仁親王親子の診察以来、天皇家専属の医師の一人として、竹田氏や半井氏と共に診療行為を務めていたことがわかる。天皇家の診断と治療は複数の医師の診断と、側近公家衆の承諾の上で診断と投薬が確定していたこともわかった。

翌天正十二年からは羽柴秀吉政権との接点がたちまち現れる。それは天正十二年（一五八四）秋の平野道是の診察、翌十三年春のその息子勘解由の診察に現れており、他の人の診察は見られない。道是は泄瀉（下痢）を煩い、子息は頭痛や潮熱の症状がひどく、はじめ盛方院浄慶が治療したが、十日たっても治らず玄朔が交替している。平野道是は平野郷の町人で茶人である。永禄二年から天正十一年まで、宗及・宗二・宗久らと茶会に参加したり、主催したりしていることが『天王寺屋会記』(11)に見えるので、著名な町人を診察し、それが評判となって、翌年には、盛方院浄慶に代わって玄朔が子息勘解由を診察したのであろう。このように天正十二・十三年には大坂平野の町人父子の診察を行っている点は注目される。秀吉政権が始まって間もない時期に平野郷の町人を診察したのは、平野郷が信長の、ついで秀吉の直轄領であったからであろう。また秀吉政権に移行してから、秀吉の周りに多くの名医が集められ、その集団の中の盛方院と玄朔が、たまたまこのとき秀吉の命で平野の町人の診察を担当したものだろう。これらの医師たちは十数人が「番医」（当直医）として、輪番で診療にあたったとする宮本義己の説の、早いころの事例ではなかろうか。

この年天正十二年、玄朔は養父道三一渓から医書と共に医術奥義を伝授されるという大きな事件を体得する。前年に玄朔が、正親町天皇綸旨で道三法眼と名乗ることを公認されたことは前述した。養父一渓道三は、田代三喜から受け継いだ医術の奥義を玄朔に授けたのである。(12)のちにこの奥義は「他見」を堅く禁じ、正純（一渓の嫡孫）が三十歳になれば伝授してほしいと記される。(13)このように天正十二年は診療の記録こそ少ないが、玄朔にとっては養父から医学の奥義を伝えられるという、きわめて重要な年であった。

そして天正十三年十一月、玄朔は秀吉から山城国市原野内に一〇〇石の知行を与えられる。秀吉の京都奉行前田玄以の宛行状には「於城州市原野之内百石、被成御扶助訖、被任御朱印之旨、可有全領知候状、如件」とある。(14)宛所が「道三法印」とあるのは、宮本の指摘通り誤りである。法印に叙されるのは一節で述べたように天正十四年だからである。宛所の官職は誤っているが、玄朔に対して所領一〇〇石が与えられたことは、玄朔がこのころ明確に秀吉政権の番医として召し抱えられたことを示す。直轄領平野郷の町人の親子を診察したのは、こうした理由からであったといえる。天皇家の診察をなす傍ら、秀吉からも番医の中に数えられていたのである。

天正十四年（一五八九）七月には再び陽光院殿（誠仁親王）を診察している。誠仁親王は「年四旬に近し」と書かれているので四十歳ほどであったと思われるが、瘧の発作に苦しんでいた。このころ玄朔は宇喜多秀家夫人（前田利家の娘で秀吉の養女となっていた豪姫）の病の治療を「殿下」秀吉に命じられて大坂にいたが、誠仁親王の治療にあたるため召されて京に上った。親王には二十四日、半井通仙軒が粉薬を進上したが、容態が急変し、親王は亡くなる。その原因について、半井流の人の言として、秘伝の丸薬がなかったため、粉薬にしたためか、と記している。貴人の病気の治療に複数の医師があたるのは、このようにそれぞれの医家に特有の秘伝の薬をもっていたためであろう。この年（天正十四年）十二月二日付けで玄朔は法印に叙される。法印は医師として最高の官位である。そして法印になったことで許される院号「延命院」を賜ったのである。この点について、宮本義己が「一渓道三の法印叙位が没後の慶長十三年であったことから考えると、破格の昇進であった[15]」とするのは当を得ている。こうして玄朔は秀吉政権の番医であり、かつ天皇家や朝廷関係者公家の診察も従来通り行うという、二つの性格を兼ね備えることになった。

天正十五年に玄朔が診察したのは、「若宮様之御袋」後陽成天皇の生母新上東門院勧修寺晴子と毛利輝元の二人である。晴子はこの年三十五歳である。産後の血暈（産後の血振）を薬で治療している。

毛利輝元もこの年三十五歳であり、秀吉の島津征伐に従軍して豊前小倉にあったとき、激しい下痢と下血、足の浮腫のため歩行できなくなり、秀吉が玄朔を呼んで小倉で治療している。十数日して治癒した輝元は乗馬姿で豊後から日向に進んでいる。二人共に完治したようである。

毛利家については、初代一渓道三が永禄九年、毛利元就の治療のため毛利・吉川・小早川氏から招聘を受けて出雲洗合《あらわい》に下向し、元就ほか諸将の治療にあたり、茶席で医術談義をしたり、医書・医術秘伝書を編述し、医学の教育も行うという親密な関係を築いていた。そして帰国後の永禄十年には毛利氏からの求めに応じて、政道上の「意見書九箇条」を一渓が進上し、毛利氏はこれを永らく大切に政治上の指針としている。そのため、天正十六年七月に輝元が京に入ったときには輝元は一渓の屋敷を訪れ、銀子一〇〇枚など大きな贈り物をすることになる(16)。こうした輝元と一渓との特に親密な繋がりの上に、養子玄朔と輝元の関係も構築されたのであろう。

天正十七年には五月に「八条殿」（八条宮智仁親王）と「伏見殿」（中務卿親王）の二人の皇族を治療している。八条宮智仁親王は誠仁親王の第六皇子で後陽成天皇の弟にあたる。生母は勧修寺晴子で、この年八歳である。智仁親王の場合も、病名は感冒であるが、半井通仙院瑞策、半井驢庵瑞慶父子が、次いで竹田定加法印が診察したがおもわしくなく、（吉田）盛方院浄慶、牧庵の二人が談合して薬を進上したがそれでもよくならなかったので、民部卿法印（前田玄以）の指令で玄朔が薬を選定し、それを半井驢庵、祐乗、上池院に見せ、民部卿法印が「御検使」として『医林集要』で確認して、茯令《ぶくりょう》四逆湯を用いることに決定、これで十余日で本復している。医師は玄朔を含めて合計九人が関与している。こうした医師団と民部卿法印の相談・確認のもとに最適の治療が施されていた。これは天皇家の人々だからこそできた医師集団による治療であるといえよう。智仁親王は秀吉の養子格となっていた親王なので、秀吉はたいそう喜び、玄朔に「御馬」を下されたという。

天正十七年までは右に見たように主に天皇家の人々の診察と、秀吉の命で毛利輝元のような大名層を、また秀吉の直轄領平野の町人で茶人である平野道是父子を診察していることがわかる。玄朔の立場は朝廷の医師団の一人であると同時に、秀吉の番医の一人でもあったことになる。

天正十八年以後は患者たちの姿に少し変化が見られるようになる。天正十八年秋には山岡景宗と山崎賢家を診ている。山岡景宗は秀吉の馬廻で、この年二十歳であり、平素は「無病」とされており、後秀吉から一四五〇石を与えられる若武者である。この山岡氏の診察は、玄朔一人が担当したのではなく、はじめ「一医」が霍乱と見立て、次の「一医」は蠱毒とし、その後玄朔が蠱毒ではなく、常日頃の飲酒過多に過食が加わり、瘀血が停滞したものだと診断し、その薬を処方して十余日して治っている。その診察例から見て、秀吉の馬廻衆クラスも秀吉の番医が交互に診察していたことがわかる。

山崎賢(片)家は近江国の山崎城主で、佐々木氏、信長、秀吉に仕えた武士である。秀吉から摂津三田城二万三〇〇〇石を与えられているので、豊臣政権の大名といってよい人物である。四十余歳の山崎氏は常日頃から酒を飲み過ぎていた人で、驢庵・盛方院・祥寿院の三人の医師が酒の友であったという。両脛に浮腫が出たとき、玄朔が急ぎ治療しなければ必ず腫脹となると警告したのに、賢家が取り合わず、酒の友の三医と共に酒を飲み、三十日後に病状は悪化、盛方院・驢庵・祥寿院がそれぞれ二十余日ずつ薬を出したが全く効かず、諸医師の策が尽きたとき、玄朔が呼ばれたという。玄朔は一〇〇日前に保養すべきだといったのにこれを聞かず、飲食し、今諸医が治せなくなった段階に治療せよとは分別し難い、として、薬を与えなかったところ、二十余日して賢家は亡くなっている。秀吉の番医の中でも医術に対して高い見識をもっていた玄朔は、他の番医とは異なり、医術に自信をもっている反面、厳しい性格でもあったことが知られる。

天正十九年の診察は春の「大典侍殿」の二宮出産七ヶ月後の浮腫のみである。この場合もはじめ祐乗坊が治療にあたったが効かず、玄朔の投薬で浮腫は全快している。

天正十年の本能寺の変後、秀吉時代が始まると、秀吉の配下の大名、小名、馬廻衆、平野郷の町人の病気の治療を番医に行わせ始めた。番医の中でも玄朔は高い見識をもつ優れた医師であり、諸医の手に負えなかった患者を秀吉の命で診ることも多かったように見受けられる。玄朔はしかし法印に叙された御恩のある天皇家の診察も引き続き行っており、産婦人科から内科まで広く診察できる総合医であったことがわかる。

（3）第三期（文禄元年～慶長五年の関ヶ原合戦まで）の診察

文禄元年（天正二十＝一五九二年）から慶長五年（一六〇〇）までの診察回数を左に記す。

文禄元年……25
二年……5
三年……1
四年……0
慶長元年（文禄五）2
二年……6
三年……4
四年……16
五年……11（うち関ヶ原合戦までは6）

文禄元年の診療が異常に多いことがわかる。正月に藤堂高吉、関白秀次、西尾光教を、二月には秀吉についで自分の症状について記し、水無瀬殿「女中」（妻）を診ている。三月には瀬田左馬允息女と猪子一時が患者であった。豊臣秀次は前年の十二月に秀吉から関白職を譲られたばかりであった。秀次は「上顎破損」を永らく煩い、「外医」つまり番医以外の外科の医師の薬剤をもらっていたようである。しかし顔の発赤と浮腫などが現れたために、玄朔の診察を受けることとなったようである。秀次と玄朔の特別な関係が形成されるのは、このときからのことであろう。関白を譲って太閤となった秀吉の脈診は「大坂に於て」とあるので、玄朔が大坂城で診察し、感冒の薬を調合したことがわかる。

西尾光教は斉藤氏、信長、秀吉に仕えた大名で、秀吉から美濃国曽禰城二万石を安堵されている人である。瀬田掃部は近江国瀬田を本貫とする武士で茶人でもあり、九州陣や小田原陣にも活躍した人である。その息女の産後の寒熱の治療にあたったことになる。また掃部はこの後の秀次事件にも連座している。猪子一時は「小姓」とあるので、五十一歳のこのころ秀吉の小姓（馬廻・側近・近習）であったことがわかる。秀吉から二七三〇石をもらっている。また二月の延命院は玄朔自身の院号であり、「大坂より上洛の日」に風邪を引いたようである。したがって玄朔は大坂と京都を行き来していたことになる。

四月から六月までは「小姓」と記される秀吉の近習や、家臣津田長門守信成の「小姓」の診察が激増する。津田信成自身は文禄の役では名護屋城に駐屯していたとされる。石尾治一も秀吉馬廻であり、名護屋まで出陣してきた人である。また遊佐孫二郎の診察は「朝鮮進発途に於て」浮腫に罹ったのを、玄朔は「周防国府おいて」診たと記しているので、玄朔などの医師たちは、秀吉の名護屋動座に同行していたことがわかる。文禄の役の際秀吉に随行を命じられた医師は「施薬院・竹田法印（定加）・驢庵（半井瑞桂）・盛法（方）院（吉田浄慶）・道三法印（玄朔）・幽（祐）庵・一鷗・大一坊」の八名であった（『大かうさまくんきのうち』汲古書院、一九七五年）。幽庵や大一坊がどのような医師であったか不明であるが、他はいずれも当代きっての名医として名高い人ばかりである。その中で玄朔は、朝鮮へ渡る軍勢のうち、近習（直属軍）や名護屋駐屯の秀吉家臣の従者などまで診察していたことになる。夏という季節柄か傷寒（腸チフス）や赤白痢が目立つ。

天正二十年（文禄元年）の九月、毛利輝元は朝鮮在陣中に病魔に襲われる。春から煩っていたことを知っていた秀吉は、九月末、玄朔を朝鮮に派遣し、輝元に帰国し療養するよう命じている。しかし輝元は翌年三月二十八日になっても釜山で戦っているので、秀吉は名護屋に帰ってきてでも養生するようにとの朱印状を与えている。輝元はそれでも帰国しなかったようで、五月には釜山において療養するようにと申し送っている[17]。こうした朝鮮在陣衆への使者として、秀吉馬廻や施薬院などが宛てられた。

医師の朝鮮への派遣は、文禄二年まで継続されたようである。『多聞院日記』文禄二年二月二十六日条に「ナラ中ノ医者之衆ナコヤへ被召下了、五十以上をハ被指除了、京モ各下ト云々、迷惑之由也、今日大坂迄下由也」とあるからである(18)。

翌文禄二年夏には蒲生氏郷の診断をしている。診察したのではない。文禄元年のことと思われるが、名護屋で氏郷は下血し、諸医が渡韓していたので、堺の宗叔が治療にあたった。玄朔は翌文禄二年に帰国し上洛したので、不在の間の話を、同三年の秋に法眼正純（曲直瀬流）から聞いている。それによると正純は氏郷に養生薬を進上したとする。その言葉に対して玄朔は、名護屋で氏郷の脈は診なかったが顔色が悪く、頭や首の側の肉が痩せて目の下にもわずかに浮腫があり、これが増大して腹が張り、四肢に浮腫が及べば必ず大事に至るだろうから、よく考えて薬を出すようにと、予め悪くなった場合のことも考えて注意を与えている。

文禄三年十一月、秀吉が氏郷邸へ御成になったとき、玄朔が供奉し、顔色を診たところ、腫れはますます甚だしくなっていた。その後も腫れは増したので、十二月一日前田玄以邸に秀吉が出向き、薬院（施薬院全宗）、玄朔の二人を召して氏郷の所労について意見を聞く。二人は脈を診ることができなかったと答えると、薬は誰が与えているのかと秀吉が問い、宗叔ですと答えている。すると秀吉は左右にいる家康と利家に「諸医を召して脈を診せよ」と命じたので、玄朔、上池院、竹田驢庵、盛方院浄慶、祥寿院瑞久、一鷗、祐安の「九人」（玄朔は九人と記しているので、右の七名の他に宗叔と正純が加わったのかもしれない）が氏郷を診察し、それぞれの所見を聞いたあと、利家は玄朔に治療を命じたが、結局宗叔が治療を続け、文禄四年正月までその投薬が続いたという。氏郷の気力は衰え、食欲もなくなり、一鷗の投薬の十日後に死去した。

氏郷の診察からうかがえる点は、秀吉の番医の多くが名護屋や朝鮮へ軍勢と共に派遣されていたこと、医療行為については秀吉とその重臣たち（この場合は大老利家と家康）は、多くの医師の意見を聞きながらよりよい治療を施そうとしていることである。これが豊臣政権の番医制の実態であったこともわかる。その多くの医師の中でも、玄朔は技量が高く優秀で、豊臣政権の信頼が厚かった医家であったといえよう。

文禄二年の秋、関白秀次の熱海湯治に玄朔は同行し、脈を診ている。九月に秀次の熱海行きに随従したのは、秀次の侍医であった秦宗巴（寿命院）であったが、宮本が述べるように、「宗巴では手に負えぬ喘息の悪化」のため、玄朔と、同じく曲直瀬一族の正琳が熱海に召された。ここに登場する宗巴は丹波の内藤氏の家臣秦善秀の子息で吉田意庵宗桂の弟子となり、元亀四年には道三流の奥義を伝授されたという。であるとすれば宗巴は玄朔の兄弟子ということになる。文禄元年九月には、宗巴は秀次に召し抱えられ、秀次の実父三好吉房（一路法印）が尾張で煩っていたので、その治療のために尾張に派遣されていた。[19]このように秀次の侍医として信頼厚い宗巴であり、彼もまた曲直瀬一門であったことになる。宗巴、玄朔、正琳の曲直瀬一族が総力を挙げて秀次の治療にあたっていることがわかる。文禄二年の治療例が前年のそれと比べて少ない理由は、前年からこの年にかけて渡韓していたことと、こうした秀次との関係の深さにあったのである。しかしその少ない例の中でも「奴源右衛門」の瘧、唐瘡（天然痘）を診察しているように、庶民層の治療も稀ではあるが行っていることは見逃せない。

文禄三年（一五九四）の患者は民部卿法印（前田玄以）ただ一人である。玄以は十一月、俄に悪寒、戦慄、頭痛などの症状を呈したので、半井驢庵は傷寒（熱病）と見立てた。翌日玄朔が脈を診て、腰、腹部などに痛みがあることから疝気（大小腸、腹部の痛む病）に違いないと診断し、小柴胡と栃陳青芎などを与えたが、浮腫はひどくなる。半井竹和軒が薬を出したが発熱はやまない。そこで玄以は再び玄朔に薬を出させたところ、熱は引き、一方で外科医が処置をして瘀も退いて治療は終わっている。熱が下がるまで二十余日かかり、その後も薬を服用している。玄以の治療の経過を見ると、番医制に基づいて治療がなされていること、しかし京都奉行前田玄以は医師間の実力をよく知っていたので、玄朔の治療を受けたいと考え呼んでいることがわかる。玄朔は先の秀次の治療でわざわざ熱海に呼ばれていることをみても、番医の中では最も優れた医師として、世間に認められていたことがわかる。

この玄以の治療に登場する半井驢庵は瑞策である。二代目驢庵で、正親町天皇から『医心方』三十巻と通仙院の号を賜った人である。玄朔が生まれたとき瑞策は二十七歳で、この年瑞策は七十三歳であった。瑞策二代後の成親(近)は、徳川家光の病を数度治療したことで、江戸幕府の医官の最上位に列したと石野瑛は述べる。[20] このような大先輩にも対抗して自分の意見を述べられるほど、玄朔の医術は確固としたものになっていたのであろう。

文禄五年（慶長元＝一五九六年）の診察は玄朔自身と花房職之の妻の二人だけである。花房職之は前年に宇喜多秀家を諫めたことで、勘気を被り、佐竹氏に預けられていた。この時期、後述するように玄朔も佐竹氏に預けられていたので、職之の妻を診察したのであろう。

玄朔が佐竹氏の元にいたのは、前年文禄四年七月の秀次事件に秀次側近の武士達と共に玄朔が連座したためである。一柳・服部・渡部・前野氏らの武士は妻子も共に諸国に預けられたあと切腹を命じられ、玄朔・里村紹巴・荒木安志は遠流の後赦免されたと『太閤記』は述べる。[21] この間玄朔は常陸の佐竹義宣の元に預けられ、元の家屋や家財は没収され、医療業務も差し止められていたので、日々の飯米にも事欠くありさまであったという。[22] 秀吉に赦されたのは、慶長二年から三年の間のことで、正式に朝廷から赦免されるのは配流三年後の慶長三年九月である。よって刑に処されていた文禄四年の診療記録がなく、五年（慶長元年）は二例、慶長二年は六例と少なく、また「僕」と記される下僕の診療にもあたれた理由がわかる。

文禄五年の状況について玄朔は『配剤録』に「東海の辺に遷せられ牢居」と記している。常陸の佐竹氏の元で過ごした前年の冬、風雪が激しく、そのため除夜や文禄五年の元旦から寒熱を発し、肺癰が生じたとして自分の病を自身で治療している。玄朔はこの年四十八歳である。

文禄二年九月から十月にかけての秀次の熱海湯治に呼ばれて以後、秀次が帰洛したあと、玄朔は秀次や彼と関係の深い聖護院、菊亭、日野、烏丸、広橋、山科などの公家衆との交流が深まり、文禄四年三月後陽成天皇が玄朔の診察を受け、その後六月にも二度目の診察を受けたという事実があったことを、宮本義己は「豊臣政権の番医」で述べている。宮本は玄朔の書いた『配剤録』には書かれていないが、『お湯殿の上の日記』からこの事実を抽出した。しかし六月二十日、玄朔は前日天皇の診脈を行った後、秀次のいる伏見へ出かけていたので、朝廷には薬の処方のみを進上したという事件があった。その後二十五、二十六日には参内し、七月上旬も診療あるいは投薬につとめたにもかかわらず、二十日に秀次の診療を優先し、「天脈拝診」を怠ったことが理由となって、玄朔は秀吉によって秀次の罪に連座させられ、配流されたと宮本は述べる。事実関係はこの通りであろう。玄朔としては天皇の診察を怠ったつもりはなかったであろう。しかしかつて熱海にまで出かけての秀次の治療以来、秀次との関係が緊密になっていたことが、秀吉にとっては最も気に入らない点であったと思われる。

玄朔の配所常陸での生活は文禄四年七月から慶長二年から三年はじめごろまで続いた。豊臣政権の番医としては文禄二年八月生まれの秀頼の番医に慶長二、三年ごろ召し加えられたことで[23]番医の地位を回復し、また秀吉の死（慶長三年八月）以前に秀吉の治療法の談合に列しているので、慶長二年から三年夏までには復権し、帰京したようである。

秀次に連座して常陸配流に処されていた間の文禄五年閏七月吉日付で、玄朔は子息親清（玄鑑）に宛てて「常宜慎之条々」で始まる「掟」を与えている。そこには、療治を命じられたならば貴賤を限らず精を入れるべきこと、特に医は仁術であることなど、医道に携わる者としての心構えが六カ条にわたって記され、毎日「読誦」して忘れないようにせよとあり、「某（玄朔）事」は天命に背いたためにこのようになったので、「先車の覆」を見て覆轍を繰り返さないようにと諫めている。それと共に同日付で「印可伝授附与状」も書き残しており、自書『啓迪集』

や初代一渓の書である『医学正伝』『丹渓心法』などを全て親清に与えている。(24) 不遇時代の反省から、子孫への警告と諫めとして、玄朔が「常州」（常陸）において書き残した文書である。

慶長三年九月、京に帰った玄朔は後陽成天皇を診察した。秀吉の死の直前から天皇の診察にあたった功績によって、朝廷からも罪を許され、玄朔は完全に復権したのである。

後陽成天皇はこの年二十八歳であり、俄に眩暈の症状などが出たので、祐乗坊法印（祥寿院瑞久）が治療したがよくならなかったので、玄朔が呼ばれることになり、十四日間治療を行った。その後十日間竹田法印（定加）が、次いで祥寿院瑞久が、盛方院浄慶法眼（吉田浄慶）が担当した。天皇はこのころ「鬱《うつ》」と嘔吐の症状を呈している。しかし十月十一日に天皇は「絶入」したので、諸医は引き上げたという。そこで玄朔が再び召され、治療を続けると、次第に嘔吐がなくなり、十一月中旬になって天皇は平復されたと記されている。

この功績によって、玄朔は白銀一〇〇〇両を賜っている。ここには医家が代わる代わる召されて交替で治療にあたる天皇家での輪番治療の様相が、よく示されている。中でもこの治療で玄朔の名は上がり、天皇家からも正式の復権がなされたと考えられる。天皇の鬱病の完治は翌慶長四年四月一日であり、最終診察はこのたびも玄朔であったことも重要であろう。医家集団の治療で天皇の病が完治したことにより、曲直瀬正琳は法印に叙され「養安院」の称号をもらい、玄朔もこの治療をきっかけに「延命院」から「延寿院」に称号を変えることを許された。玄朔は秀次事件に連座したことの教訓から、これまで以上に天皇の脈診を心を込めて行うことの重要性を再認識したことであろう。

秀吉死後の慶長三年九月以後、玄朔の診療は右の天皇の診察をはじめとして再び増加するようになる。しかし関ヶ原合戦を挟んでその前と後では診察対象が変化しているので、この節の最後は関ヶ原以前の診察について述べる。

慶長三年九月後陽成天皇の診察に復帰して以来、この年には、皇族の親王と公武の臣下層を診察し、翌四年には天皇とその母（准后・勧修寺晴子）、菊亭晴季、勧修寺右中弁（光豊）の妻を診察し、武士階級では大名大友、島津、鍋島氏の一族と、浅野幸長の妻の脈診と投薬を行い、秀吉の臣下で文禄の役で渡海した藤掛氏や、かつて秀次の臣下であった吉田修理亮（好寛）の喘息・気鬱を治している。特に後陽成天皇には二月と七月に眩暈・心悸や疝気の治療にあたっており、天皇家の医師としての立場と、豊臣秀吉は亡くなったが、豊臣政権の番医としての立場を完全に回復していることがわかる。

慶長五年九月十五日の関ヶ原合戦以前は、垣屋恒総、毛利吉成という関ヶ原で西軍に加わった秀吉の家臣と、松平家乗という家康の家臣、つまり東西双方の大名クラスの武士を診察している。武士以外にも、「奈良塩屋」と記される商人の診察もなしていた。

関ヶ原以後は、前田玄以以外は勝者の側・東軍の武士の妻のみの診察に切り替わり、浅野幸長の妻や東軍として活躍した徳永寿昌の妻の診察のみが記録されている。その中で注目されるのは前田玄以の症状を「脱営気鬱」「結行歩難」と記していることである。関ヶ原合戦の二十日後のことである。玄以は豊臣政権の京都奉行、五奉行の一人に列し、三成方として七月十七日、長束正家・増田長盛と共に家康討伐を諸大名に命じた人であるが、関ヶ原合戦当日は大坂城にいた。このころは謹慎して河内金剛寺にいたと考えられる。この診察のあと玄以は家康に謁見して許されるが、合戦直後の玄以の意気消沈した姿がここには示されている。玄以は「ときめき出たる才有」と評されたすぐれた人で、秀吉在世中は東山大仏造立の大奉行として奉公し、また五奉行の筆頭格であった[25]。関ヶ原合戦の武士層に対する影響の大きさが知られる。

（4）第四期（慶長六～十三年）の診察

関ヶ原合戦の翌年（慶長六年）以後の玄朔の診察回数を次に示す。

慶長六年……35
七年……41
八年……22
九年……10
十年……31
十一年……73
十二年……34
十三年……2（『配剤録』はここで終わり）

慶長六年中の診察は、天皇家の診察は女院（勧修寺晴子）一人しかなく、武家政権に関しては秀吉の後家淀殿と小早川秀秋を診察し、大名衆は鍋島氏、山名氏の家族を、また元秀吉家臣で関ヶ原合戦時に家康に従った長谷川重成や西尾光教の子息などを診ている。この年の特徴は楽人や京の町人、その家族や家人の診察が増えていることである。「下立売道友」や灰屋紹由（佐野紹由）、「革屋」などがそれにあたる。玄朔にとっては、京の町の住人に対する診察がようやく本格的に始まった記念すべき年であったといえる。

慶長六年の患者の中に、淀殿が初めて登場する。淀殿は六月に気欝を煩い、食欲がなくなり、眩暈があらわれている。関ヶ原合戦から九ヶ月、大坂城で秀頼の後見役割を果たし始めた淀殿は、大きな責任を負ったことにより、心身の変調をきたし始めたことがわかる。

また小早川秀秋は二月に「酒渇」とあるように酒をほしがり、嘔吐を繰り返し、食することができず、「胸中煩悶」という症状を見せるようになった。そして七月再び「酒疸」と記される胃の病に苦しみ、黄疸も現れているのは、これも関ヶ原合戦時の秀秋の「裏切り」に起因した症状であると考えられる。敗者の側にも勝者側に立った者にも、合戦の与えた影響は大きかったといえる。秀秋は翌七年十月、二十一歳の若さで亡くなっている。

慶長七年、玄朔は後陽成天皇を筆頭に、照高院准后、中御門氏、藤宰相、甘露寺氏、勧修寺氏などの皇族・公家衆から、浅野氏、織田氏、有馬氏などの大名家、西尾光教や松野主馬首などの武士、本願寺の内衆下間氏、それに町人「小川大菊屋」「冨士屋」「大文字屋」「海老屋」「三条松屋」、また医師「遺逓院」まで、あらゆる階層の男女を診察している。大坂城の女房「お岩」から、関ヶ原合戦で敗れた宇喜多家の女性まで診察したのは、玄朔がもと豊臣家の番医であったからであろう。

このように診察は前年に続き多様な階層に対して行い、豊臣家に対しても旧来からの繋がりによって医師として奉公していたが、もう一方の徳川家への接近も着実になされ、慶長七年七月二十三日、京都町奉行加藤正次・板倉勝重と片桐且元の連署になる知行宛行状で、市原野一〇〇石、松崎一〇一石四斗六升、灰方村二九八石五斗四升の合計五〇〇石もの知行高を認められた。この文書について宮本は「杢島」と読んだが、原文書の写真からは「松崎」と読めるので、市原野の近くの松崎（松ヶ崎）が正しいと考える。これ以後玄朔は、住み慣れた京都の他に江戸にも出仕する生活に変わる。江戸勤番は慶長十二年まで続き、翌十三年には大御所家康の側にも仕えるため、江戸・駿府交代在番を命じられたという。玄朔の『配剤録』の記載が十三年の二例で終わっているのは、玄朔がついに京住をやめざるをえなかったためであろう。

慶長八年の診察例は二十二例とそれほど多くはない。しかしその中で後陽成天皇の二件の治療と、淀殿の気鬱の治療は、前年来の玄朔の治療の中心をなすものであったといえる。それに公家藤宰相を診、織田有楽の妻の母、片桐且元に加えて、筒井氏、木下氏、蜂屋氏、加藤氏などの武士、桔梗屋、有馬若狭屋、下立売菊屋などの町人本人やその家族から女猿楽まで診療している。慶長六年以来、天皇家から庶民まで診察するという傾向は続いていたことがわかる。

この中で織田有楽は織田信長の弟で、秀吉の御伽衆となっていたが、関ヶ原で徳川方となった人であり、片桐且元は秀吉政権下で検地奉行や作事奉行を務めていたが、関ヶ原以前から家康の指示で動く立場を鮮明にした人である。いずれも西軍と東軍の狭間にあって心を痛めていた武将である。木下秀規は秀吉の馬廻に配されていた武士で、家定の子息であり、関ヶ原では西軍に加わっていた。このころ浪人の身分に落ちていたので、病名の「心悸、眩暈」が現れたことは理解できる。これに対して加藤喜介（正重）は慶長三年十六歳のときから家康に仕えた若武者で、上杉討伐にも従った家康家臣である。この年二十一歳であった。長谷川守知は秀吉の家臣で、文禄の役のとき名護屋に在陣し、伏見城工事も分担して、一万石を領する大名であり、西軍として佐和山に籠城したが、東軍に内応し、戦後幕府に仕えるという生き方の転換を強いられた武士である。このように関ヶ原合戦の直後は東西両軍に分かれたが生き残った武士を、玄朔は分け隔てなく診ていたことになる。

慶長九年にも症例は十例と少ないが天皇から武士までを診ており、十年の総数三十一例においても後陽成天皇、女院（勧修寺晴子）から公家（冷泉為満、広橋兼勝）、勾当内侍（持明院基子）、武士それに住吉屋、柏屋、小胭《べ》脂《に》屋などの町人の、本人から家族までを患者としている。

慶長九・十年の患者の中で、武士のうち、友松盛保も豊臣家の家臣で、会津征伐時道中の補修奉行を務めたあと、慶長九年の秀吉七回忌において豊国社臨時祭礼の総奉行を務め、続いて家康の駿府城普請の際の人足奉行も務め、大坂夏の陣後土佐山内氏に預けられて、山内氏に仕えたという波乱の人生を経験した人である。その人の妻が九年と十年に治療を受けている。松井藤介も秀吉家臣で名護屋陣にも出ていた人である。小出三尹は秀吉馬廻であったが、関ヶ原後に徳川氏に仕えた人で、朽木元綱も秀秋の内応と共に関ヶ原で東軍に寝返った人である。

杉原長氏は杉原（木下）家利の孫にあたる人で徳川家康の家臣であった。東軍として関ヶ原に参加したが深傷を負い、慶長六年に亡くなっている。その長氏の妻の診察をしたのである。長氏の子正永も瘧に罹って玄朔の治療を受けている。赤井忠泰は家康の小姓となり、関ヶ原で東軍に加わって戦後山辺郡で一〇〇〇石の知行をもらい、慶長八年に豊後守に任じられた青年武士である。のち家康、秀忠に仕え、七十四歳まで生きた長寿の人である。また大坂城の「御サゴノ御局」は淀殿・秀頼に仕える女房であり、宇喜多一族の老女も診察を受けている。したがって玄朔は九・十年にも、前年同様、関ヶ原後の豊臣政権の関係者や豊臣家に心を寄せる人も、徳川政権の中にいたり政権に近い人も、差別なく診察していることがわかる。

慶長十一年（一六〇六）には玄朔の生涯で最多と思われる診察例を数える状況になる。玄朔はこの年五十八歳である。この年には、徳川秀忠、その子家光（三歳）、その弟で生まれたばかりの忠長、それに芳春院まつ（前田利家の妻でこのころ徳川家に対する人質として在江戸）、それに老中酒井忠世の妻や加藤清正の妻の乳母などを診察している。特に徳川将軍家の診察がはじまったこと、そのために江戸に滞在し、芳春院まつなど大名家の人々の診察にも携わったことが、診察件数を大幅に増大させた理由であったと考える。

京都の天皇家や公家・女房衆についても、後陽成天皇の六宮、大聖寺宮恵仙、持明院基孝、勾当内侍（持明院基子・六宮の生母）、藤大典侍（日野輝子）などが診察を受けているので、玄朔は基本的に京都に在住していたことがわかる。そして、浜松の商人佐藤氏や「枡屋」久円の妻、秀吉の能の指南役を務めた金春宗意の脈診も行っており、幅広い階層を診ていることがわかる。京に住んでいるさまざまな階層の人々を診察したのは、前年の十二月、京で痘瘡が流行したこととも関係がありそうである。

この年最も診察が多かったのは武士である。渡部五兵衛は秀吉の馬廻で、関ヶ原では西軍に加わった人である。その妻の頭痛・足の冷えを診ている。杉原長房も関ヶ原で西軍に加わった大名であるが、おねの従兄弟であったため許されたのであろう。木造具康は関ヶ原後、福島正則に仕えた武士である。新庄直頼は秀吉時代高槻城主三万石を務め、関ヶ原で西軍として活躍、戦後蒲生氏に預けられたが、慶長九年に家康から常陸国麻生三万石を与えられた人である。その侍女の「傷寒」を診察している。これもおそらく江戸か常陸に出向いての診察であったのではなかろうか。

また鍋島氏や藤堂高虎、その養子高吉の母を診察したのも江戸においてであろう。「城普請の名手」と呼ばれた藤堂高虎が「普請入水而後悪寒、咽痛」の症状を呈して診察を受けたのは、江戸城普請が完成するこのころの様相に合致する。斉藤刑部丞は元秀吉家臣、山中幸俊は秀吉、次いで秀頼に仕えた武士で、大坂の陣以後浅野氏に仕えることになる人である。幸俊の養父である山中山城守長俊は秀吉の家臣（右筆）として、文禄年間蔵入地代官も務め、関ヶ原で西軍に加わったが、合戦時大坂にいたため所領没収となり、京に逼塞していて、この年十一月に玄朔の診察を受けた人である。しかし「卒中風」とあるように、六十歳のこのとき亡くなっている。平野長泰は関ヶ原で東軍に加わったあと、秀忠に仕え、二条城普請に参加している武士である。その妻の下痢を診たのは京においてであろう。長谷川守知は先述のように関ヶ原で西軍として佐和山に籠城したが、内応し、戦後所領を安堵され、幕府に仕えた人である。建部寿得（徳）も秀吉の文禄の役時に物資の補給や名護屋城普請などで活躍した武士である。伏屋為長も秀吉の普請奉行を務めたあと、関ヶ原後に家康に召し出され、普請奉行を務め、慶長九年に亡くなっていた。その妻（後室）の気鬱の診察をしたのである。大野治長は秀吉馬廻であったが関ヶ原で東軍に加わり、このころから大坂城の中心としての位置を確立し始めていた人である。徳永寿昌も秀吉時代美濃高松城三万石の城主であったが、関ヶ原で東軍に加わったため、二万石を加増され、高洲城に移った武将である。

このように、慶長十一年に玄朔が診察した武士とその家族は多数にのぼる。実名がわかる人々のほとんどが、かつて秀吉の馬廻や奉行、直轄領の代官などを務めた家臣であり、関ヶ原合戦では東軍に加わったり、東軍に内応した人であった。はじめから家康家臣であった武士よりも、もと秀吉家臣という大名や武士が多いように思われる。徳川幕府初期の武士層の特徴が玄朔の患者の名にも現れていると思う。関ヶ原合戦では徳川方に付いたとはいえ、もともとは秀吉恩顧のこれらの武士たちにとっては、自身や家族が医師の診察を受ける場合は、もと豊臣政権の番医として名高い玄朔に頼ろうという心情があっただろうことが想像できる。

慶長十二年には患者数は前年の半分以下に減る。後陽成天皇、「女院様」つまり後陽成天皇の母新上東門院勧修寺晴子、梶井殿以下、公家の近衛前久、広橋兼勝を診察し、さまざまな武士の他、町人泉屋宗三郎や京の町人で工芸家本阿弥光悦を診た。

武士は福島氏、堀氏、村井氏、佐久間氏、東条氏ほかを診察した。そのうち村井右近大夫は秀吉の臣となり、次いで秀頼に仕えて一〇〇〇石を宛がわれた家臣である。佐久間安政は柴田・織田・北条・蒲生と主君を替え、家康に従った武士で、近江で七〇〇〇石を知行している武士である。東条法印（行長）は三好氏などに仕えたあと、秀吉に属し、文禄の役では名護屋に駐屯し、秀吉の勘気を被って家康に仕えたという人である。以上は秀頼方、家康方と属す主君は異なるが、厳しい関ヶ原合戦期を乗り切った武士たちである。純粋に徳川家の家臣であったと見られる人は花房職則のみであり、彼は慶長五年に初めて家康にお目見えし、関ヶ原に参戦、のち大坂陣に徳川方として加わって、七二二〇石余を知行することになる武士である。やはりこの年も、関ヶ原合戦の影響を何らかの形で受けた武士の診察が主流であったことになろう。

『配剤録』の最後は慶長十三年正月の後陽成天皇と照高院准后（道澄）の二人の診察で終わっている。実は『配剤録』の最初は、年代順に診察例が並んでいたのではなく、六番目までは皇族の診察であった。これは、玄朔にとって天皇の診察の場で多くの医師と接触したことによって鍛えられ、また法眼から法印に任じられた天皇家に対する御恩は、後世に書き残したい最重大事であったからだと思う。

『配剤録』の最後の年（慶長十三年）に、玄朔は他の徳川家の侍医共ども駿府に宅地を与えられ、それまでの江戸と京の往復ではなく、半年ごとに江戸と駿府に在番することを命じられたようである。その後玄朔は大御所家康や秀忠の御伽に祗候したといわれる。このように天皇家をはじめ在京の公家衆や大坂の淀殿、それに豊臣家の家臣などとの関係が保たれていたのは、玄朔にとって、まさに『配剤録』が執筆された慶長十三年の年頭までであったといえる。その後曲直瀬家は幕府の侍医や番医として転身するのである。

おわりに

『玄朔道三配剤録』の内容を年代順に並べ直した表を基に、玄朔の置かれていた状況を考えつつ、診察した患者について考察した。『配剤録』は天正三年の信長家臣蜂屋氏の診察以来、慶長十三年の照高院道澄に至るまで、実に三三四例の診察の記録であった。これは、単に病状に対してどのような治療が適切なのかを語るだけではなく、天皇や前田玄以の症状に対する諸医の診断の違いを学ぶ医学書としての傑作であるばかりでなく、天皇家の法印に叙され、豊臣政権の番医となった曲直瀬家の当主として、この織豊政権期という目まぐるしく権力が交替した時期の諸階層、特に秀吉家臣団を診察したことで、彼らの生き方をも顕わにする史料となっている。天皇家から庶民まで医師を必要とし、医師の側もよくそれに応えていたことが明らかになる。

玄朔は、秀次事件に連座して佐竹氏にお預けとなっていたころ、先述のように慶長元（文禄五）年閏七月吉日付で嫡男元鑑に対して「掟」と「印可伝授附与状」[26]を認めている。それには嗣子元鑑に対する十六箇状の教訓が記載されていて、「医道一筋」に心がけることや、「仁術」に基づく治療、脈診のため朝起きを励行するべきことなどが含まれる。政治に翻弄されたが、政治の中で生きねばならない当時の医師の心がけである。中でも「仁術」に基づく医療を説いている点は、以後復権してからの多くの診察例を残し、診察対象の広さを示していることに表れており、玄朔が「仁術」を医療行為で実践していたことを示す。特に武士に対しては、関ヶ原の合戦で敗れた武士の家族や、生き残ったり東軍に内応した西軍の武士やその家族に対して広く診察の門戸を開き、またさまざまな町人や芸能者まで診察していることが特徴である。子孫に書き残す教訓としてだけではなく、玄朔自らが「仁術」を心がけていたことの証左であると思う。病気がちの後陽成天皇から庶民までを診察対象とした玄朔は、まさに医療技術の点からも頼りになる当代の名医というべきであろう。

最後にこの『玄朔道三配剤録』と『医学天正記』の関係について私見を述べておきたい。『配剤録』の診察記録部分には、年月あるいは年・四季と患者名が記されていた。いっぽう『天正記』は全体が「乾上・乾下、坤」の三部に分かれており、それぞれ病名ごとに、患者とその症状が記されており、年月がはじめの部分に添え書きされているにすぎない。また年月の書かれている患者は『配剤録』の記述と九八パーセント一致しており、年月の添え書きのない患者は「毛利宗瑞公」のように関ヶ原以後の呼称で記されていることがわかる。輝元は関ヶ原後に出家して「宗瑞」と名乗ったからである。よって『天正記』は『配剤録』の内容を症例ごとにまとめ直し、『配剤録』以後の診察を加えて、医学者向けに症例ごとに編纂し直した玄朔の診察記録であったと考える。本稿では『配剤録』の分析のみに留め、『天正記』に書き加えられた、慶長十三年以後の、玄朔が主に江戸に住んで幕府の要人と親密な関係を結ぶことになって以後の診察については、別稿を期したいと思う。

（1）　玄朔の実父・実母について『寛政重修諸家譜』五九三は実父は河崎乗三某の男、実母は堀部左門親真の女と記す。『国史大辞典』玄朔の項を担当した小曽戸洋は正盛の妹の子と記す。堀部左門親真の娘が初代正盛の母と同一人物なら、妹の子となるが、別人なら『寛政重修諸家譜』に記される正盛の「姪孫」つまり姪の子が正しいということになる。

よってここでは二説のうち『寛政重修諸家譜』の記述を重視して、玄朔は初代道三正盛の母かたの姻族の子とした。
(2) 玄朔が秀次の「侍医」であったことを証明したのは、宮本義己の「豊臣政権の番医」（『国史学』一三三号、一九八七年）である。
(3) 宮本義己「曲直瀬玄朔の人物と業績」『医学選粋』三二号、一九八三年、「豊臣政権の番医」（注(2)論文）。
(4) 『医学天正記』（『改訂史籍集覧』第二十九冊、臨川書店、一九六七年）。
(5) 「蜂屋頼隆黒印状」（『織田信長文書の研究』下六六一号、吉川弘文館、二版一九七三年）。のちの秀吉時代の頼隆については「惟任謀叛記」（『続群書類従』第二十輯、訂正三版一九五八年）などにしばしば登場する。以下武士の経歴に関しては、諸家文書や『寛永諸家系図伝』『寛政重修諸家譜』などの系譜類、『太閤記』などの記録、また事典類から考察した。
(6) 「蔵人所藤原慶親口宣案」（慶応大学三田メディアセンター所蔵『曲直瀬今大路家古文書』）。なお曲直瀬家文書中の初代、二代の文書の紹介、主要文書の翻刻として高橋正彦の「曲直瀬道三文書について」（『史学』一九六三年九月号）がある。高橋の正確な読みは大変参考になった。
(7) 「正親町天皇綸旨」（注(6)に同じ）。
(8) 宮本『医学選粋』論文。
(9) 慶応大学三田メディアセンター所蔵。
(10) 宮本『医学選粋』論文。
(11) 『天王寺屋会記』（『茶道古典全集』七・八、淡交新社、一九五九年）。
(12) 「一渓道三譲状」（注(6)に同じ）。
(13) 「翠竹院道三書状」（注(6)に同じ）。
(14) 「前田玄以知行宛行状」（注(6)に同じ）。
(15) 宮本『医学選粋』論文。
(16) 大日本古文書家わけ第八『毛利家文書』（東京帝国大学文学部史料編纂所、一九二二年）八六四号など。
(17) 『毛利家文書』三の八八九・八九〇・八九三号など。

(18)　辻善之助編『多聞院日記』(角川書店、一九六七年)。
(19)　大日本古記録『言経卿記』五（岩波書店、一九六七年)。
(20)　石野瑛「大医和気・半井家系の研究」(『中外医事新報』一二四七号、一九三七年)。
(21)　『太閤記』下（岩波書店、三刷二〇〇〇年)。
(22)　宮本『国史学』論文。
(23)　『曲直瀬今大路家古文書』(注(6)に同じ）中の年闕二月二日付長束正家・増田長盛・前田玄以連署書状。
(24)　『曲直瀬今大路家古文書』(注(6)に同じ)。
(25)　『太閤記』上（岩波書店、三刷二〇〇〇年)。
(26)　慶応大学三田メディアセンター所蔵。なお曲直瀬家歴代について論述した『京都の医学史』は、玄朔について「臨床パターンの人」であったとし、「実学」に徹した人だったと見ているのは、筆者の結論に通じるところがあると思う(京都府医師会編『京都の医学史』一九八〇年、思文閣出版)。

表　年代順患者とその症状・病名

年月	患者	性別	年齢	病状・病名
天正３・夏	蜂屋兵庫助（蜂屋頼隆）	男		瘧
天正６・夏	竹門様（三宮）	男	5	瘢疹（猩紅熱）
６・夏	不破彦三郎（不破光治）	男	20余	肥満上実の人．俄に上気・眩暈吐血
天正10・６	陽光院殿（誠仁親王）	男		霍乱（腹痛・吐逆・悶乱）
天正11・正	正親町院（正親町天皇）	男	65・66	中風
11・	若宮様(和仁親王)(後陽成天皇)	男	12	痘瘡
天正12・秋	平野道是	男		泄瀉．足冷
天正13・春	道是息勘解由	男	20余	風労．頭痛．潮熱
天正14・７	陽光院殿（誠仁親王）	男	四旬近	瘧
天正15・春	毛利右馬頭輝元公（輝元）	男	35	瀉痢．下血．左脚脛腫
15・	若宮様之御袋 （新上東門院晴子）	女		血暈．小腹に血塊
天正17・５	八条殿（大宮・智仁親王） （智仁親王）	男	8	感冒
17・夏	伏見殿（中務卿親王）	男		傷寒
天正18・秋	山岡孫太郎（山岡景宗）	男	20余	面青．眩暈．吐逆．霍乱
18・秋	山崎志摩守（山崎賢家）	男	40余	腫張
天正19・春	大典侍殿	女	20余	産後７ヶ月．腰から足に至り浮腫
天正20・正	藤堂小兵衛尉（藤堂高吉）	男		心腹筋痛
20・正	関白秀次公（羽柴秀次）	男		上腭破損
20・正	西尾豊後守（西尾光教）	男		頭痛．吐逆．腰腹逼迫
20・２	太閤相国秀吉（豊臣秀吉）	男		感冒
20・２	延命院（玄朔）	男		咳．痰
20・２	水名瀬殿　女中	女		妊４ヶ月．咳嗽．吐逆
20・３	瀬田左馬允　息女	女		産月発熱．血衄
20・３	猪子内匠頭（猪子一時）小姓	男		小瘡．浮腫
20・４	三好新右衛門尉	男		心下痛．瀉痢
20・４	遊佐孫二郎	男		腹脹．四肢浮腫
20・４	羽柴下総守　小姓	男		傷風．汗
20・５	佐藤長介	男		赤痢．腹痛
20・５	郡十右衛門尉　小姓	男	14	白痢．臍《セイ》下《カ》痛
20・５	津田長門守（津田信成）小姓	男		熱病．痢
20・５	石尾与兵衛（石尾治一）僕	男		傷寒．裡熱
20・	河村清十郎	男		疹．発熱
20・	道茂	男		湿熱．頭頂痛．腰痛
20・	小野木被官久介	男		久しく心悸
20・６	河村清十郎	男		面．目浮腫
20・６	石尾与兵衛（石尾治一）	男		臓気．心下隠痛
20・６	伊丹兵《(マ)》郎助《(マ)》（伊丹正親）	男		淋濃痛

20・6	安宅左介	男		風熱．潮熱．吐逆
20・6	西笑和尚	男		感冒
20・	羽柴下総守 小姓	男		熱病
20・6	猪子新太郎	男		瀉．冷痺
文禄2・夏	会津宰相氏郷（蒲生氏郷）	男	30余	下血．腫脹
2・秋	関白殿秀次公（豊臣秀次）	男		気積上気→胸塞．痰喘息
2・	河嶋作右衛門	男		瘧．寒戦．大熱
2・	奴　源右衛門	男		瘧．寒熱．瘡
2・	コナ部			背上痛
文禄3・11	民部卿法印（前田玄以）	男		悪寒．戦慄．頭痛．陰嚢腫
文禄5・正	玄朔	男	48	寒熱往来．心下痛
5・正	花房助兵衛尉（花房職之）内（妻）	女	40	衰亡．月水6・7ヶ月来らず
慶長2・端午	大友一法師殿	男		虫心痛
2・	則庵の姪男	男		虫痛
2・	同僕	男		瘡痛
2・	僕二助	男		足梅．打破
2・10	専立斎	男	50余	一身小瘡．裏面目四肢腫．腹脹
2・12	玄鑑母	女	38	皮膚風疹．寒熱
慶長3・9	今上皇帝（後陽成天皇）	男	28	眩暈．脈沈．気鬱．呕畹
3・9	妙法院一品親王	男	30余	下血．脈沈細
3・10	二見大夫殿 母	女	50余	四肢痺痛．行歩遂げず
3・	妻木雅楽頭	男	近40	痰
慶長4・正	引田宗味	男	30	傷寒．潮熱
4・2	大友一法師	男	9	腹脹虫衛上．潮熱
4・上巳	今上皇帝（後陽成天皇）	男	29	大渇．眩暈．心悸．御脈微
4・3	藤懸三河守（藤掛永勝）内（妻）	女	30余	寒熱．頭痛．四肢筋痛
4・	大坂薩摩守	男	30余	傷寒．面目赤．口乾．耳聾
4・	鍋嶋信濃守	男	30余	少年時より淋病
4・5	菊亭右大臣晴季公（菊亭晴季）	男	60余	右腿脚筋痛
4・	河辺新烝	男	30余	臓気
4・6	浅野左京大夫殿（浅野幸長）内（妻）	女	20余	産後2旬之後．悦忘愚の如し
4・6	准后様（国母）（勧修寺晴子）	女	近5旬	痰厥気．厥頭重
4・7	今上皇帝（後陽成天皇）	男		疝気
4・8	小河善兵衛 内（妻）	女	30余	妊産月子衛上．心下痛
4・8	勧修寺右中弁殿（勧修寺光豊）内（妻）	女	20余	持虫衝上り心背にて咬む．痛
4・8	伊丹兵庫助（伊丹正親）	男	50余	瘧．寒熱
4・9	吉田修理亮（吉田好寛）	男	40余	持喘．気鬱
4・9	沼津乗利	男	30余	瘧
慶長5・4（1600）	小笠原信濃守	男	30余	過飲酒．瀉．胕腫

5・4	垣屋隠岐守（垣屋恒総）	男		久しく痁．塞熱．頭痛
5・4	毛利壱岐守（毛利吉成）小姓（号清蔵）	男	17・8	傷寒
5・	松平和泉守（松平家乗）	男	20余	傷寒
5・5	生駒下野守	男	14・5	久しく淋．身熱
5・9	奈良塩屋		40	傷風
5・9	工庵母	女	50余	痢．不食
5・10	徳善院僧正（前田玄以）	男	50余	気鬱
5・10	浅野左京大夫殿（浅野幸長）内（妻）	女	20余	8ヶ月煩．安眠難
5・	徳永式部卿法印（徳永寿昌）女中（妻）	女	40余	右膝臏疔
5・	吉田豊後守	男	75	食傷．吐逆
慶長6・正	西尾豊後守（西尾光教）子息（号亀）	男	12・3	感寒
6・正	大塚平作	男	20余	泄痢の後．手足小瘡
6・2	西尾内膳	男	16・7	感冒
6・	鍋島信濃守（鍋島勝茂）内（妻）	女	20余	妊産月傷寒
6・2	大坂五郎右衛門	男	50余	常に過酒．腹堅満
6・	備前中納言秀秋（小早川秀秋）	男	18・9	酒渴嘔吐．胸中煩悶
6・5	女院様（勧修寺晴子）	女		頭旋．目暈
6・5	楽人隠岐守 女中（妻）	女	30余	気積．一身浮腫
6・5	道悦 女中（妻）	女	20余	気鬱
6・6	渡辺勝兵衛尉	男	30余	寒熱
6・6	道断（三歳児の乳母）	女		孕《よう》．大便溏
6・6	石川紀伊守式部 母	女	70	秘結
6・6	矢野弥左衛門	男	60	常に過酒．心下積
6・6	是庵	男	20余	暑熱．頭痛
6・6	森長介（森忠政）	男	30余	暑風発熱．咳痰．衄
6・6	岡平兵衛	男	30	便毒．腹痛
6・7	岡山中納言秀秋公(小早川秀秋)	男	18・9	酒疸
6・7	吉田豊後守	男	70余	瘧
6・7	下立売道友 乳母	女	70余	腫脹．渴甚
6・7	養心		40余	久しく吐逆．浮腫
6・7	花房帯刀	男	20余	久しく労．潮熱
6・	長谷川甚兵衛（長谷川重成）	男	逾7旬	瘧
6・8	安威摂津守	男	70	常に過酒．眩暈
6・8	津田勝兵衛 女中（妻）	女	20余	妊産月一身腫．呼吸速
6・8	柘植大炊助殿	男	近7旬	感冒
6・8	吉田与次	男	20	瘧
6・8	灰屋紹由（佐野紹由）	男	30余	瘧再発
6・9	山名新二郎殿	男	18	瘧間日
6・9	是庵	男	20余	瘧三発

6・9	松雲	男	82	赤痢
6・	革屋宗宮 女中（妻）	女	30余	面浮．頭痛
6・10	秀頼公 御母（淀殿）	女	御年30余	御気鬱．不食．眩暈
6・10	転法輪殿	女	18・9	産後瀉痢
6・11	養清		50余	尿数蒸中痛
6・11	近藤七郎太郎（近藤正成）	男	18	瘧
慶長7・正	徳安 内（妻）	女	70余	傷風．寒熱
7・正	甘露寺殿	男	20余	去冬過飲酒．下血
7・正	下間少弐法眼	男	30余	持寸白
7・正	藤宰相殿	男	逾40	常に過酒．久しく瀉痢．臓
7・正	照高院（照高院道澄）准后	男	60	感寒．頭痛
7・2	小川大菊屋 内（妻）	女	30余	心痛．気欲絶
7・2	中御門殿	男	30余	不時眩暈
7・2	冨士屋紹悦	男	30余	労熱久しく止まず．疝痛
7・2	前本満寺	男	50余	労心虚
7・3	今上皇帝（後陽成天皇）	男	御年33	毎朝心中悶．食後快然
7・4	紫野助三郎	男	40余	腹大．水気背肩腰足に至る
7・4	郡山了二	男		痰喘
7・4	勧修寺義同晴豊公	男	50余	酒食過度．小腹堅痛
7・4	大文字屋宗怡	男	40	感冒．発熱
7・5	大坂御岩	女	20余	中気
7・端午	織田民部少輔	男	近6旬	過酒．感冒．寒熱
7・5	今上皇帝（後陽成天皇）	男		食傷．瀉痢
7・6	有馬中書（有馬則頼）妹	女	70余	喘息
7・6	下曽根三十郎	男	30余	俄に腫脹．呼吸速迫
7・6	下間刑部卿法印（下間頼廉）	男	70余	持喘発
7・6	渫《(ママ)》（深ヵ）谷又右衛門	男		湿熱11日．大便溏
7・	吉田修理亮（吉田好寛）	男		持喘発
7・	花房助兵衛殿（花房職之）妻子		9才余	熱病．壮熱
7・6	乗昌 内（妻）	女	40	久しく血塊有．破
7・6	遣逓院		20余	痛風．肩肘痛
7・7	遠藤孫作 母	女	70余	気積．黄疸
7・7	木村宗忠	男		心気因乏
7・8	海老屋宗立	男	30余	心気因朧．夜中喘息
7・8	大戸宗由 内（妻）	女	30	霍乱．腹痛
7・8	岡井久二 内（妻）	男	18・9	赤白痢．腹痛
7・8	浅野左京大夫殿（浅野幸長）	男	30余	瘧
7・8	道栢	男	40余	瘧
7・8	谷出羽守（谷衛友）子息	男	8	赤痢．腹痛
7・8	三条松屋			瘧
7・9	吉田豊後守 息女	女	17	初妊産月患子癇
7・9	宇喜多左京亮 妹	女	20余	妊3ヶ月．吐逆
7・9	松野主馬首（松野主馬首）	男	20余	肺癰《よう》

7・10	引田宗味 内（妻）	女	20余	産後四旬褥．労寒熱
7・11	西尾豊後守（西尾光教）	男	60余	感冒
7・11	味岡市右衛門	男	40余	昨日過酒．感冒
7・12	元鑑 母	女	43	崩漏大下
慶長8・正	赤佐内膳正	男	30余	久しく患脚気
8・正	桔梗屋宗利 内（妻）	女	30	去年患崩漏
8・2	舟木宗富	男	70余	患疝痛
8・2	有楽女中之老母	女	70余	患瘧疾2日一発
8・2	有馬若狭屋等恵		40余	患痛痺
8・3	大森宗巴	女	50余	久しく患乳癰
8・3	三宅宗味	男	40余	旧冬患瘧疾．労熱往来
8・3	藤宰相殿	男	40余	脾腎虚損
8・3	下立売菊屋 内（妻）	女		月水4ヶ月不
8・3	今上皇帝（後陽成天皇）	男	33	感冒
8・3	片桐東市正（片桐且元）	男	40余	傷酒瀉痢
8・4	蜂屋孫九郎	男	17・8	患臟気
8・5	内大臣秀頼公 御母（淀殿）	女	30余	気鬱
8・5	木下左京亮（木下秀規）	男	30余	久しく労心悸．眩暈
8・5	家前帯刀 内（妻）	女	30余	久しく患渇疾
8・7	女猿楽 号正	女	20余	気積．不食
8・7	長谷川右兵衛尉（長谷川守知）	男	30余	瘧二発
8・10	大懸伝六	男	40余	初秋以来患労瘧
8・7	加藤喜介（加藤正重）	男	20余	瘧．40日に及ぶ
8・11	柳原左衛門佐	男	20余	脚気．筋痛
8・11	今上皇帝（後陽成天皇）	男	(33)	冷食過多．嘔
8・	筒井紀伊守	男	50余	患淋渋小腹及会陰而引痛
慶長9・正	宇喜多安津	女	72	久しく患下血
9・正	友松次右衛門（友松盛保）内（妻）	女	30余	小瘡湯治．腰脚腫
9・正	松井藤介	男	40余	傷寒
9・2	恩田九郎兵衛 老父	男		常嗜酒．飲酒過多．患腫脹
9・5	真木嶋勝太	男	15・6	瘧
9・5	片桐東市正（片桐且元）	男	40余	感冒
9・5	湯浅右近 子息	男	3	風熱．6・7日
9・5	石野八兵衛（石野氏置）内（妻）	女	20余	産後6ヶ月患．淋病
9・5	今上皇帝（後陽成天皇）	男	(34)	患癰腫
9・7	小出大隈守（小出三尹）	男	17・8	久しく瘧．寒熱
慶長10・正	朽木河内守（朽木元綱）	男	60	患背癰
10・正	今上皇帝（後陽成天皇）	男	御年35	早食後呕畹困悶．臍下筋引痛
10・正	宰相妹 号木津	女	30	患臟気
10・2	北村宗右衛門老母	女	70余	久しく痔．喘息．今感冒
10・2	大谷助三郎 内（妻）	女	20余	感冒
10・2	浅野右兵衛大夫（浅野長晟ヵ）	男	20余	患飧《ソン》泄

10・2	住吉屋宗外 内（妻）	女	18・9	旧冬以来崩血止まず．心中惕動
10・2	大懸伝六	男	40余	久しく瘧の後左脇瘧
10・2	掃部 内（妻）	女		毎夜寒戦
10・2	女院様（勧修寺晴子）	女	50余	持病頭旋而痛
10・2	丹越美作守	男	20	痔漏痛
10・3	柏屋久二郎	男	18・9	瘧
10・3	東坊	男		傷寒
10・3	西尾隼人佑	男	18・9	内痔．下血
10・4	小胭脂屋 内	女	30	久しく患潮熱
10・5	悦千 内（妻）	女	40余	持喘発
10・5	女院様（勧修寺晴子）	女		眩暈．不食
10・5	友松次右衛門（友松盛保）内（妻）	女	30余	久しく患赤白帯下
10・5	長橋御局勾当内侍（持明院基子）	女	20余	久しく患労咳．今感冒
10・5	冷泉殿（冷泉為満）	男	30余	久しく患労熱．不食
10・6	広橋大納言殿兼勝（広橋兼勝）	男	40余	脚気．今霍乱
10・7	伊藤左馬助	男	30余	常に過酒．今朝眩．吐逆
10・7	上野小平太 内（妻）	女	20余	初夏産．去月心腹痛
10・8	元鑑 内（妻）	女	18・9	安産．後下血
10・8	杉原四郎兵衛（杉原長氏）内（妻）	女		6月中旬安産．後腿膝痺
10・8	西尾豊後守（西尾光教）	男	60余	瘧
10・8	婢女 号右	女	40余	赤白痢
10・8	赤井清吉（赤井忠泰）	男	18・9	発熱．頭痛
10・9	大坂御サゴノ御局	女	18・9	患癇疾
10・10	杉原二郎三郎（杉原正永）	男	少年	久しく瘧の後患腫脹
10・11	祝丹波守	男	近7旬	喉中右辺病．頭頂痛
慶長11・正	大隅与左衛門 息女	女	壮婦	傷寒．頭痛
11・正	渡辺五兵（渡辺五兵衛）内（妻）	女	壮婦	頭痛．引腰脚
11・正	二条又右衛門 子息	男	5	疹．後身熱
11・正	杉原伯耆守（杉原長房）	男	30余	感寒．汗出
11・正	金春宗意（金春安照）	男	60余	中風．健忘
11・2	二条又右衛門 息（女脱ヵ）	女	18・9	産後10余日感冒．咳痰
11・3	羽柴伊賀守（筒井定次）	男	20余	感冒．患咳喘
11・3	木造大膳大夫（木造具康）	男		泄瀉．心悸眩暈
11・3	江戸御竹様（徳川家光）	男		風熱．斑疹．潮熱
11・	松平三河守殿 今侍従	男	12	耳中痛．膿出．潮熱
11・3	酒井右兵衛大夫（松平忠世）内（妻）	女	壮婦	産後腹痛．身熱
11・3	大樹内大臣秀忠（徳川秀忠）	男	御年20	感冒．頭痛
11・3	奥田左京亮	男	60余	久しく痢．赤白．腹痛
11・3	伊賀侍従殿（筒井定次）	男	30余	久しく淋膿不止
11・3	入江左次右衛門	男	20余	傷寒．喘咳甚

11・3	松尾五郎右衛門	男	20余	常に飲酒過多．下血．面目黄
11・4	塩穴多兵衛	男	20余	傷寒．毎晡時労熱
11・4	山田忠兵衛	男	壮男	感寒憎（増）．寒足冷
11・	新庄駿河（新庄直頼）侍女	女	壮婦	傷寒．発熱
11・4	鍋嶋長左衛門	男	17・8	発熱．頭痛．痘
11・4	藤堂佐渡守（藤堂高虎）	男	50余	普請入水而後悪寒．咽痛
11・5	今井勘解由	男	50余	在普請之地．感風湿患中風
11・5	林田左門	男	壮男	霍乱．吐瀉
11・5	林与五郎	男	18・9	感冒．寒熱再発
11・5	斎藤刑部丞（斎藤刑部丞）	男	60余	患泄瀉．瘧
11・5	小倉作左衛門尉 内（妻）	女	壮婦	妊娠至18ヶ月而未産．腹堅大
11・6	芳春院殿（まつ）	女	60余	霍乱．吐瀉
11・6	大樹若君様（忠長ヵ） 当月午時 朔　誕生	男		小便2日不通
11・6	粟田四郎右衛門	男	40余	感冒発熱．咳痰．瘧疹出
11・6	遠江浜松佐藤清左衛門	男	40余	伊勢参宮の帰．過酒於船中中風
11・6	二見大夫母	女	50余	久しく寡居．患痛風
11・7	山中紀伊守（山中幸俊）	男	20余	患痛風．両膝肘及び足趺
11・7	松坂久二郎	男	壮男	久しく労咳．痰
11・7	加藤肥後守（加藤清正）殿 内儀之乳母	女		四肢厥冷小腹脹
11・7	権大納言御局	女		心腹俄痛．身冷
11・7	六之宮様（御母今勾当内侍．妙法院御弟子）	男	5	常に痰多
11・7	持明院中納言（持明院基孝）	男	84	常に腰痛
11・8	立岐見松 内（妻）	女	50余	赤痢．腰痛
11・8	藤大典侍殿（日野輝子）	女	20余	久しく労寒熱．心塞不食
11・8	喜斉	男	20余	患大頭痛．腫痛
11・8	恵藤原左衛門	男	20	泄痢の後中風．虚弱
11・8	藤懸八右《(左カ)》衛門（藤懸永元）内	女	20余	風労久咳．午後潮熱
11・8	進藤長三郎	男	20余	熱病7日汗出頭痛
11・8	平野遠江守 内（平野長泰）	女	30	久しく痢再発
11・8	下方左介	男	20余	熱病の後面肢浮腫
11・8	権大納言局	女		気厥足冷．心中悶乱
11・8	長橋御局（勾当内侍・村明院基子）	女	20余	霍乱．吐瀉
11・9	渡辺右衛門作（渡辺長）母正栄	女	50余	憂愁耗気．瀉血嘔逆
11・9	浄遍	男	70余	病後余熱久しく止まず．不食
11・9	藤堂才兵衛 内（妻）	女		産後2旬の後労熱去来易瀉
11・9	赤井豊後守（赤井忠泰）内（妻）	女		妊妼2ヶ月不信心下積痛
11・9	光徳寺息女	女		患痼疾
11・9	長谷川右衛門尉（長谷川守知）	男		瘧
11・9	大聖寺殿（大聖寺宮恵仙）	男	御年16	風熱の証．20余日今俄昏冒
11・9	後藤長乗	男	40	久しく患嘔吐不止．虫衛上于心下

11・9	高橋雅楽助	男		熱病7・8月．今下血
11・9	隆玄 息女	女	壮婦	妊・午3ヶ月．不信．衄．唾．頭痛
11・9	東条伊豆守（東条長頼）内（妻）	女	20余	哺時寒熱．頭痛
11・9	枡屋久円 内（妻）	女	壮婦	堕胎後．心下痛
11・9	野村長次郎	男	20余	吐血．久しく止まず　夜一身痛
11・10	水野次右衛門	男	20余	久しく痢
11・10	藤堂（藤堂高吉）母	女	50余	常に一身瘧疹出
11・10	浅野右兵衛（浅野長晟）小姓小次郎	男		傷寒8・9月潮熱
11・11	建部寿得 内（妻）	女	33	久しく労退《(ママ)》．月水時眩暈
11・11	山中山城守（山中長俊）	男	60余	卒中風
11・11	伏屋左衛門佐（伏屋為長）後室	女	40余	心気爵滞．眩暈
11・11	大野修理亮（大野治長）	男	30余	久しく痢．再々発
11・11	徳永法印（徳永寿昌）	男	60余	過房の人也．久しく患痰瘧
11・	赤井豊後守（赤井忠泰）老母	女		左膝下痛．痺．不可忍
11・	伊藤左馬助	男		常に過酒．近日渇甚
11・12	道律	男	70余	中風
11・12	浅野右兵衛尉（浅野長晟）	男		食鬱．心下痛
11・12	吉田左兵衛 内（妻）	女	17・8	気鬱
慶長12・正	伊藤左馬助	男		酒痰．一身面目悉黄
12・2	福島兵部亮 母	女		傷寒．潮熱
12・2	引田宗味 女中（妻）	女		妊11ヶ月未産．漏血
12・2	庄田宗桂 息女	女		寡居．怔忡．眩悸
12・3	近衛殿前関白左大臣（近衛前久）	男		恐懼．気鬱．過酒
12・2	吉田左近衛 内義（妻）	女		食後上気．面赤．頭痛
12・3	広橋侍従殿（広橋兼勝）	男		脾胃不和
12・閏4	黒田養心（黒田利則）	男		久しく患．呑酸
12・閏4	梶井殿新宮様			渇疾不食．心中痛
12・閏4	家前帯刀 女中	女		心痞《つかえ》．悸惕《テキ》．眩暈甚
12・5	堀伊賀守	男		食酢而骨在乳辺．痛甚
12・5	野間新四郎	男		耳聾鳴平振
12・6	黒田養心（黒田利則）	男		常に呑酸．今感冒
12・6	堀辺太郎作	男	50余	卒中風
12・6	村井右近（村井右近大夫）	男		瘧
12・6	井関久左衛門 内（妻）	妻		中気
12・	村主勝三郎	男		熱病10余日．赤疹
12・7	金子内記	男		熱病20余日
12・7	荒尾志摩守（荒尾隆重）	男		酒食過度．患痛風
12・7	大津藤五郎 内（妻）	女		傷寒
12・7	木阿弥又三郎（本阿弥光悦）	男		熱病．食後耗気
12・8	佐久間久六郎（佐久間安政）	男		過酒．傷食．泄瀉不止
12・8	大森宗巴 内（妻）	女		白痢兼赤腹痛
12・8	木村四郎右衛門 内（妻）	女		心痛．吐虫．脈細数

12・9	池田新吉 母	女		素弱．５月初以来不食．時に心中痛
12・9	花房五郎左衛門（花房職則）	男		瘧
12・10	東条法印（東条行長）	男		上気頭痛．脈実大数
12・10	茂庵	男		傷寒
12・11	松原孫大夫	男		久しく労．肺虚．咳血
12・12	女院御所様（勧修寺晴子）	女	御年50余	去月18日嘔吐
12・12	木屋《（室カ）》勝左衛門	男		寒熱．虫衛上
12・12	秋岡宗加 内（妻）	女		患痛風．行歩不遂
12・12	泉屋宗三郎	男	少年	頭面瘡．汗出虚熱往来
12・	吉田長左衛門	男		感冒再発．発熱去来
慶長13・正	今上皇帝（後陽成天皇）	男	御年38	祝酒御胸中に滞．心中冷飲
13・正	照高院准后（照高院道澄）	男	御年65	久しく患中風

《コラム》

モンゴル時代の文化交流——医術のケース

小野　浩

伝統的にモンゴルにおける医療行為を担ってきたのは、ボゲ（ブゥー）böge と呼ばれたシャマンたちであった。病はその人に憑いた悪しき霊がひき起こすものと考えていたモンゴル人の間では、病気の治癒は除霊・厄除けを事とする彼らシャマンに頼っていた。しかしその一方でオトチ otoči やエムチ emči と呼ばれた医師もいた。彼らはその名称に「草木、薬草」を意味する ot や em（どちらもテュルク語起源）を含むことからもあきらかなように、治療にあたって薬草を用いる薬剤医師である。otoči, emči ともにテュルク語（otač, emči）からの借用語であることから、シャマン以外で薬草を用いて治療にあたる医師の伝統はテュルク人（ウイグル）から——さらには中国からも——入ってきたものであろう。

これらオトチと呼ばれる医師は、モンゴル軍の西征とともに早くも十三世紀前半には中央アジア・西アジアにその姿が確認できる。すなわち一二一九年にはチンギス・ハンの次男チャガタイに伴われた中国人医師の姿がその所領である中央アジアの地に確認され、また十三世紀半ばにはチンギスの孫フレグの西アジア征服に中国人医師たちが同行していた。一二六五年にフレグ・ハンの最期を看とったのも彼ら中国人医師らであった。モンゴル君主の宮廷のみならず、王子たちのいわば小宮廷にもそれぞれ宮廷付きの典医がおり、移動宮廷たるオルドとともに彼ら侍医も移動していた。

このコラムでは十三～十四世紀のモンゴル時代における中国医術の西方伝播、およびこの時代医術分野でキリスト教徒——ことにネストリウス派——が果たした役割について見てみよう。

＊　＊　＊

フレグ以降イランの地を治めたその裔はイルハンと一般に呼ばれたが、歴代のイルハンも概して中国医師を重んじた。フレグの孫アルグン・ハン（在位一二八四～九一）はすでに生まれも育ちもイランであったが、依然として東方の医術を好み、一二九一年の瀕死の重病に際しては、東方出身――インドともウイグルともいわれる――の医師団の勧める水銀剤を服して死亡した。第七代イルハンのガザン・ハン（在位一二九五～一三〇四）は眼病に悩まされたが、ムスリム医師団はそれに対し打つ手を知らなかった。中国医師団はガザンの体に二ヵ所「焼灼」したところ、却って悪化したという。この「焼灼」とはおそらく灸のことをいったものと思われる。このようにイルハン宮廷では中国医術が重要視されており、またガザン自身も中国医学にある程度通じていたといわれている。

このガザンに宰相として仕え、忘却されつつあるモンゴルの歴史をまとめよとのガザンの命を受けて『モンゴル史』を著し、次代オルジェイトゥ・ハン（在位一三〇四～一六）のもとでユーラシア世界史ともいうべき浩瀚なペルシア語史書『歴史集成（*Jāmi' al-tawārīkh*）』を完成したのが、かの有名なラシード・アッディーンである。ラシードは初めフレグの子のアバカ・ハンに仕えたが、彼もまた君主の膳司も兼ねた侍医としてそのキャリアをスタートさせた。

ラシードは世界各地の学術文献の収集に意欲を示し、その中には当然のことながら漢籍も含まれた。中でも彼は中国文化全般に並々ならぬ興味を示していたが、彼自身が医者であったこともあり、とりわけ中国の医術に多大な関心を持っていたのは確実である。

彼が中国の医薬書をもとにしてペルシア語訳を施した『珍貴の書（*Tanksūq nāma*）』（一三一三年）という著作の存在は、そのことを証して余りある。『珍貴の書』の原本は王淑和『脈訣』であるが、翻訳にあたり直接の原本に据えられたのは、現在未発見の李駉『脈訣集解』であることが日本人研究者により最近明らかにされた。ちなみにアラビア文字を交じえた珍貴な医学文献『回回薬方』は明代のものとはいえ、モンゴル時代の大きな文化交流のうねり抜きにしては決して成立し得なかったものである。そしてモンゴル帝国における元朝とイルハン朝との親密な関係も大いに与って力があった。

　彼がイラン西北部の都市タブリーズの郊外に建てた《ラシード区　Rabʿ-i Rashīdī》には、住宅・キャラヴァンサライ（隊商宿）や学者街・工房・浴場・粉挽き場などのさまざまな施設があったが、病院に加え《治癒者街　Kūča-yi muʿālijān》と呼ばれる街区もあり、そこには中国・インド・エジプト・シリアなど各地から多くの医師が集まって治療と研究に従事するかたわら、医学生の教育養成にもあたっていた。一大学術文化交流センターの観を呈したこのラシード区の成立は、モンゴル君主の後ろ盾を得たラシード個人の権勢・富に基づくのはもちろんだが、彼の学的好奇心と高邁な見識なしには存立し得なかったものであることも確かである。だがそれだけに、設立者ラシードが政争に巻き込まれモンゴル君主の愛顧を喪ったとき、この稀有な施設も壊滅の憂き目に遭わざるを得なかったのである。

　このときラシード区に集まっていた学者文化人や医師らがその後どうなったのかは杳《よう》として知られず、文化史の観点から見てもきわめて重要なラシード区の存在およびその活動成果のその後を跡づけることができなくなってしまった。その意味でラシードの失脚と処刑（一三一八年）は、一宰相の生涯の終焉にとどまらぬ、あまりに大きな文化史上の損失であったと言えよう。

＊　＊　＊

　イスラム医学の発展には、東方シリア教会、いわゆるネストリウス派キリスト教徒の貢献が顕著であることはよく知られている。アッバース朝時代のブフト・イーシュー家やマーサワイヒ（マースーイェ）、また第七代カリフのマァムーン（在位八一三～八三三）がバグダードに建てた《知恵の館》で活躍し、ギリシア医学書を翻訳したフナイン・イブン・イスハークなどもみなネストリウス派キリスト教徒であった。ギリシアのガレノス流医学のイスラム世界への流入は、ネストリウス派キリスト教徒の医師の存在を抜きにしては考えられない。アル・ラーズィーやイブン・スィーナーといったイスラム医学の巨人が現れるようになったのは九世紀後半以降である。だがネストリウス派の医師の活躍はアッバース朝期に限られるものでなく、それ以後もムスリム諸君主の宮廷お抱え医師としてとり立てられることが多く、彼らネストリウス派キリスト教徒医師たちの伝統は依然として続いていた。十三世紀における西アジア医術の東方への流入現象には、イランから中央アジア、そして中国へと東方に向けて教線を伸張させてきた彼らネストリウス派教会の果たした役割が大きかった。

内陸アジアから北アジアにかけての草原地帯にネストリウス派キリスト教が広がったのは意外に早く、遅くとも十一世紀初頭に伝わっていたのは確実である。このキリスト教宗派は、ケレイト、ナイマン、オングトといったテュルク系遊牧民、さらに東北方のタタル人の間にまで及んでいた。また内陸アジアの定住民地帯では、セミレチエ地方やタリム盆地のオアシス諸都市、トルファン盆地などにネストリウス派の共同体があった。それらの共同体同士は互いに緊密なコンタクトをとり合い、西アジアの教会総本山とも常に連絡交信を怠らなかった。東方シリア教会の典礼用語であるシリア語で書かれた文献はかなりの量にのぼり、医学書も含むそれらシリア語文献が中央アジア各地から出土している。彼らネストリウス派教徒の医師たちは各地を渡り歩くに際して、みずからの診断法・治療技術および薬剤・薬草類はもちろんのこと、医学書も携えて移動していたのである。

さて、このようにすでにネストリウス派キリスト教を知っていた遊牧諸部族に囲まれた中から一躍歴史の表舞台に登場したのが、チンギス・ハンのモンゴル部族であった。したがってこれらネストリウス派を奉ずる周辺諸族との通婚によって、初期のモンゴル王族内にネストリウス派教徒の妃たちが存在したのは自然の成り行きであり、その外戚としてネストリウス派教徒がモンゴル政権内での有力者・高官として現れるようになるのも当然であったと言える。

たとえばケレイト族長オン・ハン（王罕）の弟ジャカ・ガンボの娘で賢明なクリスチャンとして知られたソルカクタニはチンギスの末子トルイに嫁ぎ、のちにモンゴル帝国の大ハンないしウルスの長となる著名な四子――モンケ、フビライ、フレグ、アリク・ボケ――の生母となった。彼女の指示によりネストリウス派の教会も設立された。またオン・ハンの孫娘でフレグ・ハンの正室となったドクズ・ハトンも敬虔なネストリウス派キリスト教徒であったし、モンゴル王族内でネストリウス派信者の妃は少なくない。

さらにチンギス・ハンを継いだオゴテイの参謀チンハイや、父オゴテイを継いで大ハンとなったグユクを後見したカダク、さらに大ハン、モンケの高官ブルガイなどはみなネストリウス派を奉じていた。それゆえ西方のシリア、イラン、中央アジア方面から到来するネストリウス派キリスト教徒も、共同体の同胞からはもちろんのこと、モンゴル宮廷からも好意的に迎えられた。

中央アジアのサマルカンドから中国へ移り住み、モンゴル君主に重用されたサルギスはそうした代表的人物のひとりである。彼は十三世紀後半、鎮江に教会を建てたことでも知られ、同時代に中国に来ていたマルコ・ポーロも「マール・サルギス」と彼の名を挙げている。サルギスの一族は祖父の代より「舎利八赤」として重用された。「舎利八赤」というのは「シャーベット作り」という意味で、アラビア語の šarbat に担当者を示す -čï の付いた語である。シャーベットは柑橘果汁やバラの香り水に砂糖やハチミツを加えて凍らせた、いわば氷菓である点は今日と基本的に変わらないが、当時は病人に摂取させるのが主であり、飲みにくい薬を服用する際にも用いられた。サマルカンドのキリスト教徒医家が中国に迎えられた一例である。

さらに払菻王愛薛（または愛綏）も同類の一人である（愛薛／愛綏は「イショー」ないし「イーサー」の漢字音写でイエスのこと）。払菻とあるのでおそらくシリア出身でネストリウス派クリスチャンの彼は、フビライのもとで医薬司（のち広恵司）の長官を務め、一二八五年には枢密院副使ボラド丞相（プーラード・チンサン）に付き従ってイルハン朝のアルグン・ハンのもとへ赴いた。元朝帰国後も大いに重用され、功成り名遂げた人物となったが、そのきっかけと背景にはネストリウス派クリスチャン愛薛の医学に関わる深い学識があったことは確かである。

ここではモンゴル時代における中国の医術とキリスト教およびイスラムの医術をとり上げたが、モンゴルはその広大な帝国経営の当初から、特殊技能や専門業種に秀でた個人個人を、その出自や身分にこだわることなくみずからの政権内にとり込むことに異様なほどの熱意と積極性を示した。その結果十三〜十四世紀のモンゴル時代には、ユーラシア各地の文化の出会いが促進されたのである。

もとより医術もその例外ではなく、中国、朝鮮、チベット、インド、ウイグル、ムスリム、キリスト教徒それぞれの医学知識と医術は単なる出会いにとどまらず、それぞれを刺激し合ってさらなる発展に繋がった——あるいはそのはずであった。

しかし実際はどうであろう。ギリシア医学を起源とするイスラム医学がおそらくモンゴル時代以前にすでに中国へ伝わっていたことは、十世紀のバグダードの書籍商イブン・アンナディームの『諸文献解題目録（*Kitāb al-fihrist*）』に載る逸話からも確認できる。すなわちイスラム医学の巨匠アル・ラーズィーのもとに優秀な中国人学生が留学に来ており、帰国に際してガレノスの医学文献の口述を、師のラーズィーに願い出たという話がそれである。ギリシアのガレノス流医学をもとに発展したイスラム医学をネストリウス派教徒が東方へもたらし、それは中国まで流入した。にもかかわらず、その後の中国医学はそれを採り入れて西方医学との融合という方向に発展していかなかったように見える。それはなぜなのか。よく言われるところの中国の自国文化への強烈な自信、およびその裏返しとしての異文化への対抗心と不信という、いわゆる中華意識で片付けられるものなのか。

ギリシア医学は主として体液の分析を中心に置く考

え方、一方の中国医学の基本は「陰陽」と「気」の思想に基づくもの、と割り切って見ることが許されるのであれば、ギリシア医学の理論と方法論を受け入れて採用することは、あらゆる思想の根底に「陰陽五行」と「気」を想定する中国人の世界観そのものに変革をもたらさずにはおかず、それはとりもなおさず中国伝統文化全体の破壊さえ意味したから、というような説明もあるいは可能なのかも知れない。けれどもこうした観念形態面のみから中国文化の守旧性・保守性を指摘しても、充分な説得性に欠けるであろう。

同じことは西方のイランについても言えそうである。すなわちその地における中国医術の影響がどの程度まで後世に及んだのか、あるいは何ら影響の痕跡すら残さなかったのか。この問題は、医学・本草学・薬学分野のさらなる探求、およびその後の社会の具体的有り様を見極めることで、今後さらに明らかにされるべき課題であろう。

Ⅱ　近・現代の医療と社会

幕末京都における医家と医療

有坂道子

はじめに

わが国の医学の歴史において京都は常にその中心地であったが、江戸時代後期には人材の面でも研究・教育環境の面でも江戸が主導的な役割を担うようになった。京都は相対的にその地位を低めた印象があるが、幕末期には蘭学の導入や種痘の実施など当時においては先進的な知識・技術の理解も進んでおり、けっして停滞していたわけではない。蘭医学を積極的に取り込んだ小石家・新宮家などの医家の活動は、江戸時代後期の京都の医学を代表するものであり、その業績の基礎研究も進んでいる。

一方で、幕末期の京都における医療あるいは医療環境の実際についてはまだ知られていないことも多い。そこで本稿では、その実態をより具体的に知り得る史料である書簡を活用し、実際の診療がどのように行われていたかその実例を取り上げるとともに、多くの人命を奪う流行病として恐れられた天然痘を予防する取り組みや小石家における医学教育の検討を通して、幕末期の京都における診療のあり方、医療に対する意識を考察したい。

一　病と治療

まず、患者に対する実際の診療がどのように進められたか一例を見ていこう。ここでは儒者・漢詩人として知られる河野《こうの》鉄兜《てっとう》の治療の様子を取り上げる。鉄兜の生家は代々医者で鉄兜も医業を行っていた時期があり、医者自身が治療を受ける場合を見ることにもなろう。

河野鉄兜は文政八年（一八二五）十二月二十八日、[1] 播磨国網干《あぼし》に生まれた。河野家はもと伊予の出で、本姓は越智氏である。鉄兜の父三省には男子が五人あり、鉄兜は三男であった。長男が早世したため家督は次男三策が嗣ぎ、四男もまた早世で、五男東馬（香村）は分家して医業を営むかたわら塾を開いた。鉄兜は儒学や漢詩文を丸亀藩儒の吉田鶴仙や梁川星巌に学び二十一歳で医を開業したが、江戸遊歴を経て嘉永四年（一八五一）二十七歳のとき林田（現姫路市北西部）の建部侯に招かれて藩校敬業館の教授となり、安政二年（一八五五）には林田に私塾を開いた。好んで各地を巡り諸名士と交流し、頼三樹三郎・柴秋村・藤井竹外らと親しく交わっている。名は羆（維羆）、字は夢吉、通称ははじめ俊蔵のち絢夫、号は鉄兜から秀野、錦壇と変え、その他にも多くの別号を用いた。[2]

(1)　鉄兜の病状

鉄兜はいつの頃からか体調がすぐれず、何人かの医者に診てもらっていた。[3] 鉄兜と親しい印南郡大塩村（現姫路市南東部）の名家で姫路藩用達、山本久左衛門（石芝）に宛てた鉄兜の書簡に、

先日木梨村上氏へ相談ニ参候処、行末ハ労症（肺結核）ニ陥候儀難計ニ付、肝油を久服致候より外、無治法と申候（中略）加東郡にても良医之聞有之候人ニハ一々見てもらひ申候、漢家は皆、岡川（医）・長谷川（医）

も格別ニ異同は無御座候、蘭家ハ蘭同士大抵合し申候、何れ一家には難頼候故、漢蘭両方を相用申候、船頭多くして船山へ登ると申す如く、諸友之手前色々之斟酌有之困入申候、

（年未詳十一月二十九日付け）

と記されている。冒頭の「木梨村上氏」は加東郡（播磨東部）木梨村の医家で、おおよその年代からいって蘭方医として著名な村上代三郎（木洲）のことと思われる。村上家は代三郎の祖父の代から医者の家系で、父、叔父、弟もみな医家であった。代三郎は文政六年（一八二三）に生まれ、十八歳で大坂の緒方洪庵の適塾に入門して蘭医学を学んだのち、嘉永二年（一八四九）に江戸へ出て蘭方の大医伊東玄朴に学び、郷里にもどって家塾を開いた。江川太郎左衛門と交友があり兵学にも詳しく、安政四年（一八五七）には幕府講武所・蕃書調所に出仕したが、眼疾を患い帰郷して学塾と医業を続けた。門下には江藤新平や新宮凉閣ら多くの人材が輩出している。

ところが、鉄兜は村上氏に相談したものの、労症にならないよう肝油を長期服用する以外これといった治療法もないといわれ、ほかに良医の評判があれば一々診察を請うている。漢方医は漢方医、蘭方医は蘭方医のうちで見立てが似通っていて、一人の医者には頼りがたく漢・蘭両方にかかっていると述べており、治療に積極的で漢方・蘭方の違いにこだわる様子はない。ただ、多くに診てもらえばそれだけ異なる診断や指示もあり、かえって戸惑うことにもなる。諸友の手前いろいろの斟酌があって困るという表現は、鉄兜が診てもらった医者あるいは紹介者の多くが友人であることをうかがわせる。

その後、四十一歳にあたる慶応元年（一八六五）暮れ、十二月二十五日付けの書簡によると次のような展開があった。

近日網干迄参、其辺朋友に診察を受申候、蛮尿と（小水の味砂糖の如し、一日の量にて砂糖六十日を得るを甚しとす）肝臓の脹大と二病合併と申に相定候、蠣肉と鶏卵と主薬のよし、日々相用申候、今一応浪華緒方郁蔵にみせたらバよろしからんとの衆評に

御座候、事によりては二月初より上坂可致耶共存居候、

郷里網干で朋友の診察を受けたところ、糖尿病と肝臓病の二病合併と診断され、皆から今一度大坂の緒方郁蔵に診せたらよいだろうと助言を受けたのである。緒方郁蔵（研堂）は、緒方洪庵に学んで洪庵の義弟となった人物で、適塾の南に私塾独笑軒を開くかたわら医を開業しており、当時大坂で名の知れた蘭方医であった。網干での診断が下った時点で周囲が大坂の蘭方医を勧めたのは、やはり地元より大坂、そして蘭方の方が先進医療を受けられると期待したからであろう。鉄兜は勧めにしたがって緒方郁蔵を訪ね、二月十三日付けの書簡で「緒方へ参候処、大抵ハ同し見立ニ御座候、諸家ニも見せ申候、此上は一応上京して早々帰国致たく存候」と、大坂の見立てに変わりはなかったが、さらに京都まで行って診察を受けてから帰国すると伝えている。京都行きが、大坂での診察結果に満足しなかったからか、当初からの予定であったのかはわからないが、文面からするとあまり期待もせず、とにかく京都で一度診てもらって早く帰りたいと思っていたようである。

(2) 京都での診察

二月十九日、林田の医者長谷川玄岱に宛てて出した書簡(4)には京都での受診の様子が詳しく書かれている。

入京、先、伏見街道江馬天江宅へ落付、明日同姓権介（江馬）亦名家、称能療、また楢林栄顕（建）・新宮凉介・同（新宮）凉閣・同（新宮）凉民・越智高崧・土山春庵・小石忠（中）蔵等、数名家に三、四日の間日々歴訪受診、何れも大同小異、近日に一会合、衆議の上に処剤と申候（中略）百々へは今日参候処、北野の辺故、遠方にて一診を受候まま、先生も病用にて俄に人に迎去らる、何分一方ならぬ御証、篤と相考候て処方致すべく今一度も熟診致したし、との事にて引取申候、

鉄兜は、京都に入ってまず伏見街道五条角の江馬天江の居宅に落ち着いた。天江は翌日に訪ねている江馬権介

の養嗣子にあたり、義兄の江馬元齢や緒方洪庵に学んだ医者である。鉄兜と同い年で、詩文を鉄兜と同じく梁川星巌に学んでおり、以前から交流があってまず彼のもとを訪ねたらしい。(5) 天江の養父にあたる江馬権介（榴園）は美濃大垣藩医江馬家の流れをくみ、津山藩医の宇田川榕庵に学んだ蘭方医で、御室の仁和寺宮侍医をつとめていた。続いて他に診てもらった医者の名前を列記しているが、楢林栄建は佐賀藩医の子でシーボルトに学び、家督を弟の宗建に譲って上京し開業していた医者である。新宮凉介、凉閣、凉民はいずれも蘭医学の大家である新宮凉庭の義子である。新宮凉庭は京都において蘭医学研究を大きく進展させた名医であり、医学教育の拠点として南禅寺畔に順正書院を開いたことで知られる。実子がなかったため、凉民を娘婿に迎えて本家を相続させ、凉閣を第二義子、凉介を第三義子として分家を立てさせた。越智高崧は医師人名録『天保医鑑』（弘化三年〈一八四六〉跋）で専門を「西洋純粋眼科」と紹介されている眼科医、土山春庵は種痘に尽力した日野鼎哉門下の蘭方医、そして小石中蔵は京都に蘭医学を導入した小石元俊を祖父に、小石元瑞を父にもつ蘭方医である。鉄兜はこれらの蘭方医家を三、四日のうちに回って診察を受けていて、さらに書簡を書いた日には百々（孝明天皇の侍医であった百々俊達と思われる）にも診察を願い、急診に赴く百々から「よく考えて処方したいので、もう一度詳しく診察したい」と言われてその場を引き取っている。

実は、鉄兜は京都に入る前に伊丹でも医者に診てもらっており、実に多くの医者にかかっていることに驚かされる。そして特徴的なのは、京都に入ってから鉄兜が診察を受けた先のほとんどが蘭方系の医者であったことである。緒方のところでとくに蘭方の印象が良くなったわけではなかったので、京都に入ってから江馬天江のつながりで蘭方医に診てもらうという方針が定まったように見える。文久元年（一八六一）刊の『洛医人名録』によれば、それぞれの専門は江馬天江・榴園、楢林栄建、土山春庵、小石中蔵が「西洋」、新宮凉介・凉閣・凉民が「漢蘭」（漢蘭折衷）に分類されている。ちなみに、同書に収録される二五〇名の京医のうち、「西洋」は十七名

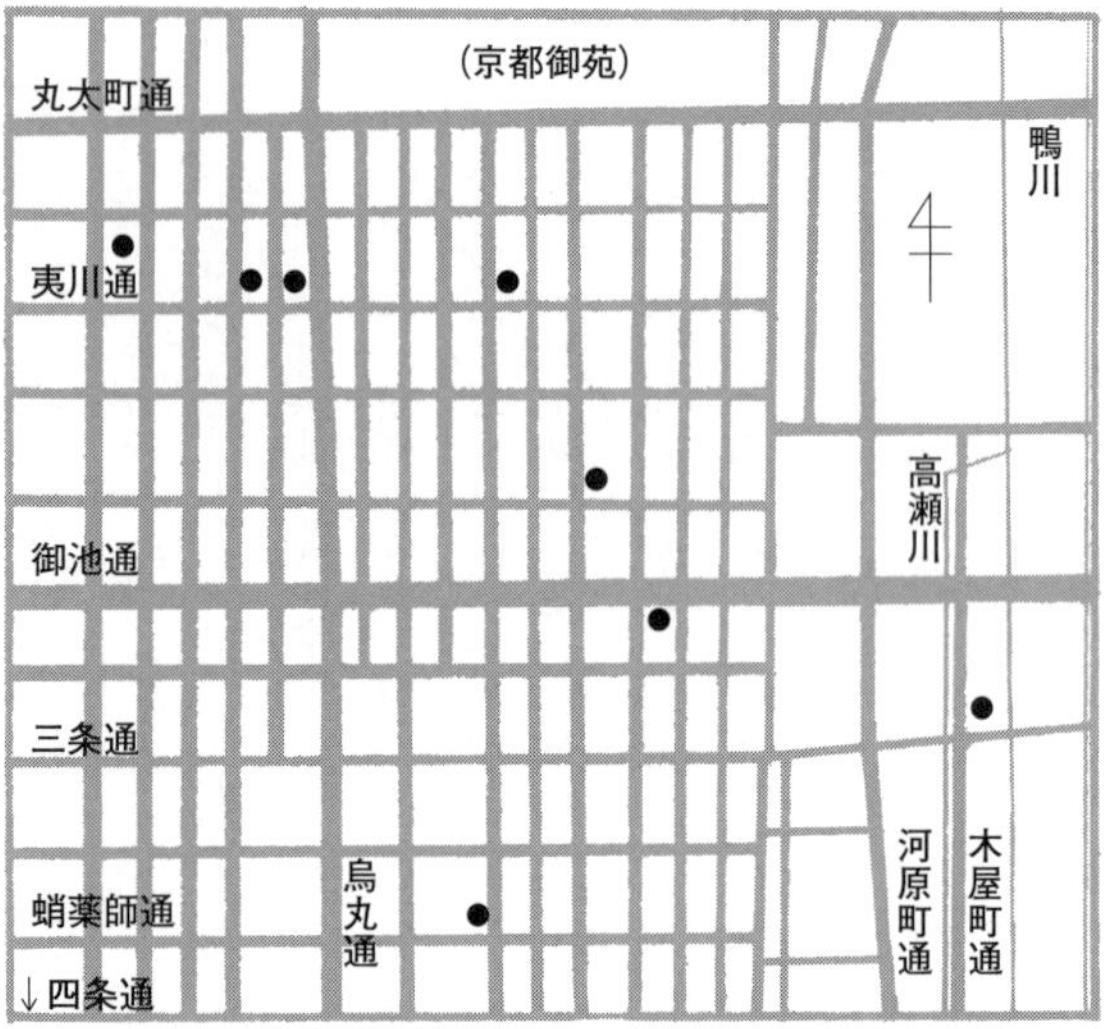

図１　鉄兜を診療した医者の開業場所（推定）

で六・八％、「漢蘭」は五十七名で二二・八％の割合である。ただし人名録によっては、たとえば新宮を「西洋」とするものもあり、また蘭方であっても西洋薬を簡単に入手できないため実際の方剤は漢方薬を用いることも多く、「西洋」と「漢蘭」の区分は厳密ではない。各医の開業場所は、江馬天江（伏見街道）と百々（北野の辺）を除き、北は夷川、南は蛸薬師、東は木屋町、西は釜座の各通りで区切られる半径五〇〇メートルの範囲に収まっているが、蘭方を扱う医者として名のある者を中心に、可能な限りを回っている観がある〔図1〕。

(3)　診察・治療のあり方

診察の結果、その場の見立ては大同小異であったようだが、医者たちが後日会合して衆議の上で薬を処方すると言っていることは興味深い。診断は、個々の医者に任されるだけでなく、難しい症例などは知識や経験の豊富な医者に問い合わせることも多く、鉄兜の場合のように治療方法について衆議検討することもあったわけである。医者たちが鉄兜の友人知人であったことに加え、百々の言葉にある「普通ではない症状」というのも、彼らが寄り集まって処方を考えようとした理由のひとつと考えられるが、蘭方医どうしで最善の治療を模索する様子がうかがえる。

患者の診察や治療をめぐっては医者の間でさまざまな協力関係があった。美濃大垣藩医である江馬活堂（四代春齢、江馬榴園の義兄にあたる）宛ての書簡集を見てみると、左のような情報がやりとりされている。(6)

①処方や薬効についての教示・報告

肺病御経験方御知らせ下され別して〳〵忝、早速製造申付服用仕るべしと相楽申候

【藤林普山（蘭日辞書『訳鍵』を著した京の蘭方医）書簡】

霊天蓋（天霊蓋。人頭骨）、梅毒労に効験これ有る旨先達て御教示御座候に付、先達てより度々相試候処、両人は奇効を得申候、其余三四人は左様にもこれ無く候、尚又逐々相試申すべく候

【坪井信道（江戸の蘭方医）書簡】

②薬剤の入手斡旋

先達頂戴致候牛胆、甚上品ニて（中略）其後宜品手に入申さず候処、得られ候は、何卒少々御恵下され候様仕りたく候

【前野東庵（前野良沢の孫で豊前中津藩医）書簡】

③診断・治療法についての助言

貴書中仰越され候左頬瘻瘡の患者診察仕候処（中略）喉頭より気管の辺、毒の染浸計り難く奉存候、何れ金硫黄（去痰剤）或は解凝ウルス（健胃剤）質の品、或は時々キナ鉄剤（強壮・健胃剤）も兼用致させたく存ぜられ候（中略）外用瘡口を少々開、没薬精等の濯洗法然るべきやに奉存候、如何

【戸塚静海（薩摩藩医のち幕府奥医師）書簡】

③に関しては小石家文書のなかにも、小石元瑞が懇意にしている家の息子が「黴毒」で、新宮涼庭・日野鼎哉両家の治療も功を奏さず衰弱が甚だしく、小森桃塢（朝廷医をつとめた京の蘭方医）に診察を依頼したことが記される書簡がある。(7) 小石元瑞や新宮涼庭、日野鼎哉も治療に難渋している患者を、名医の評が高い小森桃塢にも

診察してもらい有効な治療に結びつけようとしており、とくにこうした難病・難治の患者に対する治療に複数の医者が関わることは少なくなかったと思われる。

さて鉄兜の書簡の内容に戻ると、処剤については衆議の上ということであったが、それまでのあいだ何もしなかったわけではなかった。鉄兜の病状は熱毒の余波からきて糖尿や胃弱を起こしているので、衆見が未定のうちにも一日も閑却できないと、「キナ塩」（解熱剤）を五厘（約〇・一八七五グラム）と「哥論蒲」（コロンボ。健胃剤）を五分（約一・八七五グラム）、服用している。こうした処方の記述は医学の知識をもつ鉄兜ならではといえる。

糖尿病によって鉄兜は入京以来いっそう痩せて肉が落ち、座るにも大いに困る様子で、医者たちは日々様子を見に訪問していた。そうした京都の医者たちの熱心な治療姿勢は鉄兜に思いの外の好印象を与え、当初の予定を改めるに至った。先の書状の続きには、

京地の医家頗る親切、どうなりとも致して御快復させ申たしと、相集申くれ候（中略）診察対応の詳曲なる、緒方あたりの者にあらず、大に頼もしく思申候。奉答の時は（この前の返信の時には、の意）一度百々の診を受、天江諸友と相談したらば早々下江と存候へ共、今日思候は、折角出かけたる事故何ぞの験の見ゆる迄は暫滞京と存候、

とあり、京医の親切な診察態度に感銘を受け、すぐにでも林田へ帰国するつもりであったのが、せっかくなので何か治療効果が出るまで京都に滞在しようと考え直している。診断結果に大差はなかったにもかかわらず、鉄兜のなかでは大坂の緒方郁蔵と京医たちとの評価の差は歴然である。医者としての実力は単純に比較できないが、患者として見た場合、どのような姿勢で治療にあたるかが患者の満足に結びついている点は現代と何ら変わらないといえよう。

京医たちの懸命な治療によって果たして病状に変化が生じたかどうかは不明だが、残念なことに病が治癒することはなく、一年後の慶応三年（一八六七）二月六日、鉄兜は四十三歳の若さでこの世を去っている。

二　京医の種痘活動

ところで、鉄兜が受診した京医たちにはまた別のつながりを見出すことができる。それは種痘である。京都では、嘉永二年（一八四九）十月に日本で初めて天然痘予防のための牛痘種痘を行う施設が二カ所に開かれた。ひとつは新町通二条下ルに開かれた日野除痘館、もうひとつは御幸町通姉小路上ルに開かれた有信堂である。

(1) 嘉永二年の牛痘種痘と日野除痘館

天然痘（疱瘡）は致死率も高く、時に後遺症が残る病であり、人々に恐れられた流行病であった。幕末にも何度か大流行が襲い、多くの人命を奪っている。一度天然痘にかかった人が再び罹患しないことは経験的に知られており、天然痘を予防する手段としてインドやトルコ、中国などでは古くから人痘法が行われていた。人痘法は天然痘にかかった人の痘漿（水疱の膿汁）や痘痂（かさぶた）を健康な人に接種し、軽くかからせて免疫をつけさせようとするものである。日本へは十八世紀の中ごろに中国から伝えられ一部で実施されていたが、軽度でなく真正天然痘にかかってしまうものも多く、危険な方法であった。そうしたなかで、一七九六年にイギリスのジェンナーが人にかかっても軽症で済む牛痘を用いた種痘を成功させ、十九世紀前半にはその知識は中国経由で日本にも伝わり、牛痘を作り出す試みや牛痘苗（痘漿）を輸入して接種することも行われたが成功しなかった。

何とか牛痘種痘を成功させたいと考えていた医者のひとり、佐賀藩医の楢林宗建は、効力が短い痘漿ではなくより長い効力が期待できる痘痂の輸入を考え、藩に願い出てバダヴィア（ジャカルタ）から牛痘痂を取り寄せ、嘉永二年（一八四九）六月、オランダ商館医モーニッケが長崎出島で宗建の三男を含めた三人の子供に接種し、一人に善感した。佐賀藩主鍋島斉正（直正）は八月、佐賀城下で実子に接種させ、その後江戸の佐賀藩邸にも伝えられて、牛痘種痘はようやく広がり始めたのである。(8)

牛痘種痘の広まりは、佐賀藩の主導による佐賀→江戸ルートとは別に、ほぼ同時に二つのルートが開かれた。そのひとつは京都の蘭方医日野鼎哉とその門人で福井の町医笠原良策が関わったものである。日野鼎哉は寛政九年（一七九七）豊後の内徳野村（現由布市湯布院町）に生まれ、長崎でシーボルトの鳴滝塾に学び、天保四年（一八三三）に上京して小石元瑞の世話で東洞院蛸薬師下ルで外科を開業していた。笠原良策は文化六年（一八〇九）越前の深見村（現福井市深見町）に生まれ、江戸で古医方を修め帰国して開業していたが、蘭医学に興味をもち京都の日野鼎哉の門人となっていた。

良策は清からの痘苗取り寄せを計画し、弘化三年（一八四六）と嘉永元年（一八四八）の二度にわたって福井藩に請願を出し、藩主松平慶永を通じて牛痘取り寄せについての幕府の許可を得た。一方鼎哉は、長崎で親しくしていた唐通事の頴川四郎八に痘苗の入手を依頼していた。四郎八は痘苗取り寄せが「越前家御用」であることも承知しており、長崎で楢林宗建が種痘に成功したことを聞いて孫二人に種痘を受けさせ、その腕に出来た痘痂八個をとって瓶に入れ京都の鼎哉のもとへ急送した。痘痂を受け取った鼎哉はただちに孫たちに接種したが効果がなく、最後に残った形状が「至って見苦しい」一個を鼎哉門人の桐山元中の子に接種したところ発痘し、さらにそれを別の子に植え継ぐことにも成功した。この間、鼎哉は元中の子に施した種痘の成否を鑑定するため、実子が病で生死をさまよっていたのを置いて元中のもとへ通っている。牛痘取り寄せのために福井を出て長崎に向かっていた笠原良策は、まさにこの時に京都に到着した。京都で初めて種痘を成功させた鼎哉たちと会った時の様子を「一同欣躍之至、殆如狂心地ニ御座候」と述べている。(9)

そして巷で不正な種痘が行われないよう、また種痘を継続していくために十分な痘苗を確保できるよう、種痘を実施する一場を設けることとし、十月十六日に新町通二条下ル頭町に除痘館が開かれた。十一月一日には、大坂にいた鼎哉の弟日野葛民が、京都での種痘成功を聞いて緒方洪庵とともに痘苗を分けてもらうために除痘館を訪れたが、この時は福井藩の御用である痘苗を国許に持ち帰る前に分けることはできないとして断っている。しかし絶苗を避けるためにも大坂に除痘館を開く必要があるとして分苗を許し、洪庵らは大坂古手町に除痘館を開設した。

日野除痘館では、十一月十三日までの約一ヶ月で一五〇人が種痘を受け、子供の親にも感謝されたが、種痘に対する偏見や抵抗、採算を度外視した経営などが活動を圧迫し、わずか二ヶ月で閉鎖に追い込まれている。種痘普及に尽力した鼎哉自身も翌嘉永三年（一八五〇）五月に病のため亡くなり、日野除痘館の活動は再開されることはなかった。一方、良策が壮絶な雪山越えをして福井に伝えた痘苗は、数々の困難に直面しながらも徐々に領内に広がり、周辺の各藩でも行われるようになっていった。

(2) 有信堂の活動

牛痘種痘のもうひとつの伝播ルート、それが日野除痘館と相前後して京都に開かれた有信堂である。既述のとおり、佐賀藩で最初に成功した牛痘種痘は楢林宗建の貢献が大であったが、有信堂は宗建の兄である楢林栄建、江馬榴園、小石中蔵らによって設立された。京都の栄建が佐賀の宗建から種痘苗を取り寄せ、鳩居堂の主人熊谷直恭が御幸町通姉小路上ルにあった持ち家を種痘所として提供し、事業が始められた。日野除痘館がそうであったように、当時は種痘に対する偏見や抵抗が強かった上、実質的な経営費用はすべて実施者の負担であったが、有信堂は鳩居堂の経済的な支援を受けて元治元年（一八六四）蛤御門の戦いで焼失するまで継続した。その後、慶応三年（一八六七）にいったん再興されたものの幕府の滅亡によって廃止となり、さらに明治元年（一八六八）に再々興されて、翌年京都府の管轄下に入った。

有信堂が町奉行所へ提出した種痘所の正式許可願には、十六名の医師名簿が添付されているが[10]、「種痘熟練医師」で有信堂に出張して毎月種痘する者七名のうちに楢林栄建、江馬権之介（榴園）、小石中蔵がおり、「同志」九名のうちに新宮凉民、土山春庵の名が見える。「同志」は種痘活動の協力医といった意味と思われる。つまり前章で見た河野鉄兜の書簡に記された京医のうち、楢林栄建、江馬榴園、小石中蔵は有信堂の創設メンバーであり、新宮凉民、土山春庵も有信堂の種痘接種に関わった医者であって、種痘活動を通じた医者どうしのつながりがあったのである。

有信堂における種痘の実施は、周囲の支援も受けるなかで順調に進んだようである。江馬榴園は書簡中で嘉永三年（一八五〇）ごろの様子を「種痘逐々御験しの由、大慶御事奉存候、当方も同様毎会五、七人ツヽ、種申《うえ》候、逐々誹謗の者も減少仕るべく奉存候[11]」あるいは「痘苗の儀仰下され承知仕候、何時にても呈すべく候、有信堂絶苗に至り候事は無御座候[12]」と記しており、日々コンスタントに種痘がこなされ、痘苗が常に確保されている状況を確認することができる。また、福井藩医の坪井信良が小石中蔵に宛てた書簡には、オランダ船が持ち渡った新しい牛痘漿からつくった痘苗について、ひとつは自分のところで効果を試したけれどもいまだ感否がわからず、もうひとつを「有信社江御預け申し候間、早々御試し下さるべく候（中略）呉々も（痘漿と痘痂の）両様共、早速御施試下さるべく候[13]」とあって、種痘の実績を積みあげつつある有信堂が、種痘事業を進展させる拠点として重要な役割を果たしていたことを示している。

有信堂のメンバーは、種痘の接種だけでなく種痘に関する研究活動も行っていた。小石家が所蔵する『種痘新全』（『牛痘種法新全』と文字訂正あり）の表紙裏には、次のような書き込みがある[14]。

初メカンスタット内科書原本ヲ購ントテ、有信社六名醸金シテ楢林宗建氏ヲ介シテ長崎通弁家某ニ依頼セシニ、終ニ之ヲ得ス、督責スルニ月ヲ経テ同氏ノ種痘書ヲ送ラレタリ、本文況（侃。侃斯達篤＝カンスタットの略）氏種痘ノ書ヲ訳ス、

赤沢寛輔口訳
小石中蔵訳記
並纂抄

有信堂ではメンバーが醸金してドイツのカンスタットが著した種痘書を入手し、その翻訳に取り組んでいたことを記している。口訳（和訳）に名前のある赤沢寛輔は先の医師名簿の「種痘熟練医師」七名のうちの一人で、寛輔から小石中蔵に宛てた書簡に、[15]

扨、明十五日（三月十五日）は貴家《（小石中蔵）》の御順番御座候間、カンスタット持たせ差上候（中略）もし未だ御全癒成されず候ハヽ（この直前に中蔵は体調を崩していた）、右のブック楢林《（栄建）》方へ御廻下されたく希上奉候、

とあることから、順番を決めて翻訳を担当し皆で検討を加えていたのであろう。赤沢寛輔は、江戸の蘭方医（萩藩医）坪井信道の塾に学んで塾頭をつとめ、明治に入って京都療病院取締となった人物である。坪井信道は塾での寛輔について、緒方洪庵への書簡の中で「シケルプシンニへ（scherpzinnig 鋭才）の上、至ってエーヘリへ（ijverig 熱心）にて、至って篤志に御座候、ピシヨロギー（Physiologie 生理学）、パトロギー（Pathologie 病理学）を大いに研究いたし、当時セミー（Chemie 化学）にかかり居り申し候」[16]と評しており、さすが塾頭になるだけの優秀な学生であったことがわかる。

有信堂社中でカンスタットの種痘書翻訳が続けられ完成間近となったころ、大坂の緒方郁蔵の編訳で種痘書『散花錦嚢』が出版された（嘉永三年〈一八五〇〉三月刊）。江馬榴園の書簡には、[17]

一、散花錦嚢一部、今便呈上仕候、価六朱に御座候、有信堂社中も牛痘書の著企居、大略出来申候処、緒方に先んぜられ残懐の事に御座候、此書とは頗る詳密、丁数も倍庫もこれ有り、浄書写本でなり共残置たく奉存候、

とあり、有信堂で『種痘新全』がほぼでき上がっていたのに緒方の『散花錦嚢』に先を越されたことへの悔しさがにじみ出ている。楢林宗建らによる日本初の牛痘種痘の成功が嘉永二年の六月（この痘苗が江戸の佐賀藩邸に届いたのは十一月）、日野除痘館・有信堂の開設が同年十月、大坂の除痘館開設が同年十一月という状況のなかで、緒方の編訳は翌年三月には出版されている。一刻も早く正確な知識を伝えなければならないという思いで、先を争って種痘に関する原書の翻訳が進められていたのである。有信堂が翻訳を進めていた『種痘新全』は七月ごろには完成したらしい。江馬榴園の七月九日付け書簡[18]には「有信堂社中牛痘書、写本呈すべく仰下され承知仕候、尚一度浄書の上、写させ呈すべく候」とある。そして「小石別に著述あるに非ず、牛痘新全と申すが即ち社中の著書に御座候」と続けている。『種痘新全』の翻訳は、表紙裏の記載からも小石や赤沢が主導したようであるが、あくまでも有信堂のメンバーによる成果という認識を持っていたことを示している。

三　小石究理堂での学び

有信堂の中心メンバーのひとりである小石中蔵の生家小石家は、祖父の元俊以来、釜座通竹屋町下ルに医学塾究理堂を開き、京都において最も早くから蘭医学を取り入れて数多くの門人を育て、現在に至るまで同地で医業を継承している家である。その究理堂でどのような教育が行われていたか、弘化二年（一八四五）に究理堂へ入塾した内山謙吾の在塾日記[19]から様子を探ってみたい。

(1) 学習の様子

内山謙吾は、文政元年（一八一八）に筑前の上座郡林田村（現朝倉市）に生まれ、日田の咸宜園で学んだのち上京し、二十八歳で究理堂に入塾した。入門の際には紹介人が必要であったが、謙吾の場合はすでに究理堂の門人であった日田出身の諫山俊安が紹介者となっている。このころの究理堂は、大先生（小石元瑞、六十二歳）と先生（小石中蔵、二十九歳）の父子が揃っている時期であった。在塾日記は、入門した弘化二年四月二十日から十二月二十九日までの分が残されているが、途中八月三日から十月十四日までの二ヶ月あまりは、元瑞が出張治療に出かけた久留米ほか西国各地をともに回っているため記載がない。

まず入塾に関してであるが、入塾時には費用の定めがあるので、日記に書かれていないが元瑞へ束脩料金二〇〇疋、中蔵へ扇子料二朱、都講（塾頭）へ扇子料二朱、さらに奥方へ扇子料二朱が収められたと思われる。塾中への祝儀は不要とされているが、日記には入門翌日に塾中諸子へ金二朱を配っている。これと別に二季の祝儀の定めがあり、七月十二日に「師家礼」として定めの通り元瑞へ一〇〇疋、中蔵へ五〇疋、都講の小森宗二へ五〇疋、下女飯炊へ一〇〇文、他二人に一〇〇文ずつ渡されている。

入塾翌日から早速学習を始めているが、日記によると在塾中の学習に関連する事柄はおおむね次のように分けられる。

①聴講　②調合　③輪講　④後見

①から④までは塾中での集団学習といえるものである。①は医学書などの講義、②は薬剤調合の授業で、これが一番多くほぼ毎日出席している。③は学生たちが輪番で順に行う講義、④は授業の補助と思われる。

⑤流読・独読　⑥写本・句読・書き入れ・校合・照合

⑤と⑥はひとりで行う学習・作業に関わるものである。⑤はいわゆる自習で、流読は一語一語にこだわらず一

通り文を音読することである。⑥のうちでは写本の作業が最も頻繁で、たとえば七月二十八日に「製薬秘帳始」、十二月十六日「製薬秘終《ママ》、即原本返于卯八、而借方府紀聞五」とあるように、『究理堂備用製薬秘帳』（小石元瑞閲、門人柘植熙編）を借用して写本を作り、出来上がると原本を返してまたすぐ『究理堂備用方府記聞』（小石元瑞口授、門人編、処方集）の五巻目を借りる、といったように常に何かの写本を作成している状態であった。

⑦実験・実習　⑧他門での学習

⑦⑧は後述する。

主な学習内容は右記の通りだが、それ以外では代診や薬剤管理の記載が見られる。代診については、五月十七日「先生初許代診」とあって、これ以降、中蔵や都講の小森宗二の代わりに患者を診ることがあった。

⑵　テキスト

次に、究理堂の聴講や輪講で用いていたテキストを確認しよう。日記に出てくるのは、①『医範提綱』②『内科撰要』③『気海観瀾』④『熱論』⑤『人身窮理』の五種である。①『医範提綱』（『西説医範提綱釈義』）は宇田川玄真訳編、三巻、文化二年（一八〇五）の刊行で、江戸期に最もよく読まれたといわれる西洋解剖学書である。②『内科撰要』は『西説内科撰要』もしくは『増補重訂内科撰要』である。オランダのゴルテル著、前者の『西説内科撰要』は宇田川玄随訳、一八巻、日本で初めて翻訳された西洋内科学書で、寛政五年（一七九三）から文化七年（一八一〇）にかけて刊行された。これを宇田川玄真が補訂して文政五年（一八二二）に刊行したのが『増補重訂内科撰要』である。③『気海観瀾』は青地林宗著、一巻、文政十年（一八二七）に日本で初めて出版された物理学書である。④『熱論』（『扶歇蘭土神経熱論』または『扶歇蘭土神経熱経験説』）はドイツのフーフェランド著、坪井信道訳、天保四年（一八三三）の成稿で伝染病に関する書である。

日記の早い段階で出てくる書名は右の四種で、ついで十月二十三日になって⑤『人身窮理』が加わる。この書は緒方洪庵訳の『人身窮理学小解』を指すと考えられるが、ドイツのローゼが書いた人体生理学書を訳したもので、天保三年（一八三二）に成稿し、出版はされなかったが良書として幕末まで広く読まれた。謙吾は、右のテキストのうち①から③の『医範提綱』・『内科撰要』・『気海観瀾』の三種を入門から三日目に金三歩で購入しており、④の『熱論』は写本を作成している。⑤の『人身窮理』はすでに所持していたのか購入も写本もしていない。①から⑤のテキストから、究理堂では蘭医学教育の基礎となる解剖学・内科学・生理学の翻訳書を中心に、物理学や伝染病など新しい知識を取り込む教育を行っていたことがうかがえる。

右のほかには、輪読の教材に『居家備用』（レイス（英）著、高野長英訳、青地林宗校、天保三年〈一八三二〉成稿、医薬疾病論）を用いている。自習教材としては入塾当初に『傷寒論』を読んでおり、五月二十八日には『医範提綱銅板』（『医範提綱』付録。亜欧堂田善による日本初の銅版解剖図）とともに『宋板傷寒論』をあわせて金二歩二朱二〇〇文で購入しているので、医学の基礎として漢方の聖典といわれる『傷寒論』の知識もおさえていたことがわかる。また『解体新書』（『重訂解体新書』か。クルムス（独）著、大槻玄沢重訂、文政九年〈一八二六〉刊）や元瑞の授業内容をまとめた『西説痘瘡記聞』・『究理堂備用方府記聞』なども自習に用いている。さらに、小石元瑞の処方集『究理堂備用方府』の写本を作成しているが、謙吾による三編各三巻三冊の写本が現在も究理堂に伝存している。

(3) 実験・実習

日記を見ると、謙吾は座学だけでなく実験や実習も行っている。たとえば、七月二十三日に「小森ニ而ガルハニ試」とあるのは、都講の小森宗二のところでガルバーニ（電気生理学の祖）の動物電気に関する実験を試みたことを意味している。製薬実験も行っており、「硝石」や「ホットアス（剥篤亜斯）」、「ヘーデンデロータ（ヘーテンテローダ）」などを製している。「硝石」は硝酸カリウム、「ホットアス」は「ポットアス potas」で、炭酸カリウムである。「ヘーデンデロータ」は「ベイテンデローグ bijtend loog」、すなわち苛性アルカリのことで、腐蝕薬などに用いるものであった。

また、何度か解剖に立ち会っているが、その対象は人体と獣体（犬・猿・猪）である。このうち最初に経験したのは人体解剖で、十月二十六日と二十七日に伏見両替町の伊良子帯刀のもとで行われている。このときは「浪華緒方弘《（洪）》庵、引其門人来」と、大坂から緒方洪庵が門人を連れて解剖に参加しており、死者（刎首）に対する焼香と罰文の読み上げなどが済んだ後、それぞれの門人が役割を分担して解剖が開始された。頭部は田村良斎と管謙蔵、面部は広瀬元恭と田中要造、というように二人ずつが担当し、頭部と面部から始め、胸部、腹部、陰具の順で進められた。陰具と腎の解剖が終わったところで洪庵とその門人は帰坂している。謙吾は、翌日の午前中に自ら執刀して足と胸腹の諸具を解剖し、その質や神経・脈絡の位置を確認している。そして伊良子に解剖の費用として金二朱を渡し、伏見での解剖は終了した。

面部の解剖を担当した広瀬元恭は、江戸で坪井信道に学んだのち京都に出、この少し前に小石究理堂のすぐ北東に蘭学塾時習堂を開いていた。謙吾の日記に見える猿の解剖は広瀬のところで実施されており、人体も含めて解剖に詳しい人物であった。のちの安政三年（一八五六）に、フランスのリーセランドの生理学書を翻訳した『人身窮理書』や、ドイツのイスフォルディングらの理学書を翻訳した『理学提要』を刊行していて理学の業績が有名だが、有信堂の種痘活動にも参加しており、先の医師名簿の「同志」のなかに名前が見えている。『天保医鑑』では専門が「西洋純粋医」と挙がり、「博学多才、精解剖術及人身窮理・天文地理、最詳和蘭文範」と紹介されている。

⑷　他門での学習

究理堂には「門人掟書」があり、守るべき掟五ヶ条と「塾禁七ヶ条」が定められていた。その塾禁七ヶ条の第一は「他門江出席致間敷候事」であったが、謙吾の日記には六月三日「南禅寺学校聴講、新宮凉庭窮理外則《（マヽ）》」とあって、順正書院で新宮凉庭が行っていたゴルテルの外科書『窮理外科則』の授業を受けている。順正書院に行っているのはこの時のみであるが、世に知られた新宮の講義を一度聞きたかったということだろうか。

一方、七月二十七日に「養徳同伴、至西村祥貞、船曳入門頼」とあり、こちらは産科の船曳子錦への入門を依頼している。子錦は京都で賀川流産科の水原三折に入門して探頷術を授けられ、西洋の産婦人科学も取り入れた漢蘭折衷の産科として御幸町押小路南で開業していた。オランダのプレンキの産婦人科書を子の卓堂に翻訳させ、嘉永三年（一八五〇）日本で初めての西洋産婦人科書『婦人病論』を刊行したことで知られる。謙吾は、このあと八月三日から十月十四日まで京都を留守にする予定だったので、帰京したら入門する約を取ったのだろう。十月二十二日に『産論』と『産論翼』を購入し、その夜「与養徳同伴、到船曳入門、即束脩五十疋、翼聴講」とある。『産論』・『産論翼』は賀川流の産科書で、賀川玄悦による『産論』の出版は明和二年（一七六五）、その養子玄迪による『産論翼』の出版は安永四年（一七七五）で、いずれも産科の必読書であった。

この後も、伏見の解剖から帰った十月二十七日夜に「到舟曳氏、受産術」、十一月七日「到船曳、聞治療話」、同月十二日「到船曳受術」、同二十二日・十二月二日・七日・十二日「産術稽古」と続いており、その間『産論』や『産論翼』の聴講、流読、書入などを熱心に行っている。日付に注目すると、船曳には二・五・七の付く日に聴講・受術していることがわかる。謙吾の経歴は不明だが、もし産科を目指していたなら究理堂の中だけでは難しく、理論に加えて技術の習得が必要であり入門することが不可欠となる。塾禁には他門への出席が禁じられていたが、船曳での受業は究理堂の学習と平行して行われており、公でないにせよ究理堂に認められていたものと思われる。

小石と船曳との関係でいえば、上述のように船曳子錦は漢蘭折衷の産科であるが、この後有信堂ができると種痘活動にも協力している。先の医師名簿の「同志」に「御幸町御池上町　船曳紋吉」とあるのが船曳子錦のことである。彼もまた種痘において小石家、有信堂と深いつながりがあることを指摘しておきたい。

おわりに

在塾日記が示す内山謙吾の日常は、ほぼ毎日休みなく集団学習か自習に取り組んでいる。究理堂の学生はそれぞれ明確な学修目標があり、多かれ少なかれ同様に学問に励んでいたであろう。日記は弘化二年十二月二十九日で終わっているが、この日も謙吾は写本四葉を書き、七絶一首を詠んで除夜を過ごしている。

しかし、かといって厳しく息苦しい塾生生活ではなかった。ところどころで「先生微酔、喜悦而酒肴与余輩、一老人来又添興、浄留里《（瑠璃）》落話歌踊、各尽秘術、奥様携三弦而歌」、「於師家塾中之諸子、酌酒者各以芸尽逸興」などと小石先生夫妻や塾生仲間と楽しい時を過ごしていることも書かれている。産科の船曳子錦に入門する前夜には「与柳沢・玄澹・森次同伴而島原上文字屋、妓女二人、丸屋内政菊・政吉、各発美声、尽妙曲、酒酣、政菊把扇子、舞閨扇、容貌甚宜、余取挺打太鼓」と島原へ遊びに行く余裕も見せている。学生たちはこうした緩急をつけながら究理堂での学生生活を送り、仲間どうしの結びつき、師弟関係、地域とのつながりを深めていったと思われる。

ここまで見てきたように、河野鉄兜の治療過程を通じて、なんとしても鉄兜の病を治したいと頭を寄せ合った京都の医者たちの多くは、困難の多い種痘の推進という大事業のなかで、すでに協力関係を構築していたことが明らかとなった。幕末の京都では、蘭方あるいは漢蘭折衷の医学塾において西洋医学に関する翻訳や研究が盛んで、医学生たちは新しい知識を吸収するため、時には塾の枠を越えて日々切磋琢磨し、新しく有用な知識を得るための努力を尽くしていた。そこにはよりよい医療を目指して共に学び合う意識が醸成されており、鉄兜の診療もまた医者たちにとっては貴重な症例研究となったであろう。

（1）鉄兜の誕生日である十二月二十八日は西暦ではすでに改年しており、正確には一八二六年生まれである。しかし本稿では、煩雑さを避けるため厳密な西暦換算を行わず、和暦に対する西暦表記は、和暦の一月一日に該当する西暦紀年すなわち文政八年であれば一八二五年、と単純に対応させた。
（2）「河野鉄兜」（重田定一『史説史話』、弘道館、一九一六年）。重田定一は鉄兜の外孫にあたる。
（3）田中眞治『鉄兜及其交友の尺牘』（西播魁新聞社、一九二九年）所収。以下とくに断らない限り、本稿での鉄兜書簡はすべて山本石芝宛てで、引用は同書の翻刻による。
（4）『杏雨書屋所蔵書簡集（一）』（武田科学振興財団、二〇〇六年）所収、書簡番号一七〇。引用にあたり原文表記を改めた。以下、本稿で引用する史料については適宜原文表記を改めた。
（5）鉄兜は江馬天江宅に留まったのち、梁川星巌宅（東川端丸太町北）へ移っている。
（6）江馬文書研究会編『江馬家来簡集』（思文閣出版、一九八四年）所収。
（7）小石家所蔵『医家蘭学家俗牘』所収、小石元瑞宛て小森桃塢書簡。年月日未詳（天保四年〈一八三三〉以降）。
（8）青木歳幸『江戸時代の医学』（吉川弘文館、二〇一二年）。
（9）笠原家文書「白神痘用往来留第二」（『福井市史』資料編9近世七、一九九四年）。
（10）京都府医師会編『京都の医学史』（思文閣出版、一九八〇年）、九二六～九二七頁。
（11）注（4）所収、書簡番号四六、安田元蔵宛て江馬榴園書簡。〔嘉永三年（一八五〇）ヵ〕五月二十四日付け。安田元蔵は能登七尾の医者。
（12）注（4）所収、書簡番号四七、安田元蔵宛て江馬榴園書簡。〔嘉永三年（一八五〇）ヵ〕七月九日付け。
（13）小石家所蔵『医家蘭学家俗牘』所収、年未詳五月二十五日付け。

(14)　注(10)六三九頁および宮下三郎「究理堂の医書」（京都府医師会編『京都の医学史』資料篇、思文閣出版、一九八〇年）。
(15)　注(13)所収、〔嘉永三年（一八五〇）ヵ〕三月十四日付け。
(16)　弘化元年（一八四四）十月九日付。青木一郎『坪井信道詩文及書翰集』（岐阜県医師会、一九七五年）所収、緒方洪庵宛て第十八号書簡。
(17)　注(11)。
(18)　注(12)。
(19)　注(14)『京都の医学史』資料篇所収。

明治前期の村と衛生・病気——京都府乙訓郡上植野村を対象に

高久嶺之介

はじめに

明治前期の地域の衛生や医療という問題については、都市部を中心に研究が行われてきたという感がある。たとえば、京都府医師会編『京都の医学史』(思文閣出版、一九八〇年)もその傾向がある。明治前期の農村部の衛生・医療状況については、研究の蓄積はまだ薄いといわざるを得ない。本稿は、明治前期、具体的には明治初年より町村制実施(一八八九年)以前の時期設定で、京都近郊農村である京都府乙訓《おとくに》郡上植野《かみうえの》村(現向日市上植野)が、医療や衛生問題にどのように対応していたのか明らかにすることを目的としている。

使用する文書史料は、上植野区有文書(向日市文化資料館寄託)を中心とし、隣村であった寺戸村の寺戸区有文書(寺戸町事務所保管)も一部使用する[(1)]。

分析の結果明らかになることは以下のようなことである。

①町村数四十四の乙訓郡では明治初年代医者の数は少なく三~六名で、すべて従来からの営業医(漢方医)であった。明治十年代半ば頃から試験認定や医学校出身の医者が出てきて、数も十人以上になってくる。それでも、試験認定や医学校出身の医者の数は明治二十年代前半で乙訓郡全医者数の三分の一程度であった。

②近代最初の伝染病対策は種痘で、一八七三年（明治六）の京都府下での天然痘の流行を受けてその後町村ごとに徹底して行われていく。乙訓郡においては従来からの営業医が種痘医と認定されてその担い手になった。種痘施術費用は当初冥加金という一種の任意の礼金であったが、一八七八年一定額の有料となり、一八八〇年八月に公的には無料になる。しかし、施術料は事実上徴集されていたようであり、そのことは近隣の寺戸区有文書からわかる。これら費用の徴収は上植野村では村内の六つの村組を通して徴集された。

③乙訓郡で本格的に伝染病対策が進むのは一八八〇年町村衛生委員制度が創設されて以降である。伝染病は、上植野村においては、コレラが一八八二年に一件、腸チフスは比較的多数発生した。患者処理の中心になったのは、連合戸長役場体制成立以前（組戸長役場の時代および町村単独戸長役場の時代）は、衛生委員であった。衛生委員は患者が発生した時、医師や乙訓郡役所、さらには警察署と緊密な連絡を取って、死体処理、火葬、家の燻蒸などを行った。村の掃除も衛生委員が中心的担い手であった。連合戸長役場体制成立以降は、その処理に当たったのは連合戸長役場の衛生事務吏員と村の総代二名であった。

コレラや腸チフスのような突発的な伝染病の処理には、明治前期のどの時期であっても上植野村の村組（村内部の行政上の補助組織）の長（組長、伍長）が直接かかわってはいないのが特徴的な点である。突発的な伝染病の処理は、村組を利用した日常的業務の枠を超えていたのである。明治十年代末まで、村の課題になる問題は、火葬場と避病院の建設である。しかし、この問題は一八八九年新町村成立までは、隣村寺戸村で仮避病院を設置するなど臨時的な方法で処理された。なお、伝染病問題は、上植野村の農業には欠かせない京都市街の屎《くそ》が自由に使用できないことや、入会山から採れる松茸の売買ができないという生活問題に直結していた。

④乙訓郡に医者の数は少なくても、村には日常的な病気対策として置き薬（配置売薬）の世界が広汎に展開していた。

⑤このように、従来からの営業医や置き薬の世界があっても、明治十年代後半から二十年代前半にかけて、乙訓郡内有力者を中心にして、西洋医学による医者に対して財政的援助のために講が組織される。地域の衛生・医療体制は確実に変容していったのである。

⑥以上の明治前期の上植野村の状況から見えるものは、近世以来の広汎な置き薬の世界の存続とともに、明治以降の新たな課題、すなわち伝染病対策、西洋医師育成に有力者を中心に腐心し努力していた姿である。

一　明治前期の京都府乙訓郡上植野村の概略

まず、分析の対象となる京都府乙訓郡と上植野村について行論に必要な部分についてのみ概略を述べておこう。明治十年代の乙訓郡は、京都府の南部、京都市街（一八八九年より京都市）の西南にあって、南は大阪府に接していた。気候は温暖で、肥料としての屎尿を京都市中からもらう米や麦が中心の農業村落が多かった。郡内には一八八一年の時点で、四十四町村があったが〔図1〕、唯一の街場が向日町で、ここには一八八一年（明治十四）に乙訓郡役所が置かれた[2]。ちなみに、一八七七年前後の状態を伝える「京都府誌　乙訓郡村誌」（京都府立総合資料館所蔵）に記載されている各町村の戸数と人口を集計すれば、一八七七年頃には、郡全体で本籍の戸数三二四六戸（寺社と寄留を含めれば三五一二戸）、人口一万六一四七人（そのほかに寄留二一六人）である。

上植野村は、その乙訓郡の中央平野部にある。前掲「京都府誌　乙訓郡村誌」や、向日市文化資料館が編集・刊行した三つの文献[3]により、概略を記しておこう。

上植野村は、江戸時代を通じて石高一二七二石余、一〇〇町ほどの耕地がある村で、江戸期には、禁裏御料や聖護院・青蓮院・飛鳥井家など十五の宮家や公家の領地が入り組んだ典型的な京都近郊農村の村であった。一八六八年（明治元）に京都府管下になった後のこの村の行政の変遷は煩雑であり、多くは省略するが、次の三点の

図１　単独戸長役場制下の乙訓郡　　　（向日市文化資料館『図録　20世紀のむこうまち』17頁）

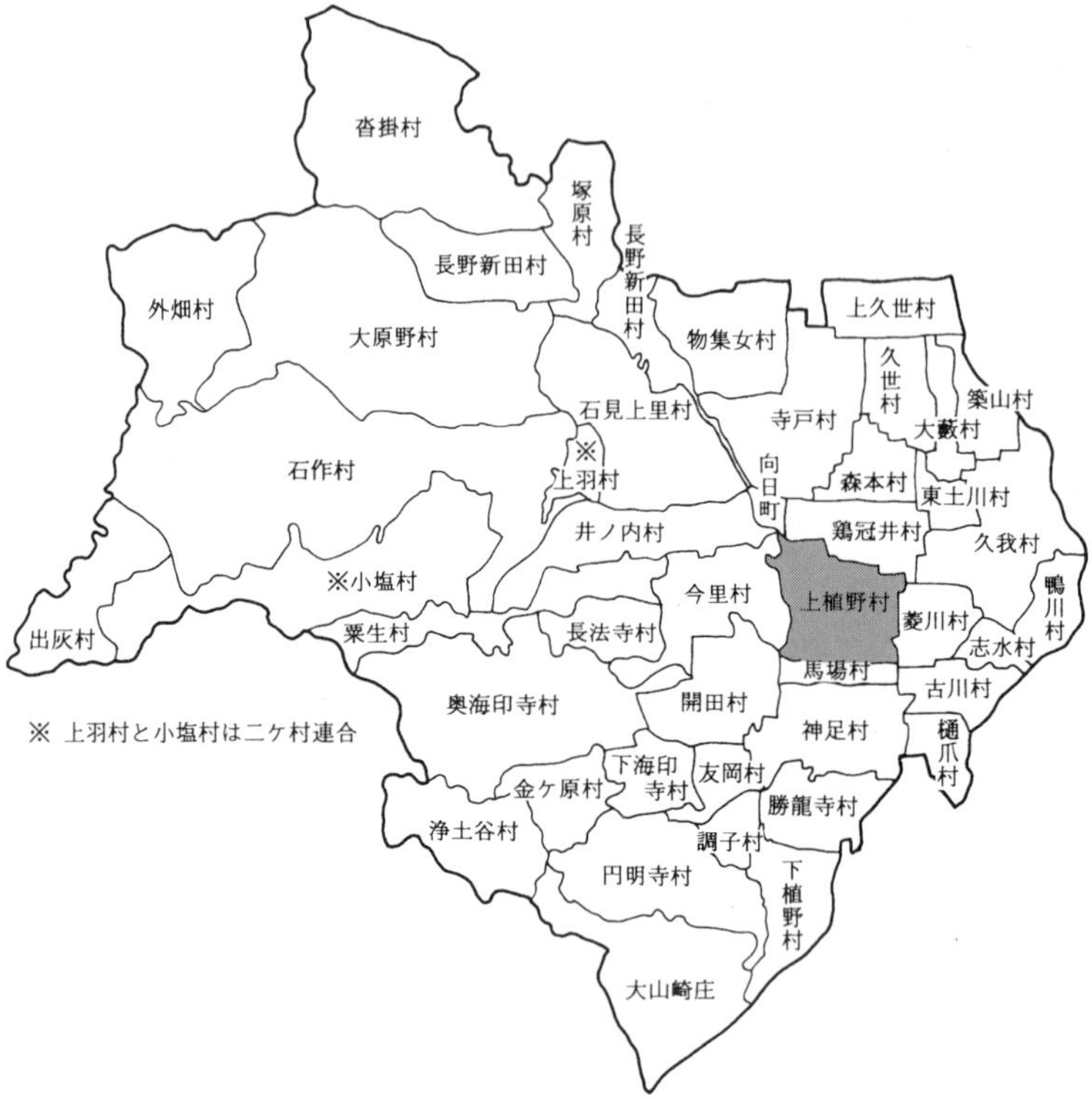

み指摘しておこう。

①一八七二年（明治五）京都府に区制が導入された時より一八七九年（明治十二）まで、上植野村を代表する役職として戸長が置かれたが、一八七九年組戸長制の導入により上植野村が向日町と物集女《もずめ》・寺戸・森本・鶏冠井《かいで》各村の五か町村とともに第二組になった時には、組に戸長役場と戸長が置かれ、上植野村に総代が置かれた。

②一八八一年（明治十四）十二月、組戸長制が廃止されると、上植野村に戸長役場と戸長が置かれた。

③一八八四年（明治十七）七月、向日町と鶏冠井・森本・寺戸・上植野・物集女各村で向日町ほか五か村連合戸長役場体制になった時、向日町に連合戸長役場と戸長が置かれ、

上植野村には二名の総代が置かれた。この後、一八八九年に向日町ほか五か村連合戸長役場の範囲で町村合併が行われた結果、上植野村は合併町村である向日町の一大字になった。この時大字上植野の代表者はやはり総代であった。

上植野村は、前掲「乙訓郡村誌」によれば、一八七七年の頃戸数一五五戸（本籍一四二戸、寄留五戸、社二戸、寺七戸）、人口六九二人で、乙訓郡では大村に属する。生業はほとんどが農業で、一〇〇町近くの水田があるが、用水の確保に苦心してきた村であり、独得の水利慣行（番水）があった。また、村内に山林がないため、西山山地には近隣の村と共同での用益権を持つ入会山があった。さらにまた、一八七六年には村内に鉄道が敷設され、二か所の踏切があった。[4] なお、近隣の寺戸村に鉄道の向日町停車場があった。

行論の展開の必要上、上植野村の村のしくみについて、明治前期の先行研究である若崎敦朗の研究[5]と十五年以上におよぶ筆者たちの共同研究をもとに、次の二点について記しておこう。

第一は、村内における地縁的な村組のしくみである。上植野村では、江戸期には七つの村組に分かれていたが、明治前期から、イ組（河原町が中心）、ロ組（大西町が中心）、ハ組（図子町・南町が中心）、ニ組（仲之町が中心）、ホ組（北之町が中心）、ヘ組（山之町が中心）の六つの村組があり、伝達や配布物の配布、集金はほぼこの組を通して行われていた。六つの組は、それぞれ二〇〜三〇戸ほどで構成され、取りまとめ役として組長（一八八一年から伍長と呼称）がいて、毎年十二月に村内各組の戸長の投票によって選出された。そして、村役場構成員の立会いのもと伍長集会が事実上村の意思決定の中核を担っていた。

第二は、「地価持一統」の存在である。この村には地価一〇〇〇円以上の保有者が大地価持と呼ばれ（実際には地価九〇〇円代後半の地価保有者も大地価持に含まれる）、彼らによって地価持一統という集団が形成されていた。地価一〇〇〇円以上の大地価持層は、一八八四年（明治十七）の段階で、村内総戸数一七〇戸の内二七戸、全戸数比率は約一六％であった。そして、戸長や伍長（組長）、衛生委員などの村内役職はこの層の内より選出されていた。

二　明治前期の乙訓郡に医者はどれ程いたか

一八七四年（明治七）八月の「医制」通達後、京都府下郡部の衛生・医療体制の担い手になるのは、同年十一月に各郡一～二名で指名された医務取締である。乙訓郡の医務取締は、長法寺村（現長岡京市）の宇田退蔵であった。[6]医務取締の体制は、一八八一年一月の廃止まで続き、かわって地域の衛生・医療体制の担い手になったのは組戸長役場体制の組、そしてその後の町村の公選で選出された衛生委員であった。伝染病発生の際、衛生委員がどのように動いたかは本稿でも後述するが、それ以外でも①出産・流産・死亡届の取りまとめ、②清潔法や掃除方の施行、③埋葬・火葬の取調、④予防法の施行など多様な役割を果たした。衛生委員は一八八四年七月からの連合戸長役場体制でも続いたが、連合戸長役場にも衛生担当の吏員が置かれることになり、翌年八月二十五日、町村衛生委員の制度は廃止され、町村衛生事務は連合戸長役場の戸長および衛生担当吏員が取り扱うことになる（『衛生誌⑥』一八六頁）。このような一八八九年町村制施行以前の地域の衛生・医療体制の詳細な分析は、いずれ稿を改めて論じたい。

まず明治前期、乙訓郡に医者はどれ程いたのだろうか。表1は、一八七六年～九一年の乙訓郡の医師・産婆数を記したものである。「旧」「新」は、一八七五年三月上下京に布達・実施され、翌年四月全京都府下で実施された「医務条件」により規定されたもので、「新」とは、一定の試験科目（物理学化学大意・解剖学大意・生理学大意・病理学大意・薬剤学大意・内外科大意）を受けて新たに開業免状を受ける者で、「旧」とは「旧医師」、すなわち「従来営業医」で、このような試験は受ける必要はなかったが、一定の条件の者を除き、それ以外の「支

表１　乙訓郡医師・産婆人数表

年	医師人数					産婆数
	「新」		「旧」	合計	京都府	
1876（明治９）		0	6	6	702	16
1877（明治10）		0	4	4	887	16
1878（明治11）		0	3	3	856	16
	試験	卒業	従来営業			
1882（明治15）	1	0	9	9	921	14
1885（明治18）	1	3	9	13	842	17
1888（明治21）	1	3	8	12	918	17
1891（明治24）		3	7	10	964	20

出典：『衛生誌③』135～36頁・158～160・201～202頁、『衛生・保健⑧』497頁、『衛生・保健⑨』58・146・230頁

備考：1876年と1877年の医師の京都府人員で180人ほど増加したのは、1876年８月、天田郡以北の各郡が京都府に編入されたためである。

那医」「西洋医」とも一～三回の試問を行って営業印鑑を渡されることになっていた（『衛生誌③』三四～五九頁）。この表からは、少なくとも乙訓郡では一八七八年（明治十一）までは旧来の営業医だけであったことがわかる。彼らはまず漢方医であろう。一八七五年一月の時点で氏名と年齢が判明するのは、後述する乙訓郡種痘医で、長法寺村の宇田退蔵（満五十二歳）、神足《こうたり》村の宇田弘（京都府貫族士族、満三十三歳）、寺戸村の並河雄三郎（満六十二歳）である（『衛生誌④』二八〇～二八一頁）。

また、一八七七年十月の向日町の「戸籍簿」からは宇田退蔵は向日町で医業を行う人物として出てくるとともに、向日町に島修蔵という医師がいたことがわかる[7]。一八八二年に「試験」による医師が登場し、一八八五年に医学校卒業の医師が三名になる。しかし、一八八八年の時点でも「従来営業」の「旧医師」が乙訓郡の医師の三分の二を占めていたことになる。京都府全体でも、「旧医師」が一八八八年の時点で七七％弱であったが、その割合が一八九一年には六七％と一〇％減になるように着実に試験や医学校卒業による医師数が増えていった。地域の衛生環境は変化していったのである。なお、乙訓郡の産婆数は一八七八年までは十六人であるが、明治十年代後半からは若干の増加を示す。

三　種痘の開始

明治初期において、町や村が最初に徹底的に義務付けられたのが伝染病予防対策である種痘の実施であった。種痘が、京都府下、とりわけ京都市中にどのように実施されるようになったかについては、当面小野尚香の研究[8]が詳しい。ここでは、あくまで乙訓郡と上植野村の状況を見てみよう。

一八七三年は、天然痘が京都府下において大流行した年であった。一八七四年（明治七）五月、京都府知事長谷信篤が内務省に届け出た「天然痘ニ罹リ死亡人員書」によれば、一八七三年十月から翌一八七四年四月まで、京都府下では一二四二人が死亡し、その内乙訓郡では死者は六十人（男二十六人、女三十四人）であった（『衛生誌②』一二九頁）。

一八七四年四月、京都府は「種痘規則」をつくり、五月一日の実施にあたり、種痘に関する心得を管内に達した（『衛生誌②』九二～一〇二頁）。この規則は、①管内人民で痘済証書を所持しない者は、そのことを本人から戸長へ届け出て、いまだ種痘していない者は種痘を行い、すでに種痘をした者は検査を経て証書を受けるべし。ただし、戸長より区長へ申し出て、区長よりは、京都市中はこれを種痘館へ、郡中は種痘掛医に申し出るべし。②小児は生まれて十三か月の内に必ず種痘をさせるべし。以後五年ごとに種痘をし、およそ再三回ほどに及び予防力が消滅するかどうかを試みるべし。この規則では「再三種痘ノ事タル御管内未曽有有之新説」とあり、小野は、「明治六年の天然痘流行は、再三種痘開始の機となった[9]」と指摘する。

ここから、各郡の種痘掛医が決まっていったようであり、同年九月段階で、乙訓郡の種痘掛は宇田退蔵・宇田弘・並河雄三郎の三人であった。彼らは、この時点で手当金各七円、御褒美金各二円を京都府より支給されている（『衛生誌②』一六七～一六八頁[10]）。

上植野村区有文書で種痘関係の文書が明治以降登場するのは、「明治七甲戌歳種痘御礼連名簿」（1－684）という表題の横帳が最初である。表紙の表題の右横には「未痘并再種之者」と記されており、この文書には、一八七四年と七五年、七七年にわたって、これまで種痘を受けていない者、および二回目の種痘の者が、上植野村にあるイ・ロ・ハ・ニ・ホ・への六つの組ごとにその世帯主と、その家が種痘実施にあたって支出した「礼金」が記されている。これによれば、一八七四年は一九七名（イ組三十四名、ロ組三十九名、ハ組十七名、ニ組三十七名、ホ組三十五名、へ組三十五名）の多数が種痘を受けており、これは明らかに前年の天然痘の流行の影響であろう。(11)

一八七四年時、種痘を実施した際の費用は、特定の決まりはなく、種痘を受けた家の随意に任されていた。明治五年六月の種痘施行法告諭では、「種痘ヲ請ルモノ所帯辺難渋ノ者ハ勿論謝礼金差出スニ及ハス、相応ニ相暮スモノ本文御保全ノ御趣意ヲ感戴シ冥加金差出ス儀ハ心任セタルヘキ事(12)」、として冥加金を徴収することになっていた。この冥加金が前述した「連名簿」の「礼金」である。一九七名の「礼金」の合計は七円七三銭一厘で、平均すると一人当たり約三銭九厘である。しかし、これは単に平均であって、「礼金」はそれぞれの家で異なっており、種痘実施者一人で三銭の家、一人で五銭の家、四人で二五銭（一人六銭強）の家など、「冥加金」という名に相応しく随意に行われた。

ただし、「礼金」は増加する傾向にあり、一八七五年は種痘実施者三十名、合計一円五九銭で一人平均約五銭三厘、一八七七年は、種痘実施者十四名で合計一円三三銭五厘で一人平均九銭五厘と増加していった。一八七七年も冥加金制度が続いていたが、種痘実施者一人一〇銭の家はもちろん、一人一五銭の家もあった。この「礼金」は、一八七四年も七五年の場合も、上植野村でまとめて「神足小学校」に上納されており、種痘実施の場所が神足小学校で、しかも種痘医は神足村の医師宇田弘であったと思われる。事実、一八八二～八四年の文書を見る限り、上植野村で種痘を実施したのは、神足村の宇田弘であった。

明治十年代になると、村の種痘のあり方も若干変化していく。一八七八年（明治十一）四月二十日、京都府は、冥加金制度を廃止し、初種のものは一五銭以上、再種・三種の者は五銭以上を種痘施術料として納めるべし、ただし身元極難渋の者はその事実を区戸長より書付をもって申し出れば納金には及ばない、と布達した（『衛生誌④』三五〇頁）。たしかに、「明治十二年前半年分種痘施術料上納書」（1‐690）によれば、初種十三人分が一人一五銭、再種六十五人分と三種一〇五人分、合計一七〇人分が一人五銭として、合計一〇円四五銭が上植野村総代より京都府知事宛に上納されている。

この種痘施術料は、一八八〇年八月二日、いったん「自今差出スニ不及」、つまり無料と達せられた（『衛生誌⑥』五二頁）。しかし施術料は事実上徴収されていたようである。上植野村の隣村である寺戸村の区有文書には、寺戸村戸長役場が一八八三年一月に作成した「明治十五年秋季種痘施術料取集帳」（567）があり、十二家から各一五銭ずつ集めていることが判明する（ただし各家から何人が種痘を施術したかは不明）。また、寺戸村区有文書の「明治十九年種痘施術料徴集帳」（574）は種痘施術の家とともに施術した人数がわかり、二人分で一三銭という記述があるが、ほとんどが一人分三銭で行われたことがわかる。この三銭という種痘施術料は、同年である一八八六年七月二十五日の上植野村役場の「日誌」には「安井武右衛門アサ徴収コト」とあり、初種か再種か三種かは不明にしても、三銭が徴集されていることから、寺戸村でも上植野村でも一八八六年は三銭で共通していた。いずれにしても、公的には無料であるとしても、事実上冥加金のような形で、各村では種痘施術料が徴集されていたようである。また、この種痘施術料は上植野村の村役場が村内各組毎に通知し、徴集期日を定め役場に持参させていた（「日誌」明治十七年五月二十日条）。

上植野村の人々の種痘施術の場所が、一八七四年の時には神足小学校であったことは前述したが、明治十年代後半では上植野村役場であった。たとえば、一八八四年四月二十日、種痘医である神足村の宇田弘が上植野村役場に出張し、上植野村の衛生委員永井九郎右衛門が立会い、四十名ほどが再種の種痘を受け、帳簿と照合していた（「日誌」明治十七年四月二十日条）。

種痘は、このようにして明治初年代から、周知方と実施が徹底して行われた。

四　伝染病への対応

(1)　腸チフスの発生

小林丈広は、一八八〇年（明治十三）を「日本の防疫行政の第一の画期」とする。すなわち大きな点では、七月の太政官布告「伝染病予防規則」により、伝染病をコレラ・腸チフス・赤痢・ジフテリア・発疹チフス・痘瘡の六病として、その届出・報告・強制入院などを定めた。さらに九月、内務省によって「伝染病予防法心得書」が公布され、予防法が清潔法・摂生法・隔離法・消毒法の四つに整理された[13]。

これ以前の一八七七年と七九年に京都府、とりわけ京都市中を中心にコレラが流行し、大きな社会問題を引き起こしたことは小林丈広前掲書序章・第一章に詳しいが、乙訓郡には直接的な影響はなかった。

上植野村区有文書中に一八八一年（明治十四）から八四年にいたる伝染病の事例を掲載した「伝染病報告書控・郡役所及警察署へ添書控・警察署へ添書控」（1－706）という表題の綴込文書がある。そこから、連合戸長役場体制以前に起きた三つの腸チフス患者が発生した事例を取り上げ、以下に記しておこう。①は組戸長役場体制の時代、②と③は単独戸長役場の時代である。

①一八八一年五月十六日、上植野村の山口秀五郎の妻とめ（十九歳）が発病し、それから八日後の二十四日、向日町の医者宇田退蔵が午前七時に診察し、腸チフスと診断された。宇田は、この結果を「伝染病初期報告」として、午前八時二十分に上植野村が属する乙訓郡第二組の衛生委員小野利右衛門（上植野村）と岡崎次郎兵衛に

報告する。この事実は、同日中に、小野利右衛門と第二組戸長役場（戸長長谷川三郎兵衛代理の用掛長谷川信太郎）から乙訓郡長大崎官次郎宛に、さらに小野利右衛門から伏見警察署警部宛に報告書が送られた。午前七時の診察は患者が腸チフスであることを想定した状態で行われたと思われ、そして同日中に伝染病の情報が、医者から衛生委員や組戸長役場、さらには郡役所と警察に回るというしくみは、伝染病対策の緊急性を意味している。この後この患者を衛生委員、戸長役場吏員、警察巡査がどのように処置したかは史料がない。

②同年十二月十六日に、上植野村の林田四郎兵衛の妻シナ（三十九歳）が下京区で発病し、二週間後の一八八二年一月二日、下京区の医師杉本耕哉が診察し、腸チフスと診断された。それから一か月後の二月一日、杉本より「乙訓郡衛生委員」宛にシナが午後五時に全愈したとする「腸チフス之者終期報告」が送られている。郡役所に衛生委員はいないから、この情報は上植野村衛生委員小嶋久左衛門に伝えられたのであろう。その後、この情報を書いた「上伸書」は小嶋から乙訓郡長へ一通、伏見警察大藪分署へ一通が送られている。

③一八八四年（明治十七）一月二十日、上植野村の安井与左衛門（三十七歳）が発病し、それから十二日後の二月二日午後四時、神足村の医師宇田弘が腸チフスと診断した。宇田は、同日「伝染病初期報告」を午後四時四十分に上植野村衛生委員に送った。上植野村衛生委員小嶋久兵衛は、同日中にこの情報を、乙訓郡長太田為善に「上伸書」一通を、伏見警察署警部に「伝染病初期報告」一通を送っている。それから約四か月後の六月四日、宇田によって安井は全愈したとされ、翌六月五日、宇田は上植野村衛生委員に「伝染病終期報告」を送っている。同日上植野村衛生委員永井九郎左衛門は、乙訓郡長にこの旨「上伸書」を送っている。安井がこの四か月間、どのように過ごしたかまでは不明である。

以上の三例から、衛生委員という役職が伝染病情報伝達の中核に位置していたことがわかる。なお、上記の①と③では、腸チフス患者が発生した場合、消毒がどのように行われ、また患者の隔離が行われたかどうかは不明である。この時、上植野村にも乙訓郡にも避病院があった形跡はなく、コレラでない限り家内で隔離が行われたように思える。

⑵　コレラの発生

前掲「伝染病報告書控・郡役所及警察署へ添書控・警察署へ添書控」には一八八二年（明治十五）十月、この村ではじめてのコレラの死者が出た記事がある。ただし、この人物は村人ではない。上植野村の村井久吉方に寄留していた岩倉荒治（満三十二歳）という人物である。岩倉は、愛媛県讃岐国三野郡神田村（現香川県三豊市）出身で、鉄道局より「定雇レイル敷職」として雇われていた。岩倉は、同年七月二十日より、翌年六月二十日まで十一か月ほど上植野村に寄留することになっていた。前述したように、上植野村はその東部に鉄道の線路が横断しており、また隣村寺戸村には向日町停車場があった。岩倉は、そこでレールの補修等を担当していたと思われる。この岩倉が、十月三日午前六時に発病し、午後三時向日町の医師島修蔵の診断により仮性コレラと診断された。身体倦怠、漸次下痢嘔吐あるいは四肢厥冷の症状が出て、同日午後十一時いよいよ衰弱症に陥りついに死去した。

荒川の遺体および寄宿していた村井家に対してどのような処置がなされたか詳細は不明であるが、上植野区有文書には同時期作成と思われる年未詳の「消毒法施行手続」（1‐716）と題した罫紙に墨で書かれた文書があり、そこには次のようにある。

①コレラに罹った家は患者の臥室および排泄物をなした間ごとに畳を起こし二枚ずつ互いに立て掛け押入れ等を開き、窓戸を密閉し空気の流通を断ち、硫黄燻蒸法を施行すべし。

②硫黄は八畳の間に大約一〇〇目（室の広狭により加減あるべし）を二、三の火鉢に分配し、六時間ないし八

時間燻蒸し、然る後火鉢を除き窓戸を開き、空気を流通すべし。ただし、燻蒸中火の元に篤く注意すべし。また、硫黄の燻蒸気を呼噏《こきゅう》すれば咽喉気管を刺激し、嚔咳鼻涕《ていがいびてい》を発し、呼噏器障害があるのでなるべく燻蒸気を吸入しないよう注意すべし。

③燻蒸法を施した畳は戸外に持ち出し数時間大気に曝し敲《たた》き払うべし。

④板戸ならびに床板の類、すべて固形体の物品および壁等へは一〇〇倍の石炭酸水をあまねく撒布し、乾いた後畳を敷くべし。

⑤床下上は明治十二年衛生局報告第十二号（当府第二五三号布達）コレラ消毒第七方（石炭酸・硫酸類）の合剤を撒布し、土の上面を削りとり、火葬場あるいは人家隔絶の野外に運搬し、散逸しないよう焼却し、右床下へはさらに前合剤の薬水をあまねく撒布すべし。

⑥患者が入った便所は、まず屎尿を汲み取り、そして右第七方合剤を隅々まであまねく注入し、壺周囲を掃除し、壁ならびに踏板の表裏および戸柱等十分石炭酸水を散布すべし。

⑦排泄物埋棄あるいは投げ取り類、または漏洩した場所には一〇〇倍溶水、石炭酸五倍以上を散撒しおくべし。

⑧前項施行の際塵埃はなるだけ散浸しないよう手あつく注意のこと。

おそらくこのような処置がなされたのであろう。十月四日、衛生委員の小嶋久左衛門より宇治郡小栗栖村（現京都市山科区）の火葬場に対して「虎列刺《コレラ》病ニ罹リ死亡候条火葬方可然御取計有之度候」という要請が行われている。このことは、上植野村周辺、もしくは乙訓郡には、コレラ等伝染病の火葬場はなく、上植野村からかなり遠く、京都市中の火葬場でもあった小栗栖村の火葬場に岩倉の遺体が運ばれたと思われる[14]。

このコレラ騒動ではかかった費用がわかる。十月三十日、乙訓郡役所は、その筋より照会があったとして、十一月三日までに、このコレラ患者の消費明細を取り調べるよう雛形を示して、上植野村の戸長と衛生委員に通達

表2　コレラ病患者（岩倉）諸費明細

費用内訳	費額(円)
薬価	0.8
消毒薬価	3.7
排泄物運搬費	1.5
葬儀に関する一切諸費	5.75
焼却品代価	2.5
立張人諸費	0.6
医師診察料および車夫へ心附	1.2
飲食および雑費	2.85
諸入費合計	18.97
費用支弁内訳	費額(円)
自費	11.82
協議費	7.15

出典：「伝染病死亡報告」（1-710）
備考：費用を合計すれば18円90銭になり、合計額と一致しないが、他の史料から「薬価」は87銭の誤りと推定される。

した。これに対し、上植野村では十一月八日、乙訓郡役所に表2のような明細を報告している。これによれば、「協議費」（村費）からは総費用の三七・七%、「自費」は六二・三%である。「自費」は愛媛県の岩倉家の費用であろうか。また、上植野村戸長役場では、愛媛県讃岐国三野郡神田村戸長役場に対し、死亡の通知をするとともに、該人所持の寄留券を添え、規則の通り取り計らうことを伝えた。

　このコレラ騒動の結果、村ではコレラ予防薬の常備が必要になった。一八八三年六月十五日の衛生委員民秋岩次郎から乙訓郡役所衛生係宛に「虎列刺予防薬見積書」を報告するが、それによれば石炭酸水は、前年残り分が一瓶、本年新調分二瓶、そのほかに新調分として石炭酸散三袋が報告されている。

(3)　一八八六年（明治十九）の伝染病

　一八八四年（明治十七）七月、向日町と鶏冠井・森本・寺戸・上植野・物集女各村は向日町ほか五か村連合戸長役場体制に組みこまれ、向日町に連合戸長役場と戸長が置かれた結果、衛生関係の行政文書は連合戸長役場で作成されたと思われ、上植野区有文書には衛生関係の史料は少なくなる。したがって、連合戸長役場時代の上植野村の衛生状況、とりわけ一八八六年の衛生状況は、上植野村役場の「日誌」より追っていこう。

一八八六年は、京都府下にコレラが蔓延した年であった。京都市中のコレラをめぐる状況は、前掲小林丈広著に詳しい。ただし、この年の伝染病の蔓延は、コレラだけではなく腸チフス・発疹チフスも蔓延した。この年の京都府内のコレラ患者総数三一〇三、死者二四九七（死亡率八〇・五％）、腸チフス患者二五七二、死者六四六（死亡率二五％）、発疹チフス患者一三一五、死者三〇七（死亡率二三・三％）であった[15]。

上植野村では、この年コレラ患者は発生しなかった。しかし、コレラに派生して二つの問題が起こった。一つは、上植野村の農業に大きな影響を持つ屎尿問題である。上植野村では、田畑の肥料として屎尿を使用し、その屎尿を京都市中に買いに行くということを、いつ頃からか不明にしても、長年続けて来た。とりわけ京都市街の屎は重視された。

五月十日、連合戸長役場から上植野村役場に書面が届き、村の森山儀兵衛が京都に屎を取りにいき、その屎を仕入れた家である芝原米吉なる者がコレラ病に罹り、その屎を持ち帰ったので、その屎について注意するようにというものであった。そこで惣代の一人である清水市右衛門がすぐに連合戸長役場に出張し内容を確認し、予防薬を持ち帰り、さらに清水は向日町の医師である島修蔵宅へ行き、相談のうえ上植野村に帰った。その後、森山が持ち帰った屎を上植野村の墓所に送り、そこに買ってきた予防薬をまいた。

ここには向日町分署の巡査、乙訓郡役所衛生係、および連合戸長ら四名が出張し、石炭酸水一斗一升入り箱一つ、消毒薬一本も使用した。「日誌」明治十九年五月十日条には、この時森山市五郎・藤田治郎吉両名が働いた、とあるがおそらくこの労働に携わった人々であろう。要するに、この時、京都市街の屎も規制の対象になったのである。

もう一つは、この年、乙訓郡小塩村鳴谷山で採れた松茸が販売禁止になったことである[16]。鳴谷山は、上植野村と今里・鶏冠井・井ノ内の四か村で、小塩村との訴訟をしながらも入会の用益権を持っていた山であった[17]。

この年上植野村で発生した伝染病は腸チフスであった。五月三日、藤田甚七の妻かねが腸チフスで死亡し（「日誌」五月三日条）、同月十八日には、藤田甚七の弟喜之介が病気ということで向日町分署の巡査・総代民秋岩次郎・総代清水市右衛門・連合戸長役場衛生係朝田多右衛門が藤田宅に出向いている。藤田喜之介が立寄った家には燻蒸が実施された（「日誌」五月十八日条）。二十三日には、藤田喜之介の母さとが腸チフスで死亡し、ここにも巡査・戸長代・「永井次郎君」が藤田宅に出張し、この遺体は、「寺戸村墓所ニテ火葬」された（「日誌」五月二十三日条）。六月六日には、腸チフスにかかったと思われる藤田茂兵衛の屎が墓地で検査の上焼かれた。この時には、巡査中川・朝田多右衛門・清水市右衛門が立会いの上火をたいた。「屎」に火を入れるとはどのような情景であろうか。さらにその夜、巡査中川と永井治郎右衛門・清水市右衛門が示談の結果、藤田茂兵衛の看病人として品五郎とおゆきを定めた（「日誌」六月六日条）。伝染病患者の看病人をどのようにして決めたかは不明である。しかし、そのような処置にもかかわらず、六月十八日には、藤田茂兵衛が腸チフスで死亡した（「日誌」六月十八日条）。

「日誌」六月二十一日条の記事は若干わかりにくいが、この日、中小路久右衛門が腸チフスにかかり、伏見警察署向日町分署長・郡役所吏員・連合戸長役場衛生係・上植野村総代二名などが中小路久右衛門宅へ行き、「森山弥兵衛、中小路久右衛門預ケ、中小路弥惣兵衛家内、子供四名預ケ、看病人せきスルコト」などの処置をした。森山弥兵衛に患者である中小路久右衛門を預け、中小路弥惣兵衛に中小路久右衛門の妻と子供四人を預けたと解して良いのだろうか。その後、巡査二人が中小路久右衛門宅を「クンジ」（燻蒸）した。燻蒸は、「クンジ」または「くスベルコト」、「花ニテクスヘルコト」と「日誌」には書かれており、花などを燻し蒸すことが行われたようである。また、中小路家の人々の預け先や看病人を定めることも乙訓郡役所や連合戸長役場の吏員や村の総代、さらには巡査も含めた人々の仕事であった。このような処置に対して、患者家族に不満はなかったかどうか、少なくとも史料からは浮かび上がってこない。なお、七月末にも、村内に腸チフス患者が出た（「日誌」八月三日条）。

このような一連の腸チフス騒動は、上植野村全体の掃除の必要性を認識させた。七月七日と八日の両日、各組ごとに床下掃除と家宅内悉皆掃除が実施された。七日は、イ・ロ・ハ三組が実施し、巡査二名と戸長が点検し、八日にはニ・ホ・ヘ三組が実施し、巡査二名・戸長代理・上植野村総代・掃除委員永井治左衛門が点検した。この大掃除は、七月三日、連合戸長役場に総代が出頭した際に話があり、四日上植野村では夜に組長集会の結果実施されたものであった（「日誌」七月三～九日条）。

この年の腸チフス騒動の結果、二つの課題が浮き彫りになった。一つは、伝染病による死亡者の火葬場の問題である。前述したように、一八八二年のコレラによる死者の場合、京都市街と同様、宇治郡小栗栖村の火葬場に運ばれた模様である。しかし、この場所はあまりに遠く、さらには一八八六年のように伝染病の死亡者が拡大していくとすれば、乙訓郡内に火葬場がほしい。すでに、一八八六年、腸チフスで亡くなった藤田さとは「寺戸村墓所ニテ火葬」されたという事実がある。六月二十九日の「日誌」には、夜に地価持一統が集会し、火葬地有志金を依頼することになった、との記事があり、七月一日の「日誌」には、村の四名の者が火葬地寄付を承諾し、この時には巡査も巡回したとの記事もある。この後の火葬場問題の展開は、寺戸村などの動向も踏まえて今後検討してみたい。

もう一つは、避病院の建設であった。上植野村に限らず、向日町ほか五か村の戸長役場の範囲には避病院の設置はなかった。したがって伝染病患者が発生した場合、地域社会でその処遇をやりくりしなければならなかった。一八八六年五月十三日、上植野村総代である清水市右衛門が連合戸長役場に出頭した際、「当村避病院当村立設ケ置、戸長ヨリ咄《はなし》」があったことがその日の「日誌」からわかる。翌十四日には、上植野村の地価持一統との協議の際の一議題として「避病院立ル咄」が清水よりされたようである（「日誌」五月十四日条）。しかし、この避病院新築は、理由は不明であるが、結局見送られた。上植野区有文書中にある上植野村総代が綴じ込んだ「明治弐十年一月従　回送綴込」（2－126）に含まれている「連合町村費支弁方法」によれば、「十九年度通常会ノ評決ニ係ル避病院新築事業ハ其施行ヲ止メントス」とあり、理由は不明にしても避病院新築はいったん凍結になっている。そして、十九年度通常会評定の避病院費徴収金二三〇円と十八年度連合町村費精算残金の内、二十年度に繰り越し分の一七円八八銭七厘を合計した二四七円八八銭七厘は、「衛生予備金」として、乙訓郡長の管理のもと第百十一国立銀行に預金して積み立て置くものとし、衛生上必要の費途がある時は、会議の評決をもって支出するものとした。

この時の避病院費徴収金は、以下の「予防費有志連名簿」（寺戸区有文書573）を見る限り、連合戸長役場の範囲の町村（向日町と寺戸・鶏冠井・森本・物集女・上植野各村）において、各町村民への一定の賦課と有志金募集で徴集されたもののようである（ただし、この文書は「補助」を依頼するとしながら、どこへ依頼したかの宛名がない）。

当聯合部内ニ於テ伝染病流行ニ付仮避病院ヲ設ケ予防ニ尽力スト雖モ、素ヨリ該費目ノ如キ予算金僅少ニシテ迚モ難行届ニ付、臨時昨（ママ）村会ヲ開キ各員賦課セシモ何分小前末々ニモ事情見ルニ不忍ヒ場合モ有之ニ付、部内各村ニ於テ応分ノ有志金募集可致様戸長役場ヨリ御依頼相成候ニ付、何卒特別ヲ以テ該費中へ何分ノ補助被成下度、此段御依頼候也

明治十九年六月

寺戸村総代（公印）

なお、この文書から、一八八六年に寺戸村に仮避病院が設置されたことがわかるが、寺戸村事務所が作成した「明治十九年五月十一日始メ　伝染病予防費日記簿」（寺戸区有文書572）に避病院雇入小使四人（各日当一〇銭）

と看病人一人の名が記載されている。おそらく、一八八六年の上植野村の伝染病患者も、この仮避病院に送られたと思われる。

この後、一八九七年（明治三十）八月、上植野村で伝染病患者が発生した時、患者が「寺戸避病院」に送られたことが上植野の日誌からわかり、さらに翌一八九八年（明治三十一）十月、大字寺戸で赤痢患者が発生した時、患者を宝菩提院《ほうぼだいいん》にあった避病院に送ったことが寺戸の日誌からわかるが、これは臨時の仮避病院であったろう。乙訓郡を全エリアとして組合立の伝染病院が誕生するのは、一九〇一年（明治三十四）二月のことである。(18)

五　置き薬の世界

前述したように、伝染病に罹病した可能性がある場合には医者にかからなければならなかったし、戸長役場もそれを奨励した。では、村の人々の伝染病以外の死亡原因は何であったのか。上植野村戸長役場衛生係が記した「明治十七年一月一日ヨリ始メ　村民ヨリ死亡出産綴込」（1－727）によれば、一月には神経衰弱（七十歳）、胃カタル（四歳一か月）、腸胃カタル（八か月）、心臓麻痺（四十九歳）慢性肺炎（四十一歳三か月）、二月には丹毒症（一か月）、脳膜炎症（二十歳）、六月には心臓病（二十四歳九か月）、中風（六十八歳）など多様であった。なお、この時期伝染病以外で死亡した場合、上植野村ではほとんど土葬であった。

では、一般の人々に何らかの体の不調があった場合、どのように対処していたのだろうか。そこには今日と同様、置き薬（漢方薬）の世界があった。置き薬とは「行商人が得意先を巡回して薬を預け、再度訪れた時に使った分だけ薬代を徴収し、減った分の薬を補充するという掛売制度」(19)である。上植野区有文書中には、一八八六年（明治十九）時の売薬に関するいくつかの史料がある。その一つ、「越中富山其外諸方薬入其書面在裡　事務所」（2－201）という袋には、「翁丸」「かんりゃう丸」「くまのゐ丸」という置き薬の現物とともに、同年六月十七日に「上植野村売薬預人」が京都府租税課検査員に提出した「売薬預り受書」の写《うつし》がある。
この文書の内容は次の通り。「自分輩」（売薬預人）は従来売薬開業人より売薬類を預かっていたが、該売薬中に印紙が貼っていない物がある、これは戸長役場に保管を願うことになるので、開業人または行商人が代価請求のため来た際には、直ちに（戸長役場に）にお届けいただきたい、以後無印紙の売薬は一切預らない、よって受書を差し上げる。

この文書には、一二九名の人名が記されている（寺院名はない）。前述したように、一八七七年の時点での上植野村の戸数（寺社、寄留を除く）は一四一戸であるから、一八八六年の九年前であるが、この一二九名は、一八七七年の上植野村戸数の九一％強でほとんどの家がこの「受書」に参加していることになる。また、一八八六年三月二十六日の日付で、イ・ロ・ハ・ニ・ホ・ヘの六つの組ごとに、各人がどのような売薬を預かっているかの帳面が各組によって作成された。それは、「預薬村中売訪取調元帳」（上植野村事務所と裏表紙に明記があるが実質はイ組）、「預薬取調帳簿」（ロ組）、表紙なしのハ組の帳面、「組内薬種帳」（ニ組）、「薬り数覚帳」（ホ組）、「売薬取調帳」（ヘ組）（2－202）である。

一八八六年の時点で、このような売薬の帳面が作成された理由は、この年一斉に売薬の印紙の検査が行われたためである。売薬の印紙とは、一八八二年（明治十五）十月二十七日「売薬印紙税規則」で、売薬には必ず定価を付記し、その定価に従って営業者が印紙を薬品の容器または包紙等に貼り、営業者において消印することが義務付けられた。この印紙が印紙税になる。そして営業者あるいは行商者が無印紙の薬品を発売・販売をした場合罰金が課せられることになっていた。この規則の適用は一八八三年月一月一日であったが[20]、現実に販売される薬の印紙の有無が点検されたのは一八八六年のことであった。

上植野村の清水・民秋の総代両名が、向日町ほか五か村連合戸長役場から、売薬無鑑札の有無を取り調べるよう達しがあったのは一八八六年三月十二日であった（「日誌」三月十二日条）。上植野村役場では、二人の総代が中心になり、イ・ロ・ハ・ニ・ホ・への各組長が各組各戸ごとにまわって取り調べをした。この時、戸長役場からは「渾テノ薬リ取リ纏メテ戸長役場え差出相成」ように命ぜられており、薬の印紙の有無は徹底して、調査されたようである。三月二十六日の村内の薬取調べは総代および組長により翌朝三時までに及び、二十八日の日曜日は総代が午後と夜に「薬調帳簿惣計」を行った（「日誌」三月二十五〜二十八日条）。また、四月二十九日条の「日誌」には、「大坂小西薬屋参リ、村中差出薬リ印紙貼用スルニ付、差替致度存居候ニ付依頼参リ候」とあり、大阪の小西薬屋（小西堂）では三月二十六日まで薬の包紙に印紙を貼ることができず、一か月後に印紙を貼った薬と差し替えようとしたと思われる。

どのような置き薬が上植野村で出回っていたのか。前述したイ〜ヘ組の六つの組の帳面を見れば、各家が多い場合は二十種類もの置き薬（少ない場合は一種）を所持していたことがわかる。各家が所持していた置き薬で多いものとその効能を記せば、次のようになる。

そめいさん（熱さまし、その他熱病一切良し）、はらはら薬翁丸（胃痛、腹痛、腹下し等）、万金丹（胃腸病、解毒）、一角丸（小児かぜ薬）、セメン丸、肝涼丹、熊胆丸、熊のいん、ちんつう丸、一秒丸、貴一丸、宝丹、黒丸子

これらの薬は、越中富山が最も多いが、大阪小西堂など富山以外の売薬業者からも預かっていた。帳面の記載によれば、そのような売薬業者は、越中富山・越中滑川・越中高岡・越中高月・大阪小西堂・摂州豊島郡桜井谷（上西）・和州高市・因州山根などかなり多方面にわたっていた。そして、最も常備薬であった「そめいさん」は、越中富山だけではなく、越中高月・越中高岡・越中滑川・大阪小西堂など複数の売薬業者が扱っていた。

いずれにしても、上植野村には、広範囲に置き薬（配置売薬）の世界があり、村人は日常的な病気は置き薬で

対処していたのである。

六　六人部《むとべ》講の成立

明治十年代前半まで、乙訓郡には西洋医はほとんどなく、明治十年代半ば以降医学校出身者の医者が増えても、明治二十年代前半で乙訓郡全医者数の三分の一程度であったことは前述した。明治十年代末から二十年代初頭にかけて、向日町ほか五か村連合戸長役場を少し拡大したエリアで、西洋医の六人部是慶を六人部相続講という講をつくって、財政的に支援していこうという動きがあった。上植野区有文書中に、「明治弐拾一年二月　六人部医師関係　相続講仕法帳并ニ通壱冊」（2－223）と題した袋があり、袋中には、「仕方帳写」と「六人部相続講掛金之通」という表題の二つの印刷物がある。「仕方帳」は、講元である六人部是慶が、講の趣旨を次のように記している。(21)

余辱ナクモ民費ト従来諸君ノ愛顧ニヨリ既ニ医術ヲ卒ヘ医業ニ従事スルヲ以テ、期シテ能フルノ義務ヲ果スヘクノ処、不幸ニシテ資産不応ノ負債ヲ継続シ、終夜困苦ノ余リ知己ノ彼是ニ談シ、万般指揮ニ従ヒ、只諸君ノ助情ヲ目的トシ、左ノ方法ニヨリ這般頼母子講ナルモノヲ組織シ、一家相続ノ基礎ヲ鞏固ニシ、而シテ漸々欠クヘカラサル義務ヲ終了致度念慮ニ付、希クハ諸彦一家興敗一業開発ノ次第宜シク御諒察ノ上精々御加入アランコトヲ切望ス

その後、講の「方法」が次のように記されている。①本講は六人部相続講とする、②枚数は十五枚をもって一組とし、毎会振籤《ふりくじ》をもって当籤を定めるものとする、③会期は毎年四・七・十一月の三度開き、十五会すなわち満会五年で終る、④毎会大花として二人様へ金一〇銭宛、小花として六人様へ金五銭宛振籤をもって渡す、⑤枕掛金は当方へ申受ける、⑥本籤金額四五円（ただし満会まで異動はない）など。

この後、掛金の金額が、初会の枕掛金三円を筆頭に、十五会の満会までの金額が記され、次いで講の世話方として人物名が記されている。それによれば、向日町ほか五か村連合戸長役場のエリアで、物集女村九名、寺戸村九名、鶏冠井村七名、森本村六名、向日町九名、上植野村九名。このほかに、物集女村に接する岩見上里村七名、上植野村に接する今里村六名・馬場村四名、合計六十六名である。初会の枕掛金三円から容易に想像できるように、いずれも各村の富裕層である。上植野村九名は、民秋徳兵衛・清水市右衛門・小島政次郎・永井九郎左衛門・和田伊兵衛・植田嘉右衛門・藤田重郎兵衛・永井治左衛門・小野利右衛門であり、全員地価一〇〇〇円以上の地価持一統に属し、上植野村の役職経験者である。

上植野村で六人部講がどのように組織されていったか、上植野村役場の「日誌」から見てみよう。総代の民秋岩次郎が、連合戸長役場で戸長の長谷川三郎兵衛より六人部是慶からの依頼の件を聞いたのは一八八六年（明治十九）十二月十六日である。六人部の依頼は、「医師器械スルニ付金ヲ助成願度ト申入」、すなわち医師の器械購入のために金の助成を願いたい、ということであった（「日誌」十二月十六日条）。翌日の「日誌」には、「同夜小野・小島・和田両三人六人部是慶医□クキカイ買付金出シ件相談ス」とあり、夜、おそらく総代の民秋と清水市右衛門も同席の上であろうが、小野利右衛門・小島政次郎・和田伊兵衛の三人が医師の器械購入の件で相談したことがわかる。この段階では、六人部是慶が医師の器械購入のため連合戸長役場に資金援助を依頼したということで、まだ講の話はない。

この件での一八八七年（明治二十）時点の動きは不明であるが、六人部是慶相続講仕法帳に世話係として上植野村の前述した九名が調印するのが一八八八年（明治二十一）一月二十六日である（「日誌」一月二十六日条）。そして、三月三日の地価持一統集会において、六人部講掛金は、村の講世話方に依頼すること、講には地価持が掛けることが決まったようである（「日誌」三月三・四日条）。

三月十五日夜、上植野村の六人部講世話方は、村内の掛金の徴収方法を定めた。この日の「日誌」に記載された方法は若干わかりにくいが、次のようである。六人部講の掛金を出した人は十四名。まず一〇〇〇円以上の高地価持七人から各人三円を徴収し、その除外者は一口一円で七名、これで合計二八円、残り一四円は地価持七名から二円ずつ徴収し、都合四二円となる。「枚数は十四枚也」と「日誌」に記載があるが、これは振籤のことであろう。

六人部講は、満会は五年となっていたが、いつまで継続したかは現在のところ不明である。ともあれ、六人部からの依頼があったとはいえ、連合戸長役場を若干拡げた地域範囲で、地域医療の改善策として西洋医への財政的援助を行おうとしたことは注目してよい。

この後、六人部是慶は、伝染病院である乙訓病院が一九〇一年（明治三十四）に誕生した時、初代病院長になり一九二一年（大正十）まで勤めた。なお、乙訓病院ができた時、六人部は合併町村向日町の町医であるとともに乙訓郡医でもあった[22]。

（1）　使用する文書史料は、上植野村のものは向日市文化資料館編『京都府向日市上植野区文書調査報告書』（一九九五年）の年代分類で「近代Ⅰ－1」「近代Ⅰ－2」に分類された文書であるが、使用した文書は「近代Ⅰ」の部分を省略し、「1－〇」「2－〇」と、目録番号を本文中に明記した。寺戸村のものは、同『京都府向日市寺戸区有文書調査報告書』（一九九七年）では「近代Ⅰ」に分類されているものであるが、これもこの分類中の目録番号を本文中に明記した。

また、上植野区有文書中、上植野村役場の「日誌」を多用するが、一八八二年（明治十五）二月七日から開始される「日誌」は、この日より一八八六年（明治十九）十月十五日までは、高久嶺之介・西村卓編「乙訓郡上植野村役場日誌」(1)～(4)（同志社大学人文科学研究所『社会科学』六二・六五・六七・七五号、一九九九～二〇〇五年）として翻刻されている。しかし、「日誌」の出典の明記の際、掲載号や頁数を記すのは煩雑なため、本稿では（「日誌」明治十九年五月三日条）と記事の年月日のみ本文中に記した。

（2）向日市史編さん委員会編『向日市史　下巻』京都府向日市、一九八五年、二八九頁。

（3）『京都府向日市上植野区有文書調査報告書』『むらの記録　上植野区有文書からみた近代』、ともに一九九五年。『図録20世紀のむこうまち』（高久嶺之介監修）二〇〇二年。

（4）西村卓「鉄道踏切番と強盗──明治一七（一八八四）年八月に起こった強盗事件──」同志社大学経済学会編『経済学論叢』第六三巻第四号、二〇一二年。

（5）「明治前期の町村会と村意志決定機関──京都府乙訓郡上植野村を素材として──」同志社大学人文科学研究所編『社会科学』六六号、二〇〇一年。

（6）「従明治元年至同七年　政治部衛生類第一」小林丈広・小野尚香監修、近現代資料刊行会編『近代都市の衛生環境（京都編）Ⅰ衛生誌①』（以下もとの出典は省略し、『衛生誌①』と略称し本文に注記）、近現代資料刊行会、二〇一〇年、九五頁。翌年四月、郡中の医務取締は産婆取締を兼ねることになった（『衛生誌③』五九～六一頁）。なお、一八八一年頃、宇田退蔵は、街場である向日町の医者として史料に登場する。

（7）向日市文化資料館『京都府向日区有文書調査報告書』一九九二年、五〇頁。

（8）小野尚香「明治初期における種痘制度の育成──京都の種痘医の提唱と実践──」『医学史研究』六六号、一九九四年。

（9）同右、一六三頁。

（10）翌年一月、京都府は京都府下の四十二人に対し、種痘施術免許証を与えているが、乙訓郡種痘医としてこの三人に免許証が与えられている（『衛生誌④』一八〇～一八一頁）。

（11）上植野村の人物が種痘を受けた年は一八七四年が最初ではない。おそらく上植野村以外の場所であろうが、民秋徳兵衛は、一八六五年（慶応元）に初種を実施し、一八七四年五月に再種を行っていることがわかる（明治十年八月二十五日、戸長永井九郎左衛門より種痘館宛「御願口上書」1-685）

（12）京都府立総合資料館編『京都府百年の資料　四　社会編』京都府、四四三頁。

（13）小林丈広『近代日本と公衆衛生　都市社会史の試み』雄山閣出版、二〇〇一年、二〇～二二頁。

(14) コレラが京都府下に流行した一八七九年七月四日、宇治郡小栗栖村火葬所請負人村田春昶よりコレラ病死亡人が多数で、有り合せの焼竈が破損して修復中なので他の地穴で直焼したいという出願が京都府にあったが、京都府はこれを「聞き届け難い」の旨指令している（『衛生誌⑥』三〇頁）。ここから見ると、京都市中や乙訓郡も含むその周辺の村では、コレラ患者の遺体は小栗栖村火葬所に運ばれたと思われる。

(15) 京都府立総合資料館編『京都府統計資料集　第1巻』一九六九年、三〇二頁。

(16) 明治二十年九月二十三日付井ノ内村・今里村総代より上植野村・鶏冠井村総代宛書状（「明治弐十年一月従　回送綴込」上植野区有文書2-126）。

(17) 鳴谷山訴訟については、安國陽子「鳴谷山をめぐる裁判」（『ポンポン山だより』第二号、一九九五年）が詳しい。

(18) 前掲『図録　20世紀のむこうまち』二一～二二頁。

(19) 向日市文化資料館一九九九年展示パンフレット「明治時代のおきぐすり」（松島裕美子執筆）。

(20) 内閣官房局編『明治十五年　法令全書』四〇～四二頁。

(21) 六人部是慶は、向日町の一八七七年の「戸籍簿」には「士族」という肩書である（前掲『向日市向日区有文書』五〇頁）。この後医学校で勉学したのではないかと思われる。

(22) 前掲『図録　20世紀のむこうまち』二二頁。

（追記）

史料の閲覧、利用にあたって文書所蔵者である向日市上植野区・同寺戸区、向日市文化資料館に大変お世話になった。深甚の謝意を表したい。また、同館の玉城玲子氏には種々ご教示をいただいた。なお、上植野村役場「日誌」は、筆者も属する乙訓地域史研究会の十五年以上に及ぶ集団翻刻作業の成果を利用させていただいた。

《コラム》

W・B・イェイツ・シュタイナッハ手術・長寿法

浅井雅志

（1）イェイツとシュタイナッハ手術

W・B・イェイツ（William Butler Yeats, 1865-1939）は一九二三年にノーベル文学賞を受賞したアイルランドの詩人で、二十世紀英語圏最大の詩人の一人と目されている。本稿では、彼が受けたある特異な手術を切り口として、二十世紀初頭のモダニズム期における性および身体観、回春をめぐる医療のあり方などを概観し、さらに視野を広げて、性と若返りや長寿との関係についても考えてみたい。

イェイツが受けた手術とは、一九二〇年代に大きな反響を呼んだ回春手術、その創始者の名をとって普通「シュタイナッハ手術」と呼ばれるものである。現在では歴史上の一名称にすぎなくなったこの手術は、当時はその「科学性」もお墨付きを受けた、いかがわしさとは無縁のものであった。イェイツがこの手術を受けたのは一九三四年の四月、ロンドンの医師、ノーマン・ヘアの執刀によってであった(1)。まずその動機だが、当時六十代後半になっていたイェイツは、数年来性的不能に悩まされ、また創作意欲の減退にも苦しんでいたようだ。こうしたことから、その動機は性的能力の回復であり、またそれと同時に、詩的創造力の枯渇からの脱却でもあったと想像できる。つまり彼は、性的能力の回復が芸術的創造力の回復を伴う、あるいはその刺激になると考えていたようだが、これは当時の科学が、性的能力と若さを保つこと、さらには長寿との間に強い関連性を見ていたことの一つの表れと見ることができよう。

ではこの手術の結果はどうだったのだろう？　イェイツの浩瀚な伝記を書いたロイ・フォスターは、「この回春手術によって、彼は性的能力と創造力をともに回復したと確信した」（500）と言っているが、もしそうだとしても、この「確信」はかなり曖昧な「事実」の上に築かれたもののようだ。というのも、この手術の「科学的」効果は後には否定され、ついにはこの手術自体がまったく消え去ってしまうことを考えると、これがイェイツの「思い込み」、いわゆるプラシーボ効果の役割しか果たさなかった可能性が高いからである。

しかしその反面、しばらく沈滞期にあった彼の創作活動が再開され、かなりの数の「名作」を生み出したのも事実である。この手術に関する真相は今となっては知りようもないが、本稿で注目したいのは、先にも触れたように、彼が芸術的創造力と性的能力は緊密に繋がっていると見ていた点、さらには、これは彼特有の考えではなく、むしろ「時代精神」の一部だったという点である。そしてこの問題を掘り下げていくと、人類が探求してきた、性と創造性と若さと長寿との間の緊密な関連性という複雑な問題に行き当たる。

しかし、まずはこの手術の誕生の経緯について概観しておこう。オーストリアの生理学者、オイゲン・シュタイナッハ（Eugen Steinach, 1861-1944）は、ウィーン大学医学部時代から生物の発生のメカニズムに関心を抱いていたが、卒業後、一九一二年から、ナチスに祖国を追われる三八年まで、ウィーン科学アカデミー生物学研究所長を務めながら、この関心を発展させていった。彼の主要な業績は「精巣の中に雄性ホルモンのテストステロンをつくる腺細胞を発見した」（ゴスデン、二〇二頁）ことだが、しかしなんといっても彼の名を歴史に残したのは、その名を冠して呼ばれるようになったこの手術である。ただ、彼はこの手術に理論的裏づけを与えただけで、彼自身が執刀したことはなかったという（萩原眞一、二〇一〇、五～六頁参照）。

ではその裏づけとは何か。それは、彼が一九二〇年に発表した『老化した生殖腺の実験的再活性化による回春』（英題 *Rejuvenation through the Experimental Revitalization of the Aging Puberty Gland*）の中で述べられている、輸精管を結紮すれば睾丸の間質細胞が増殖し、男性ホルモンの排出量が増大して、性的能力が回復する、という理論である。ゴスデンの説明はこうだ。「精管を縛ることで起こる背圧ができかけの精子を殺し、ホルモンを出す細胞が広がる余地を作り出す……ホルモンを必要とする精子がほとんどないから、余分のテストステロンは血流に入り、身体の他の部分を活気づけるほうにまわる」（二一〇五頁）。

シュタイナッハはこの考えを女性にも広げた。それは、「卵巣に低量のX線を照射し、卵子を形成する細胞を根絶する一方、女性ホルモンを分泌する細胞を無傷のままで刺激する」というものであった。実際にアメリカの小説家ガートルード・アサートンは、六十六歳のときにこの手術のことを耳にし、さっそくドイツにわたってこの手術を受けたところ、イェイツと同様、「旺盛な創作力が復活した」（萩原、二〇一〇、二一一頁）という。この「発見」はたしかにシュタイナッハ独自のものだが、性的器官に働きかけて人間のなんらかの能力を回復しようとする試みには、長い前史がある。

（2）回春の歴史

この発想にもとづく、現在から見れば「驚くべき」種々の手術は、医学の歴史に溢れている。そこには、いわゆる回春を目指すものから、より高い性的能力の獲得をもくろむものまで、さまざまなものが混在している。その一例が、一八七〇年代初期に現れ、「女性の去勢」とか、これを流行させた医師の名をとって「バティ手術」とか「ヘーガー手術」と呼ばれた、「健康な卵巣を剔出する両側卵巣切除手術」で、これは「数々の『機能障害』（ヒステリー、過度の性欲、原因不明の痛み、等々）を即効でなおす治療法となった」（ラカー、二三七頁）。また、フロイトの弟子の一人で、後にフランスの精神分析学会を牽引するマリー・ボナパルトは、「『正常なオルガスムス』を感じられるよう、ヴァギナ開口部ちかくにクリトリスを移植する痛々しい手術を受けて失敗している」（ラカー、三二五頁）[2]という。

回春の歴史をさらにさかのぼってみると、そこには人間と老いとの長い戦いが横たわっている。回春という発想自体、老いを克服するという広いコンテクストの中に置くことができるものだが、これは、性の衰えの土台が老いであることを考えれば当然である。この老いとの戦いの中でも、長寿、あるいは不老不死などよりも、性的能力の回復を通して若さを保つことに力点を置いたのがこの回春という思想であり、その実行であった。

性と長寿との関係は古くから注目されてきたが、生殖医学、老年学の第一線に立つロジャー・ゴスデンによると、意外にもその歴史の大半において両者は敵対的な関係にあったという。キリスト教世界では「教会の説教も医術も、性的な営みはかなり有害なもので、家系を絶やさないためにどうしても必要なとき以外は避けたほうがいいと公言していた」。ヒンドゥー教においても、「精液は生命を生ずるばかりでなく生命を維持するものだ」という考え方によって「性的な力の悪弊を警告」してきたという。道教はもう少し緩やかであったが、やはり「性行為も徹底的な管理下にあるべき」だと考え、精液を無駄にしないよう説き、「中絶性交」という「奇異な技法」において、「精液を脊椎へと押し戻し、脳を若返らせようとした！」（ゴスデン、一七二～一七三頁）[3]という。

しかしゴスデンのこうした見方は両者の関係に対する洞察を欠いているようだ。たしかに精液に生命力の源を見る見方は普遍的なものだが、これと長寿との関係はもっと複雑だ。たとえば彼が道教について述べている点については、邱海濤のいうように、道教の長生術の一部をなす錬丹術の伝統では、この「射精をこらえて精液を脳へ送る」というテクニックは「不老長生」（三四～三五頁）のための手法と見るほうがいいだろう。ヨーロッパの道教研究の泰斗、アンリ・マスペロも『道教』の冒頭に、「道教は、信者を『永遠の生』に導こうとする救済の宗教」であり、そしてその信者は長生を「精神の不死としてではなく、肉体そのものの物質的な不死と考えた」（一六頁）と明記している。

これを邱海濤は、道教は「現実の楽しい人生が無限に続くこと」を求めると表現している。道教においては健康の根幹に気の循環を据えるが、それは「精」の循環に補われて完全なものになる。そして精とは男性においては精液である。その考えと、男女の性交を「至高の健康法」とする考えが融合して、先に見たような技法が生まれるのである。この「射精をこらえて精液を脳へ送る」という技法を、マスペロは穏やかな言葉で、「気とまじりあった精をからだの中に循環させ、それが『脳のはたらきを補う』（補脳する）ように、下丹田から上丹田へとこれを導く」と述べているが、その結果については『胎息経註』からこう引用する。「常に気を臍の下（すなわち下丹田）に引き止めておく人は、自己の精をからだの中に守っているのだ。精と気とは結合して、『神秘なる胚芽』（玄胎）を生む」。そしてこう結論する。「この『玄胎』こそ不死の身体なのである」（一三三頁～一三四頁）。

マスペロがこれを書いた約三十年後の一九七二年、中国湖南省で発掘された馬王堆から大量の文献が出土した。そこには医学や養生に関するものも含まれていたが、その中の一つ、『十問』にはこう書かれている。「長生の秘訣は精の関を閉めることである。……一回の性交に漏らさなければ耳聡く目は明らかになり、……九回の性交に漏らさなければ神明の境地に入るであろう」（邱海濤、三一頁）。隋の時代の性の指南書、『玉房指要』にはさらにこうある。「一度も射精せずに日に数十回の性交を行なうことのできる人は、それによって自分の病気を何でもなおし、長生きすることができます」（フーリック、一九六頁）。道教の錬丹術では、こうした不老不死の夢を追う人間の「理想化されたもの」（吉田光邦、五頁）、すなわちその夢を体現したものとして「仙人」という存在が考え出された。「男女交合による生殖の神秘性に対する信仰は、古来からすべての原始の民族に共通のものだった」が、それゆえ錬丹術で「男女の交合をもって人性の最高の行為とし、その時に神秘に近づき仙人に近づくという思想が生まれたのも無理のないところ」（吉田、三一頁）だというのである。

一方インドのタントラは、性の力を長寿にではなく解脱に結びつける。「一つのユニットに融け合った男性と女性」、すなわち交合状態の男女を「完全な人間」と見るタントラは、「二つのものが分離されることがないという基本的な結合の想いが、〈アーナンダ〉（喜び）をひき起こすとき、無限の喜び、永久の歓喜が生まれる。こうした至福の状態にあることが、人間として経験できる解脱に最も近づいたということ」（ムケルジー、一〇三頁）だと考えるのである。こうした解脱への希求は、この世での長寿を願う心理とは相容れないように見えるかもしれないが、永世への願いが地上と天上という別の、あるいは正反対のベクトルを取っているにもかかわらず、かりそめの、仮象の生を何らかの永続的なものに結び付けようとする心理的機制は同じと見ていいであろう。

日本でタントラと同型の思想をもつのは、「邪教」として批判された密教の立川流である。仁寛を始祖とするといわれるこの流派は、真鍋俊照によれば、「理知不二、金胎不二という密教教義の根本を、男女二根交会であると結論づけている。これらの男女の性的行為そのものを通して、不二冥合すなわち煩悩即菩薩を説明する。さらにこれらの境地が最終的には即身成仏の境地と同じであると説くのである」（三五頁）。すなわち立川流にも、即身成仏という天上的な形ではあるが、性交と永世とを接続しようとする方向性を見ることができる。

しかし一方で日本には、平安時代に端を発し、江戸期に絢爛たる花を咲かせた春画の文化がある。春画に見られる日本独自の「露骨さ」についてはさまざまな見方があるが、イギリスの日本美術史家、タイモン・スクリーチは春画はポルノグラフィだと断言する。「春画は性衝動を刺激し、しかる後に満足させるというその機能と切り離されては何の意味も持たない。それ以外の何かであるような顔をして春画を扱うことなど、できはしない」（九頁）。むろん春画を美学的側面から見ることも可能だろうが、こうした「美術」の発祥の根源には、やはりスクリーチがいう「実際的」機能があったと見ていいだろう。この春画が広く流布していたという点から見て、日本文化は人間の性的欲望の肯定をその一側面にもつといえよう。ここでは性は地上の生の快楽的側面を代表するものであり、長寿あるいは解脱、すなわち永世への希求よりもむしろ、快楽の刹那性のほうに力点が置かれていたようである。

ヨーロッパにおける長寿探求の道は古代エジプトおよび古代ギリシアに起原をもつ。中世に大きな広がりを見せた錬金術も、もとはといえば長寿、あるいは不老不死を求める技術であった。しかし錬金術はそのためにとりわけ性に注目することはなかった。長寿と性の関係が注目されるようになったのは、老化という、それまでは自然な、それゆえ不可避と見なされていた現象が科学の関心を引くようになった近代以降である。

（3）　性科学と長寿法

現代に至っては、老化は以前とはまったく違った目で見られはじめている。ゴスデンの言葉を借りれば、「理論的には、現在の人間の寿命の上限を多少でも引き上げられない理由があるようには思われない」（九頁）という程度にまで進んでいるのだ。そしてその理論の応用として、さまざまな実践が行われてきた。その実践の主たるものの一つが、人間の性、あるいは生殖機能との関連においてなされてきたのである。

そうした進展の中で、二十世紀の初頭には、「老いは退化・死・不能・不感症を表象するのに対し、若さは進歩・生命・性を表象すると見なされ、大々的に信奉された結果、『青春病』が伝染病のごとく蔓延した」（萩原、二〇一〇、二五頁）。ここに至って人間は、老化を一つの運命として受け入れることを止め、あくまで若さにしがみつこうとするようになった。「老衰をいつかは克服するという信念と性ホルモンが生物学的時間を巻き戻す鍵ではないかという予想が彼らをつき動かした」（ゴスデン、一七三頁）のである。すでに見たように、この「生物学的時間を巻き戻す」という発想あるいは希望は決して近代独自のものではないが、しかし近代に至ってはじめて、その信念は科学の支えを得ることができるようになったのである。

この信念を最初に行動に結びつけた開拓者の一人が、ゴスデンが『老いをあざむく』を捧げている、パリのコレージュ・ド・フランス教授、ブラウン・セカールであった。彼は一八八九年六月、「若いモルモットと犬の睾丸エキス皮下注射が男子に与えた影響」と題する講演を行った。それは、二歳の犬と若いモルモットの「精液と睾丸の静脈の血液を混ぜて蒸留水で三、四倍に薄めたもの」（ゴスデン、一七七頁）を自分に皮下注射して、その影響を見るという実験の報告であった。これは、「腺は精気を与える物質を血流に分泌し、それが体の隅々にまで運ばれているのかどうか」についての長年の研究のひとつの到達点であった。十回ばかりこの皮下注射を自らに行った結果、彼は精神のみならず身体にも明らかな改善を認めた。科学者である彼は、一方でこの「好結果」が「自己暗示に帰すべきもの」（一七八頁）ではないかとの保留を示しながらも、注射を打ち続けた。「この注射への信頼は一八九四年に彼が七十七歳で死亡するまで、いささかも揺るがなかった」（一九二頁）という。

ゴスデンが、「彼の水で処理した睾丸ホルモンが不活性であったはずだということも現在ではわかっている」（一九四〜一九五頁）というように、今でこそこの療法の効果は否定されているが、当時の反響は大きかった。一八九一年にはロシア人アレクサンダー・フォン・ポールが、精液からスペルミンという物質を分離した。これは大きな効果をもたらさず、短期間でその寿命を終えたが、これ以後臓器エキスによって若返りを図ろうという動きは世界中に広まった。

同じロシアの免疫学者で一九〇八年にノーベル生理学・医学賞を受賞したメチニコフの老化研究も、こうした科学による反・老化運動の一環と見ることができる。彼は、大腸内の細菌が作り出す腐敗物質こそが老化の原因であるとする自家中毒説を提唱したが、その彼も、人間の「天分は性的活動と密接に関連している」（萩原、二〇一〇、二四頁）といっている。この見方が性と長寿の関連への注目にいっそうの弾みをつけ、その後、多くの「大志を抱いた若返りの仕掛け人たちは生殖腺の移植を推し進める」（ゴスデン、二〇〇頁）ようになる。

アメリカではジョン・ロムルス・ブリンクリーが、ヤギの睾丸移植によって若返りができるというふれこみで手術を行い、大もうけをした（ゴスデン、二一一～二一六頁参照）。ヨーロッパでは、ユダヤ系ロシア人の血を引くセルジュ・ボロノフが若いサルの睾丸を人間に移植する手術でかなりの「成功」を収め、「移植によって、私たちは人間の一生に三〇年、あるいは四〇年を加えることができると見積もっていいだろう」（ゴスデン、二二二頁）と高らかに宣言したのである。そうした流れを受けて、一九二四年には、イギリスの王立医科大学で由緒ある年一回のハンター講義のテーマとして睾丸移植が選ばれ、講演者のウォーカー博士は、睾丸移植は「疑いようもなく有望である」と断言した。この流れを受けて、日本でも同年に最初の睾丸移植手術が行われている。

こうした歴史を見れば、この種の手術が現在思われるほどには特殊な、あるいはいかがわしいものでなく、むしろ当時の最新理論に基づくものであったことが見て取れよう。シュタイナッハの理論およびその実践は、このような流れの中に位置づけてはじめてその歴史的意義が明らかになるのだが、この時点でのシュタイナッハの独創性は、睾丸を移植しなくとも、精管を縛ればホルモンを必要とする精子が出なくなるから、余分のテストステロンが血流に入って身体を活気づけると考えた点にある。彼はこれを「精管結紮」手術と呼んだが、一般には彼の名をとって「シュタイナッハ手術」と呼ばれるようになる。ちなみに日本では、九州大学医学部教授だった榊保三郎がこの考えに賛同し、一時期この研究に没頭した。

このシュタイナッハ手術を受けた著名人第一号はジグムント・フロイトで、一九二三年十一月のことである。当時六十七歳だったフロイトは「この手術を信じて」おり、「これによってがんの再発を防ぎ、さらには『性的能力や体調全般、そして仕事の能力』も改善されることを期待していた。その効果に対する術後の彼の態度は曖昧だが、少なくとも一時期は、実際若返って強壮になったと感じていたようである」（Gay, 426）というから、この点については彼もイェイツ同様、時代の子というべきであろう。

（4）イェイツにおける「有性性殖」と「無性性殖」

さて、ここで再びイェイツとこの手術との関係に戻ろう。前にも述べたように、現在この手術の科学的効果はまったく認められていない。ではやはりこれは彼の思い込み、ブラウン・セカールの言う「自己暗示」に過ぎなかったのだろうか。創作力の回復も一種の偶然だったのか。

この点で示唆を与えてくれるのはティム・アームストロングである。萩原眞一が要領よくまとめてくれているところに従えば、彼は、二十世紀初頭には、男性のセクシュアリティに関して、「精液の経済」（"spermatic economy"）と「精液エネルギー」（"seminal energy"）という二つの連結した考えがあったと指摘する。前者は「肉体内のエネルギーを閉じたシステムで捉え、ある器官・組織で過度にエネルギーが消費されると、別の器官・組織でエネルギーの消耗・枯渇が起きてしまうとみなす一九世紀の生理学の思考法」であり、後者は「胎児発生の主役はあくまでも精子という男性的要素であり、女性は栄養源を提供する補助的存在にすぎないというもの」（萩原、二〇一〇、二八～二九頁）だという。(4)

こうした見方は現在の科学では否定されているが、前に触れたイェイツの人間観、すなわち芸術的創造力と性的能力は緊密に繋がっているという見方は、こうした思考法に相通じるものがある。これを萩原は次のように表現している。「……シュタイナハ手術は、『自己』の中に『自己』の『精液』を『注入』し、精液を閉鎖的な『自己』の身体内で生理学的なエネルギーに転換するという、いわば『自己授精』（"self-insemination"）を目指す点において、『自発』的に『自己』を自力で『改造』することを企てる後期イェイツのセクシュアリティの特徴と合致する」（三〇頁）。

イェイツのこうした回春欲求は、知性・理性を獲得した人類が抱くに至った「時を超えたい」、すなわち不老不死＝永世を手に入れたいという欲求の一変奏曲と見ていいだろう。イェイツの独自性は、それを、萩原がいう「自己授精」、いわば「無性（単性）生殖」的に行おうとしたことだ。しかしこの点は、科学的

「事実」と比喩が絡み合うので話は単純ではない。

現実の生殖においては有性生殖が無性生殖よりも有利だとされている。すなわち、遺伝子の損傷や環境の変化により、現在環境に適応している遺伝因子が未来においても適応するとは限らないなどの「圧力の下で、生物の最善の戦略はその遺伝因子を他の個体のものと混合することである。……有性生殖は、変異や環境変化などの逆流を乗り越えて系統が絶えないようにすると考えられる」（リックレフズ、フィンチ、一五七頁）。この意味で、現実の種の継承のためには無性生殖は不利である。こうした科学的「事実」をイェイツに当てはめてみるとどうなるだろう。

彼は、モード・ゴンという理想の女性への断ち切れぬ思慕、彼女への求愛と拒絶、さらには彼女の娘、イズールト・ゴンへの求愛と拒絶などを経て、五十二歳でジョージー・ハイド・リースと結婚する。このように実生活では結婚が遅かったとはいえ、無事二人の子供をもうける。結婚後の創作においても、妻ジョージーの自動筆記の内容をもとに、後に *A Vision* として結実する作品を、いわば「有性生殖的」に生み出しはする。しかしこうした行動とは裏腹に、あるいは同時に、衰えゆく性的および創作上のエネルギーを再活性化するために、シュタイナッハ手術の原理に象徴されるような、自分のエネルギーを自己の内部で「単性」的に再生産し、自己の活力を甦らせようとしたのではなかろうか。そしてその両者が共存できたがために、死の直前まで旺盛な創作活動を続けることができたのであろう。

つまり彼においては、シュタイナッハ手術の効果がたとえプラシーボ的なものであったとしても、先に見た「精液の経済」的な見方からするかぎり、ある程度の効果があったと見ていいだろう。すなわち、「余分のテストステロンが血流に入り、身体の他の部分を活気づけるほうにまわる」というシュタイナッハの理論は科学的には否定されても、萩原のいうようにイェイツは、生命の象徴としての、いわば「詩的な」精液を自分の中に取り込み、肉体という閉鎖的なシステムの中で別種のエネルギーに交換ないしは昇華できたと感じたのではなかろうか。

む す び

ゴスデンは、ブラウン・セカールの「根本的な誤り は、老化がゆるやかな去勢の一種だと仮定したことにある」（一九四～一九五頁）と結論しているが、この仮定にこそ世紀末から二十世紀初頭にかけての時代精神がよく表われている。老化を性的能力の衰えと一直線に結びつけ、それゆえ、後者をなんとか復活させれば老化も食い止めることができるという思考法、すなわち「青春病」である。この「病」はもちろん現在でも収束したわけではなく、それどころか人類が続くかぎり生き延びるであろう。しかし、十九世紀後半から二十世紀初頭にかけて見られた熱病のような「若返り」を目指すさまざまな理論や技術の氾濫を見ると、この「青春病」は長寿を目指す人間の欲求のこの時代の象徴的現象であり、現在に続くその傾向の土台を形成したのではないかと思えてくる。その意味では、この思考法をさらに拡張し、性的能力を回復すれば、老化を食い止めるだけでなく、創作能力も再活性化させることができると考えたイェイツやフロイトは、まさに時代の申し子といっていいであろう。

（1）イェイツがノーマン・ヘアの手術を受けたのは、シュタイナッハ手術について最初に知ったのがヘアの著作、『回春』（*Rejuvenation: The Works of Steinach, Voronoff, and Others*）であったからだろう。萩原眞一によれば、ここにはヘアが「シュタイナハ手術を施した二五人の患者の記録の他に、別の医師たちによるシュタイナハ手術の記録も数多く記録されていた」（萩原、二〇〇二、六頁）という。書名には、後に触れるボロノフも含まれている。

（2）この記述の内容には疑問も残るが、ここでは、そのような手術が行われたという点のみに注目しておく。

（3）中絶性交と呼ばれるものには二種類あって、それぞれ coitus interruptus と coitus reservatus と呼ばれる。前者は膣外射精、後者は射精そのものを抑制するものである。ここでゴスデンが述べているのは後者に当たる。

（4）この「精液エネルギー」という考えは、ラカーが

『セックスの発明』で述べている、「ジェンダーがセックスを生み出した」という見方の一変奏曲として見ることができる。すなわちラカーは、一般には「セックス」が基礎的「事実」であり、その土台の上に、ジェンダーが歴史的に作られてきたという広く受け入れられている見方を排し、まさにその逆が真実だという。性についての「事実」がジェンダー、すなわち男女についての、上は形而上学から下は一般庶民の俗説に至るまでの「観念」に縛られていたという事態がまず先にあり、その後でセックスが「発明」されてきたのだということを、おびただしい例を引きながら力説している。この趨勢は、科学がいかに発達しようとしぶとく生き延びたのだ。それを彼は一言でこう要約する。「生物学は文化の規範に拘束されるのである」（一九四頁）。

〔引用文献〕

R. F. Foster, *W. B. Yeats: A Life II: The Arch-Poet 1915–1939*, Oxford: Oxford UP, 2003.
Gay, Peter. *Freud: A Life for Our Time*. London: Papermac, 1989.

邱海濤『中国五千年　性の文化史』納村公子訳、徳間文庫、二〇〇五年。

ゴスデン、ロジャー『老いをあざむく』田中啓子訳、新曜社、二〇〇三年。

スクリーチ、タイモン『春画――片手で読む江戸の絵』高山宏訳、講談社選書メチエ、一九九八年。

萩原眞一「シュタイナハ手術の影――イェイツとノーマン・ヘア」慶應義塾大学日吉紀要「英語英米文学」No. 40、二〇〇二年。

萩原眞一『イェイツ　自己生成する詩人』慶應義塾大学教養研究センター、二〇一〇年。

フーリック、R・H・ファン『古代中国の性生活――先史から明代まで』松平いを子訳、せりか書房、一九八八年。

マスペロ、アンリ『道教』川勝義雄訳、平凡社東洋文庫、一九七八年。

真鍋俊照『邪教・立川流』ちくま学芸文庫、二〇〇二年。

ムケルジー、アジット『タントラ――東洋の知恵』松長有慶訳、新潮選書、一九八一年。

吉田光邦『錬金術――仙術と科学の間』中公新書、一九六三年。

ラカー、トマス『セックスの発明――性差の観念史と解剖学のアポリア』高井宏子・細谷等訳、工作舎、一九九八年。

リックレフズ、ロバート、キャレブ・フィンチ『老化

――加齢メカニズムの生物学』長野敬・平田肇訳、日経サイエンス社、一九九六年。

錯乱と祟りの間——森鷗外『蛇』の問題圏

野村幸一郎

はじめに

森鷗外『蛇』は明治四十四年（一九一一）一月、雑誌『中央公論』に発表された。

主人公の理学博士、「己」は信州の山中にある穂積という旧家に泊まった際に、ひとりごとを止めない、精神が破綻をきたしたひとりの女に出会う。博士は、穂積家の主人、千足と奉公人、清吉から、その女が主人の妻、お豊であることが知らされ、彼女が発狂するまでの過程が、主人の口を通じて語られることになる。お豊は婚礼翌日から姑とともに食事をしようとはしなかった。そして、姑が逝って初七日の晩、仏壇をあけると、蛇が鎌首を挙げてお豊をじっと見ていたことをきっかけにして、錯乱状態になる。それ以来、毎晩、十一時前まで、幻覚を見ては独り言を呟くようになったというのだ。

外に棄てても仏壇に戻ってくる蛇を前に、主人公の「己」は、千足と清吉に向かって、理学博士らしく動物の習性を〈科学的〉に説明し、お豊を精神病専門の医者に診てもらうよう忠告するところで物語は終わる。

このような筋立てだけをに注目すれば、近代の合理的で科学的な知性の中に生きる主人公が、土着の迷信が残る田舎に迷い込んだ話のようにも思える。しかし、物語を仔細に読んでみると、そのような単純な構図で理解できる作品ではないことが見えてくる。蛇の祟りを畏れる穂積家の主人も妻も東京で高等教育を受けており、西洋的知性か土着的な因襲かと言われれば、むしろ、前者の世界に身を置く人々であるからである。ここには〈啓蒙〉という光が伝統や迷信を破壊して人々を明るい世界に導くという図式的な理解からはみ出たような、日本の近代化に関する鷗外の洞察が潜在している。

以下このような観点から、とくに精神錯乱したお豊の人物像に焦点を当てて、精神医学の観点から忠告しつつも、割り切れずにいる理学博士、「己」の内面、さらには啓蒙のベクトルを真逆に回転させる形で、お豊の錯乱を描いた作者、森鷗外の文明認識を考えていきたい。

一　〈知性〉の近代

穂積家の主人、千足は学校の成績は良かったが、子どもの頃から病弱で、少し無理に勉強すると、いつもめまいや卒倒を起こしていた。その結果、高等学校の受験に失敗し、神経衰弱に罹り周囲のすすめで、早稲田大学に進学することになる。以来、何事に対しても熱心に取り組むことがなくなり、結婚についても母親に薦められるままに、お豊を迎えることになった。しかし、お豊は婚礼の翌日から食事の際に、姑との同席を拒むようになる。

お豊はいわゆる「新しい女」であった。彼女もまた、穂積家ほどではないにしても、旧家に生まれ、東京に遊学し、高等女学校を卒業している。穂積家では食事の際に嘉語善行の話をする習わしがあったのだが、嫁に来た直後からお豊は、どうしてもその習慣になじむことができず、共に食事をすることを拒むようになる。千足がお豊に真意を質すと、「人間に真の善人といふものは無い。若し有るとしても広い国に一人あるとか、千百年の間に一人出るとかいふもので」「善い事をしたり言つたりするといふのは、為めにする所であるので、自分を利するのである。卑劣である。これに反して、悪い事は誰もしたい。併しそれを吹聴するには及ばないから、黙つてゐる方がよい」と答える。人間の本質を徹頭徹尾、欲望に求める、つまり、生物として人間を理解し、そこからはみ出る部分を一切認めないような、お豊の〈近代的〉で〈科学的〉な知性のありようをうかがうことができる。

その内に、大学時代の友人が湯治のため、千足の家を訪ねてくる。そして、その友人もまた、千足と同じ境遇にあることを聞かされることになる。友人の妻は、「authority（「権威」の意味）といふものを一切認めぬ奴で」、「それでは親に済むまいとか、お上に済むまいとか、神様に済むまいとか、仏に済むまいとか、天帝に済むまいとか云はうとしても」、納得させることができない。そして、その友人は千足に向かって、「どうも今の女学校を出た女は、皆無政府主義者や社会主義者を見たやうな思想を持つてゐるやうだ」と語ることになる。

友人の話を聞いた千足は、「好く考へて見ると、わたくしの妻などもオオソリチイは認めません」とお豊が友人の妻とほとんど同じであることを認める。そして、博士に向かって、「事によると、今の女は丸で動物のやうに、生存競争の為めには、あらゆるものと戦ふやうになってゐるのではないでせうか」と疑問を投げかける。近代における知性のありようと社会ダーウィニズムや無政府主義との間に相関関係があることを、鷗外は暗示している。

明治四十三年以降、社会主義運動や無政府主義運動の激化という世相を反映して、鷗外はしばしば思想問題に言及している。『沈黙の塔』(1)や『食堂』(2)、五條秀麿物などである。これらの作品群の中で、とくに『蛇』と主題が交錯する記述を探してみると、『食堂』におけるマックス・シュティルナーの思想に言及する下りが、それに当たる。この作品で鷗外は主人公の木村の口を通じて、無政府主義が「五十年余り前（1856）に死んだ、Max Stirner が極端な個人主義を立てたのが端緒になつてゐると、一般に認められてゐる」と説明した上で、「スチルネルは哲学史上に大影響を与へてゐる人で、無政府主義者と云はれてゐる人達と一しょにせられては可哀相だ」、「有名な、唯一者と其所有を出す時に、随分極端な議論だから、本名を署せずに出したのだ」と語っている。

そのシュティルナーの思想であるが、代表的著述、『唯物者とその所有』において、シュティルナーは、いかなる人間的共通性にも解消しえない「私」という自我を指して、「唯一者」と呼んでいる。シュティルナーによれば、「唯一者」とは、交換不可能で個別的な、いま——ここに存在する〈私〉という、具体的現象を意味する。それを一般的、普遍的に、定義することはできない。このような定義の不可能性というエポックが、シュティルナーの思想を戦闘的なもの、鷗外の言葉で言えば、極端なものにしている。「神的のことは神の事、人間的のことは『人間』の事である。僕の関心事は神的のことでも人間的のことでもない、それは真でも、善でも、自由でもない、専ら我がことである、そして我がことは決して一般的のものでなく——唯一無二である、僕が唯一無二であるように」と記されているように(3)、具体的な現象としての自我を、価値形成における唯一の母胎と位置づけてしまえば、真善美、信仰、人間性、人類など、個人を超越するあらゆる価値は、ただの観念に転落してしまう。私にとって私以上に自明な存在はなく、その具体性に比べれば、他のあらゆる価値は空疎な表象にすぎない。

ただし、シュティルナーにあっては、欲望だけを人間の実存的本質として抽出しているわけではなく、この点でスペンサー流の社会ダーウィニズムとは決定的に異なる。シュティルナーの言う「自我」とは、現象としての私、価値形成の母胎としての私という語調《トーン》を含んでいる。

一方、『蛇』に登場する、友人の女性やお豊は、道徳的な権威を否定しつつも、もう一方で、欲望に人間の実存的本質を求めており、この点では社会ダーウィニズムに近い。別な言い方をするならば、社会ダーウィニズムとシュティルナーの自我主義が融合したようなものとして、お豊や友人の妻が体現する無政府主義的な知性、近代的知性は描かれている。いずれにせよ、あらゆる権威を否定して、〈私〉だけに超越的な価値を認める、という点だけ見れば、お豊のありようはシュティルナーの自我主義と一致している。

二　自我の彼岸

そのお豊が錯乱を来す過程が、作品では清吉の口を通じて次のように語られる。姑が死んで初七日の晩、「奥さんが線香を上げに、仏壇を覗かれますと、大きな蛇のとぐろを巻いてゐましたのが、鎌首を上げて、ぢつと奥さんのお顔を見たさうでございます。きやつと云つて倒れておしまひになりましたが、それから只今のやうにおなりになりました」というわけである。不思議な現象はさらに続く。千足は「暴風雨の前なんぞには、馴れた栖家を出て、人家に這入り込むことがあるさうだ。仏壇にゐたのは、全く偶然だ」と言っていたが、若い者が蛇を外に放したにもかかわらず、翌朝になると蛇は仏壇にちゃんと戻ってきていた。

作品では、「名高い学者の方に泊まつてお貰ひ申したら、何か心得になる事が伺がはれるかも知れない」という清吉の薦めで、千足が主人公である博士を屋敷に招いたと記されている。最初は「全く偶然だ」と言っていた千足だったが、外に放した蛇が仏壇に戻って来るに及んで、あの蛇は、晩年、寂しい思いをさせたまま死を迎えることになった母親の祟りか転生か何かではないかと不安に感じ始め、博士を招いたわけである。千足は、自分の脆弱な近代的知性を、博士の言葉によって補強しようとしている。

これと関連することなのだが、この物語におけるもっとも不可解な点は、シュティルナー張りの自我主義者をもって自認していたお豊が、たかだか蛇と目があった程度のことで発狂している点にある。お豊が科学的で合理的な啓蒙の世界に身を置く、近代的知性の持ち主であったとするならば、これは明らかな矛盾であろう。『蛇』という物語の面白さ、あるいは、作者である森鷗外が時代を見つめる炯眼《けいがん》は、実はここにある。

鷗外は、『蛇』以外にも、いくつかの小品に、高等教育を受けた知識人が、土着的な信仰に足払いを食らわされるようなエピソードを描いている。たとえば『金比羅』(4)である。この物語は哲学者、小野博士が高松に講演に行くところから始まる。宿の女将の「御参詣なさらずにお立ちになりますと、金比羅は荒神だと申しますから、祟るかもしれません」という忠告を無視して、小野は東京に帰ってしまう。帰宅してからしばらくすると、二人の子どもが百日咳に罹るのだが、小野の奥さんは、友達の薦めで、金比羅様で祈禱してもらった赤い布切れを子どもたちの布団の襟に掛けはじめる。そして、女の子は助かるが男の子は夭折してしまう夢を見る。結局、夢のお告げ通りになったというのが、この物語の結末である。『金比羅』の末尾には、「奥さんは、自分の夢の正夢であつたのを、隣の高山博士の奥さんと話し合つて、両家の奥でいよいよ金比羅様が信仰せられてゐる。哲学者たる小野博士までが金比羅様の信者にならねば好いが」と記されている。子どもたちが百日咳になったのも、長女だけが助かったのも、金比羅様の神意と解釈しようと思えばできないこともない。結局、主人公の小野が近代的知性と土着的な信仰の間で宙づりにされる形で、この物語は終わっている。

『里芋の芽と不動の目』(5)にも同じようなエピソードが記されている。この物語の主人公、増田博士の兄は、掛け軸に描かれた不動明王の目を線香で焼き、まもなく病気で死んでしまう。主人公の増田博士もまた、高等教育を受けた知識人だが、兄のように西洋の学問の外側にあるものをすべて迷信として退けるのでなく、「里芋を選り分けるやうな具合に遣つて行く」。つまり、すべてを科学的、合理的な思考によって一元的に理解するのでなく、たとえ時代に逆行することがあったとしても、それぞれに応じて複眼的に物事を理解し判断していくというのである。

では、これらの作品群に描かれた、蛇や金比羅様、不動明王の祟りという土着的な信仰形態を私たちはどのように理解すればいいのだろうか。たとえば、本居宣長は、神観念について、「古の御典等に見えたる天地の諸の神たちを始めて、其を祀れる社に坐ます御霊をも申し、又人はさらにも云ず、鳥獣草木のたぐひ海山など、其余何にまれ、尋常ならずすぐれたる徳のありて畏多き物」と定義している(6)。宣長は記紀に登場するような神々に加えて、人間、動植物、自然、この世のあらゆる存在が畏敬の念を抱かせるものを神と呼んだ。分注において、さらに宣長は「すぐれたるとは尊きこと善きこと、功しきことなどの、優れたるのみを云んは非ず、悪きもの奇しきものなども、よにすぐれて可畏きをば神と云なり」とも記している。記紀に登場する神々に加えて、人間、さらには動植物、山川など、あらゆる自然的存在もまた、「可畏き」と感じることができればそれは神であると、宣長は定義したわけである。宣長の言う畏れ多いという感覚は、善悪、尊賤、強弱とは無関係に、あるいは、これらの諸価値を越えて感じられるような畏怖の感覚である。

鷗外が描く、祟りをなす蛇、金比羅様、不動明王などが、仏教のような完備された教義体系から生成されたものでないことは言うまでもない。宣長の言うところの、善悪貴賤を越えて「よにすぐれて可畏き」と感じられる世界、原始神道と通じるような土着的な神々、アニミズムやシャーマニズムの世界にむしろ近い。折口信夫によれば、「たたる」という語は「たつ」と「ある」の複合語で、もともと神意が現れる、捉えがたいものが現れる、というほどの意味であった。神が何らかの意思を示すから結果的に人間が困る、といった程の意味である。(7) 佐藤弘夫もまた、「古代において祟りはすべての神の本質的属性そのものだった」と指摘している。(8) 幸不幸を問わず、そこに偶然性が介在したとき、その偶然の向こう側には人智を越えた目に見えない世界が広がっているかも知れない、という予感を感じる。目に見えない世界は、まさにそうであることによって、人智によっては到達することはできない。結果、ひょっとしたら私たちの世界は、目に見えない世界によって取り囲まれているかもしれない、という予感をもたらすことになる。鷗外が描いた、祟りをなす蛇や金比羅様、不動明王は、そのような世界を予感させるヒエロファニー（聖体示現）として描かれている。

三　全体性への憧憬

錯乱したお豊は、十一時過ぎまで、理解不可能な言葉を話し続け、「何事かを誰かに哀願」していた。おそらく、お豊は夕食をともにしなかったことを、目に見えない姑に詫びている。お豊の姿が、科学的、合理的知性、あるいは、シュティルナー的な自我主義の成立過程という近代化のベクトルからすれば、逆行していることは言うまでもない。

そして、物語の結末、主人公の理学博士は、このような事態を前にして、きわめて微温的な対応をとることになる。清吉から今も仏壇に蛇がいることを聞かされた博士は、仏間に確かめに行く。仏壇に置いてある香炉の向こう側を博士が覗いてみると、大きな青大将がいた。「爺いさんは据わつて、口の内に仏名を唱えてゐる。主人はsommbule（夢遊病者の意味）のやうな歩き付きをして」博士の後ろについてきたが、仏間に入ってからは、博士の後ろにぼんやり立っていた。使用人である清吉が教育を受ける機会を得ず、土着的な信仰世界に生きていることは分かる。だが、高等教育を受けた千足もまた、蛇の出現を恐れている。夢遊病者のように歩いていたというのだから、蛇の出現を神意の現れか母親の転生した姿か何かだと、千足も信じ始めていることは間違いない。

蛇を見つけた博士は、「動物は習慣に支配せられ易いもので、一度止まつた処には又止まる。元の栖家に帰る。何も不思議な事はないですよ」と、二人に向かって〈科学的〉に説明する。説明を聞いた清吉は目をまるくして驚き、「さやうなら、若い者を呼びまして」と博士に申し出る。科学的に説明できる話なら別に恐れる必要はなく、それならば若い者に命じて蛇を捕まえればよいと、清吉は考えたわけである。しかし、博士は「いや。若い者なんぞには二度とは見せないといふ、お前さんの注意は至極好い」と清吉を制する。博士がここで言う清吉の「注意」とは、「こんな事を下々に聞かせてはならない。昨日奥さんの御病気になられたのでからが、御隠居様を疎々しくなされた罰だなんぞと囁き合つてゐるらしい。こんな事を知つたら、なんといふか分からない」と考えた清吉が、若い使用人たちを仏間に入れなかったことを指す。結局、博士は、自分で蛇を捕まえることにする。そして翌朝、お豊がまだ精神病専門の医者の診察を受けていないことを聞いた博士が、「これ程の大家の事であるから、是非東京から専門家を呼んで見せるが好い」とアドバイスを与えて穂積家を後にするところで、この物語は終わる。

博士の立場の分かりづらい点は、結局のところ、彼が近代的知性を信じて、蛇の祟りを迷信であると断じているように見えながらも、はっきりとはそう言明していない点にある。この物語の読後感として、何か腑に落ちないような、何か決定的に書き足りないような物足りなさを感じるのは、このことによる(9)。たしかに博士は、千足や清吉に対して、動物は今まで棲んでいたところに戻ってくる習性があると、〈科学的〉に説明し、お豊の病についても専門医による治療を薦めている。しかし、博士は、もう一歩踏み込んで、仏壇の蛇から予感される目に見えない世界の存在を明確に否定し、〈啓蒙〉の光をもって穂積家の人々を照らそうとはしない。むしろ反対に、博士は清吉に対して、蛇のことを、〈科学的〉説明も含めて、穂積家の使用人に対しては秘密にするように忠告する。ということは結果として、使用人たちがささやく「昨日奥さんの御病気になられたのでからが、御隠居様を疎々しくなされた罰だ」という〈迷信〉を、博士はそのまま保存する道を選択したことを意味する。もちろん、使用人たちの誤解を解こうとすると、かえって彼らの想像力を反対の方向に刺激することになるかもしれないと、博士が危惧したとも考えることはできる。しかし、仏名を唱えていた清吉が博士の説明を聞いたとたん、憑き物が落ちたように、いきなり恐怖から解放されたことを思えば、あながち、そうとも言い切れない。清吉の豹変ぶりは、使用人たちが博士の説明によって〈迷信〉から解放される余地が充分に残されていることを暗示している。

仏壇の蛇に関する科学的説明を使用人たちに聞かせなかった博士の意図を、明確に推し量ることはできない。しかし、少なくとも、その行動だけを見れば、博士は結局のところ一方では、科学的で合理的な解釈を尊重しながらも、もう一方では、蛇の祟りかも知れないと疑う使用人たちの世界を保存している。『金比羅』の小野博士、『里芋の芽と不動の目』の増田博士と同じように、『蛇』の主人公、「己」もまた、土着的な信仰世界の真偽について、決定的な判断を保留したままなのである。

では、なぜ、『金比羅』や『里芋の芽と不動の目』も含めて、見ようによっては、たんなる〈迷信〉とも言える世界を、『蛇』の主人公、理学博士、さらには、明治の知的エリートであった鷗外が保存しようとしたのか。そこで、あらためて『蛇』を読み返してみると、この物語の冒頭近くに一人の思想家の名前が登場していることに気がつく。(10) 佐久間象山である。穂積家は先代の主人の頃から、食事の際に嘉語善行の話をするのを習わしとしていたことはすでに述べた。その主人は佐久間象山を崇拝しており、象山の著書である『省諐録《せいけんろく》』を死ぬまでそばに置いていた。

『省諐録』とは、象山の随想録であり、江戸伝馬町の獄中にあったころ構想を練り、出獄後に執筆したものである。内容は個人的な反省から政治意見、学問論、国防策など多岐に渡っている。象山の全思想が凝縮されていると言ってもよい。

その上で、佐久間象山と『蛇』との接点を探してみると、まず、象山が信濃松代藩の出身であったことに気がつく。穂積家が信濃の旧家と設定されているのは、先代の主人が郷土の英雄として象山を熱烈に崇拝していることと関係している。

また、象山の『省諐録』に記された、君子の五つの楽しみの下りにも、象山と『蛇』の関係性を指摘することができる。象山によれば、「君子には五の楽しみあり」、という。第一は、一族の者がみな礼儀を心得て仲違いをしないこと、第二は、金品の授受をいいかげんにせず心を清く保つこと、第三は、聖人の教えを学んで天地自然や人間の大道を心得、正義を踏み外さないこと、第四は、西洋人の発達させた自然科学を学ぶこと、第五は、東洋の道徳、西洋の技術の両方について、あますところなく詳しく学び、民衆の生活や国恩に報いることである。この五ヶ条の中で、『蛇』の世界、あるいは、鷗外との接点が認められるのは、五つめの項目である。本文には、「東洋道徳、西洋芸術（ここで言う「芸術」とは技術の意味）、清粗遺さず、表裏兼該し、因りてもつて民物を沢し、国恩に報ゆるは、五の楽なり」と記されている。[11]この言葉は、「アジア的伝統の中に育ってきた日本がヨーロッパの近代を受け容れるにあたって、その受容のパターンを示した言葉」としてよく知られる。[12]

一方、鷗外は「鼎軒先生」[13]において、「時代は別に二本足の学者を要求する、東西両文化を、一本づゝの足で踏まへて立つてゐる学者を要求する」「さう云ふ人は現代に必要なる調和的要素である」と語っている。鷗外の言う、いわゆる、「二本足」の思考と佐久間象山の思想は、東西文明の調和と融合を企図している点で、きわめて近い位置にある。

また、石毛忠によれば、佐久間象山の知的世界は、人間の内なる理（倫理）を究める「東洋の道徳」と、人間の外なる天地万物の理（物理）を明らかにする「西洋の芸術」によって構成され、「倫理」と「物理」を連続的に捉えることによって天人合一の境地に達しようとする朱子学によって統轄されていた。[14]天人合一の思想とは、天と人間とは本来的に合一性をもつ、あるいは、人は天に合一すべきものとする、というほどの意味である。自然現象と人間世界の現象との間に、相互の照応や因果関係があるとされ、そこに、自然現象の根源としての天と人間との相関が想定されている。分かりやすく言えば、自然が人に禍害を加えるのは、その人の言動が天意に背いたからであると見なされる、ということである。佐久間象山の和魂洋才論に沿う形で言い換えるならば、西洋的な知性によって解釈される自然科学的な世界像と、天を超越的な価値として道義的に解釈された世界像は相関関係にある、ということになろう。

同じように、近代的知性と宗教的価値の対立を扱った思想については、『蛇』が発表されてから約一年後に当たる、明治四十五年五月、『中央公論』に発表された『吃逆』でも言及されている。この物語において、主人公の五條秀麿は、ドイツの宗教思想家、ルドルフ・オイケンの思想について友人の幣原から話を聞くのだが、それは、次のようなものである。

所謂人智の開発時代から（中略）理性を恃んで働きだしたのは好いが、さう云ふ人と唯一の神との連結は次第に弛んで行くばかりだ。学問が起る。芸術が起る。経済が起る。それがどれもはつきりと道義との縁を断つて発展する。学問芸術の方面では自然科学が優勝の地位を占める。経済の方面では、社会問題が起つて来る。（中略）それをどうにかしようと云ふことを、先生（オイケンを指す）は新しい連結を求めると云ふのだらう。

ここで語られる「新しい連結」とは、目に見えない、精神的な価値、鷗外の言葉で言う「超世間の性命」との一体感を失った近代人が、それをもう一度、取り戻すことを意味する。近代以前にあっては、学問や芸術、生産活動が信仰や道徳と一体化し、ひとつの全体性が形成されていた。個人の生はその中に定位され、結果、自我は目に見えない彼岸とつながっていた。しかし、自然科学や資本主義経済はかりそめであるはずの目に見える世界を絶対視し、近代の知性や社会組織は全体性や道義性との回路が断たれたまま無軌道な発展を遂げるようになった。世界は有機的な統一性を失い、断片化した諸要素の空虚は広がりと化していく。人間はその中に見捨てられ、虚無と欲望の中を漂う孤独な存在と化していった。幣原の口を通じて説明されるオイケンの文明観を説明すれば、このようになる。

オイケンの思想にあってとくに興味深いのは、自然科学と学問それ自体を、切り分けて考えている点にある。

今日に生きる私たちは、たとえ人文科学であったとしても、なるべく自然科学に近づけて研究方法を確立することが求められる。観察や実証、統計などなどである。まちがっても、直感や霊感で論文を書くということはありえない。しかし、このような自明性に関して、オイケンや鷗外の時代では、まだ疑う余地が残されていた。精神世界や美それ自体を、自然科学的な解釈をもってすり替えるというのは、近代の知性が犯した誤謬であるという視点が成立しうる余地が、まだ残されていたのである。

このように見てくると、佐久間象山の文明論は、先ほど言及したオイケンの思想ときわめて近いことが分かる。科学的、合理的な知性、象山の言う「西洋芸術」は、目に見えない世界との連結を切断し、目の前の現実のみを功利的関心をもって検証する。実証や合理的な因果律をもって測定された世界像にあっては、存在そのものの本質が明らかにされるわけではない。近代科学は実利性を定量化し表象しているにすぎず、合理的な知性によってはあるべき世界の姿や正しい人間のありように到達することはできないのである。シュティルナー的な自我主義と科学的知性が絶対視される時代潮流の中、鷗外はそこに文明論上の危機感を抱き、知と信仰と道義を一体化したような全体性＝コスモロジーの回復を志向したのである。逆から言えば、だからこそ、科学は信仰や道徳と矛盾するという分析的な思考そのものを人智の限界性と見なすオイケンや象山の思想に、鷗外は接近していったとも言えるだろう。

これを手がかりにするならば、鷗外の分身である博士が、穂積家の使用人に対して、あえて〈科学的〉な説明をしようとしなかった理由も見えてくる。博士は〈迷信〉の世界に生きることに、信仰上の、あるいは、道義上の積極的な価値があることを知っていた。象山に引きつけて言えば、「西洋芸術」＝専門医による診察（精神錯乱）と、土着的な信仰の感覚による道義的解釈（祟り）は、相関関係があると見なし併存するべきであって、お豊の発狂をめぐるふたつの解釈が矛盾しつつも縫合されるような全体性は一概に否定されるものではないと、博士は考えていた。

もちろん、教育の機会を得ない穂積家の使用人たちが、佐久間象山の思想を正しく理解し、象山が説いた「道」を自覚的に実践していたとは考えられない。先代の主人は家の者に対しては、象山の『省𧦅録』を「なんとかいふ、歌を四角な字ばかりで書いてゐる本」と説明し、道義心についても「四恩（天地・国主、父母・衆生の恩を指す）といふものを忘れずにゐれば、それで好い」ときわめて平易に語ろうとしている。長年の内に、先代の主人の口を通じて語られた象山の思想は、生活の叡智として、使用人たちの間にも浸透していき、家風のようなものを形成していったはずである。蛇の祟りを信じ、「四恩」を信じる使用人たちの土着的、民俗的世界は、博士、あるいは鷗外にとって、コスモロジーを開示する天人合一的宇宙の一変調《バージョン》であった[15]。

おわりに

ユングは『人間と象徴[16]』において、「夢の一般的な機能は、微妙な方法で心全体の平衡性をとりもどさせるような夢の材料を産出することによって、心理的な平衡を回復させる試みなのである」と語っている。ユングにしたがえば、人間の自我は、偏った形で心全体の一部を汲み取ることで形成されている。しかし、自我あるいは意識領域と無意識領域との相互作用によって、意識のみの統合を越えた高次の全体性を、人間の内面世界は志向する。そして、無意識あるいはそれを図像化する夢は、自我に対してたえず補償的、平衡的な働きをする。

これに引きつけて言えば、お豊の自我あるいは意識領域においては、科学や合理主義に合致するもののみを、現実あるいは真理として認知していたということになる。逆から言えば、お豊の自我は、科学的な説明が付かない世界や自我を超越する価値を、反価値の側に定位する、きわめて一面的で偏ったものであった。しかし、人間は、自我や意識領域を取り巻く形で、不可知な内面世界を抱えている。後者は自覚のないままに内面化あるいは身体化されており、ひとつのコスモロジーとして私たちの生を組織化することを企図している。そう理解するならば、お豊の錯乱は、蛇の出現をきっかけに、自我と無意識世界、身体性との矛盾が表面化した結果だった、ということになる。目に見える世界のみを信じてきたお豊は、目に見えない世界を完全に否定し、全体性の中で私という存在を位置づけることを拒否してきた。しかし、それは意識領域のみの話であって、彼女の存在全体を眺めれば、無意識や身体という自我の周辺領域、意識の暗部において、コスモロジーを志向し続けていたわけである[17]。

鷗外は、遠い過去からの記憶、風土や自然との接触を通じて自然発生的に形成されてきた土着的な信仰世界が、私たちの身体の内にいつの間にか入り込み、私たちの生をひとつの全体性として組織化していると考えている。お豊の錯乱を通じて鷗外は、佐久間象山やオイケンの思想に直接触れなくとも、コスモロジーへの志向性は、土着的、民俗的な感性の内にすり込まれる形で、私たちの無意識領域や身体の内に潜在していることを暗示している。ただ、自明性が死角となって、私たち自身、そのことに気づいていないだけである。とするならば、近代的知性、合理的で科学的な思考、あるいはシュティルナー的な自我は、たえず、無意識や身体によって脅かされざるをえない。

近代化というポリティクスによって、私たちは、日常感覚や土着的な宗教感覚、民俗的な世界を置き去りにしたまま、科学や合理主義、学問という抽象の階段を上らざるをえなくなった。その結果として、宿命的に私たちは、意識と無意識、自我と身体、科学的知性と土着的な信仰世界、高等教育と生活の叡智との間で宙づりにされ、ダブル・スタンダードを抱え込まざるをえなくなった。そのような私たちの存在のありよう、その脆弱性とあやうさの象徴として、鷗外はお豊の錯乱＝蛇の祟りを描いているのである。

（1）『三田文学』一九一〇年十一月。
（2）同右、一九一〇年十二月。
（3）草間平作訳、岩波文庫。
（4）『スバル』一九〇九年九月。
（5）同右、一九一〇年一月。
（6）『古事記伝』岩波文庫。
（7）「『ほ』・『うら』から『ほがひ』へ」（生前未発表）『折口信夫全集　20』中央公論社、一九六七年六月。
（8）『アマテラスの変貌』法藏館、二〇〇〇年。
（9）本論文とは視点は異なるが、たとえば、大屋幸世は『蛇』冒頭周辺の文体を分析して、「整然としない不快感をともなう人間の五感、感覚性への混沌さ、曖昧さのうちに、冒頭の〈己〉はいる」と指摘している（「森鷗外『蛇』を読む」『鶴見国文』一九八三年十二月）。
（10）表記レベルの対応関係に限定されるが、『蛇』と佐久間象山『省諐録』との関わりについては、池田嘉穂子によって詳しい検証がなされている（「森鷗外『蛇』の新しさ」『日本女子大学大学院文学研究科紀要』二〇〇〇年三月）。
（11）『日本思想体系　55』岩波書店、一九七一年。
（12）松浦玲「理想のゆくえ」『日本の名著　30佐久間象山　横井小楠』中央公論社、一九七〇年。
（13）『東京経済雑誌』一九一一年四月。
（14）『日本百科全書』小学館、一九九八年。
（15）瀧本和成は、先代の主人や清吉の「人間的な優しさ、人間性という立場から四〇年代の封建主義、近代主義に批判を加えた」と指摘している（『森鷗外　現代小説の世界』和泉書店、一九九五年）。構図としては、私も同意するが、「優しさ」や「人間性」という概念の曖昧さは免れない。
（16）河合隼雄監訳、河出書房新社、一九七五年。
（17）ミッシェル・フーコは、「理性ならびに智恵を旗印にする人間のほうは」「知については断片的な形姿しか認めない」のに対して、「〈狂人〉はこの知を完全無欠の球体としてすっかり所有する」と指摘している（田村俶訳『狂気の歴史』

新潮社、一九七五年）。フーコと鷗外の決定的な違いは、鷗外の場合、狂人でなくとも近代的知性の外部に位置する存在形態（たとえば「庶民」）にあっては、フーコの言う「完全無欠の球体」としての知、すなわち全体性を、無意識領域や身体に内包していると見ている点にある。

母乳が政治性を帯びるとき
――世紀転換期ドイツにおける乳児保護の実態と言説

南　直人

はじめに――問題の所在

哺乳動物であるヒトにとって母乳は根源的な食物である。しかし牧畜の開始以来、ヒトは別種の哺乳動物を家畜化しその母乳を奪うことによって、食物摂取＝生存の可能性を大幅に拡大してきた。その代表的存在はウシである。牛乳は、多くは加工した乳製品の形でヒトの栄養摂取に大きな貢献をなしてきたのである。ある意味で、人類史を通じて「母乳」と「畜乳」（主として牛乳）とは対比されるものであるといえる。ただし、これはあくまで食料獲得方法をめぐる問題であり、政治とは直接かかわらぬ分野の出来事であった。しかし西洋世界において、近代のある時点――国民国家がほぼ完成する時期に、母乳か畜乳かという問題が政治性を帯びるようになる。興味深い現象であるが、なぜそうなったのであろうか。母乳が政治問題となった背景を探るためには、十九世紀末から二十世紀初頭のヨーロッパの状況を考察する必要がある。

世界史的な視点からみると、この時代は、欧米諸国がアジア・アフリカなどの諸地域に対し帝国主義的な支配を強めていく時代であった。他方、その欧米諸国の中では、圧倒的な地位を誇ってきたイギリスの力が相対的に低下しはじめ、それに代わってアメリカとドイツが台頭していったことも指摘しておかねばならない。そして、これら支配力を競っている欧米諸国の国内では、工業化や都市化のプロセスの進行の下で、近代社会の出現ということばで一般化しうるいくつかの共通した現象が生じていた。母乳や育児とかかわる家族という領域においては、家族成員関係の情愛化と性別役割分担に基礎づけられた近代市民家族の理念が労働者層の間にも浸透していく。政治面では、植民地獲得をめぐる列強間の競争激化を背景に、各国とも国民統合の必要性が認識され、市民社会の外側に置かれてきた労働者層を国家市民として統合することが、重要な政治的課題となる。その中で、たとえば食事や育児といった家庭生活とかかわる面においても、労働者層の女性を「啓蒙」し「健全な」家庭を築かせて、労働者を全体として国家の中に統合していこうという志向が、保守派から自由主義者まで広く共通に浸透していったのである(1)。

さらに、母乳や育児と密接に関連する問題として、この時代には人口問題が政治的重要性を帯びて大きく取り上げられるということも指摘しておかねばならない。とくに、社会ダーウィニズム的な思潮が拡大していく中で、一部の論者によって「人種の退化」、「健全」な人口の減少といった問題が強調されるようになり、このことは、列強間の軍事的対立の拡大という状況下で、政治家たちによって国力の減退という「悪夢」として意識された。それゆえ、人口減少を阻止するために乳児死亡率を下げること、そのための有力な方策として、母乳哺育を推進し人工栄養を改善することが、焦眉の課題として押しすすめられるようになるのである(2)。こうした母乳哺育や人工栄養をめぐる同時代の議論を検討する前に、ここではまず、それらの議論の前提となる、当時の乳児死亡をめぐる客観的状況を考察してみよう。

一　乳児死亡率問題

西欧諸国における人口史の常識的理解に従えば、十八世紀から二十世紀にかけて多産多死から少産少死へと全

図１　イングランド・ウェールズにおける子供の死亡率の変遷
（縦軸は死亡率（千分比）、横軸は年）

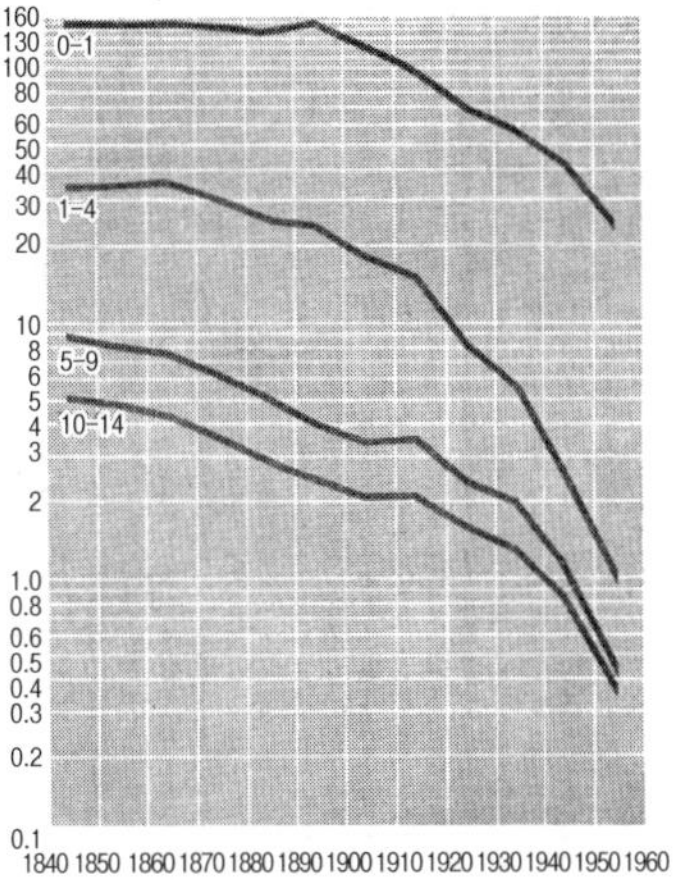

（グラフ中の数字は年齢を示す）

図２　ドイツにおける乳児死亡率の変遷
（縦軸は死亡率（百分比）、横軸は年）

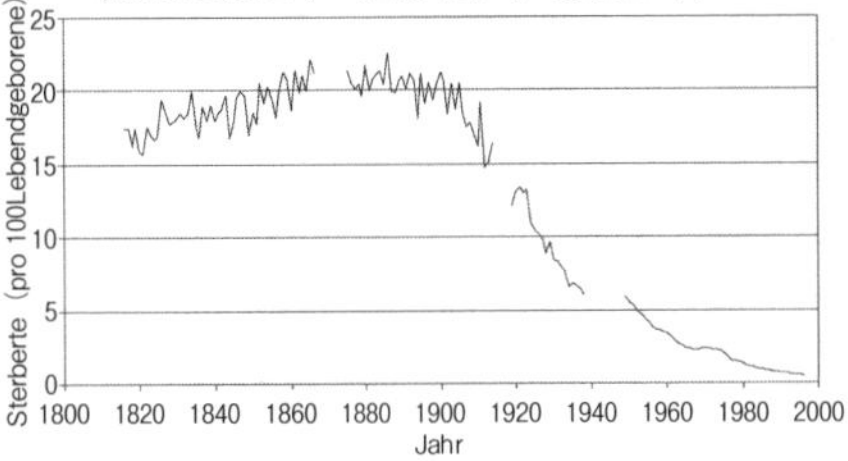

（1816～1900年はプロイセン、1901～1938年はドイツ、1989年までは西ドイツ、1990年からはドイツ）

般的な転換があったと考えられる。十八世紀以前には、既婚女性は一般的に身体的出産可能年齢まで子供を産み続けるが、その子供のかなりの部分は乳幼児段階で死亡した。しかし、まず市民層を中心に近代家族モデルが浸透すると、子供の数を意図的に制限しようという志向があらわれ、その子供にはできるだけ大きな愛情と教育を与えることが一般的傾向となる。死亡率もそれに従って低下し、少産少死という状況が出現するのである。ただし、少し立ち入って調べてみると、乳幼児の死亡率は、十九世紀後半段階ではさほど低下したとはいえない。イギリスの人口史家リグリーが示した図１によると、イングランドとウェールズについて、とりわけ生後一年以内の乳児の死亡率が十九世紀末になっても一五〇パーミルと高いまま推移し、二十世紀に入って急速に低下していくことがわかる(3)。

ドイツに関してはこの傾向はいっそう顕著である。同時代統計に基づいたフェーゲレの研究によると、図２のように、ドイツでは乳児死亡率は二〇パーセント（二〇〇パーミル）とイギリスよりさらに高く、イギ

リスより若干遅れるがやはり二十世紀に入ると急速に低下しているのである。(4)

とりわけドイツにおける乳児死亡率の高さについては、同時代人も危機感を持って把握していた。当時プロイセン文部省の医療関係担当分野の高官であったエドゥアルド・ディートリヒは、後に紹介する乳児保護運動の中心的雑誌『乳児保護雑誌』において、二十世紀初頭段階でのドイツの乳児死亡率が他国と比較していかに高いかを、表1のような具体的な数値によって示している。西欧・北欧諸国の乳児死亡率がほぼ一五パーセント以下であるのに対し、ドイツでは平均二〇パーセントというように数値の高さが顕著である。プロイセン以外のドイツ主要領邦ではさらに数値は悪くなる。(5)

またディートリヒは、表2のように、十九世紀を通じてプロイセンにおける乳児死亡率がまったく改善されていないことを数値によって示している。(6)全体的な死亡率が十九世紀後半に顕著に低下しているのに対し、乳児死亡率はむしろ十九世紀後半にわずかに上昇し、一九〇四年までほとんど改善されていないのである。

さらに彼は、一九〇四年段階でのプロイセンの各州ごとの乳児死亡率の差も示している。詳しい数値は省略するが、全般的に東部諸州において乳児死亡率が二〇パーセント以上と高くなっており、工業化・都市化がより進んだライン地方では一五パーセント以下という結果となっている。(7)

これらの数値はあくまでディートリヒが提示したもので、その統計的正確さを確証することはできないが、むしろ同時代のドイツの政府関係者が抱いていた危機感を示す史料にはなるであろう。乳児死亡をいかにして防ぐかということが、二十世紀初頭、政府関係者から民間団体に至るまで幅広い人々の共通の関心事となっていた。(8)

さて、この乳児死亡率の高さの原因として当時意識されていたのが、ひとつは人工乳の劣悪さであった。もともと近代以前では、母乳を欠いた場合に与えられる人工乳は、たいてい麦粉カユや砂糖水のようなものであり、当然乳児の生育には適さず、結局乳児死亡につながることとなった。家畜を飼育し動物乳を得られる場合もあっ

表1　各国の乳児死亡率の比較（1900～1904年）

	1900年	1901年	1902年	1903年	1904年
ドイツ				20.4	19.6
プロイセン	20.1	20.0	17.2	19.4	18.5
バイエルン	25.7	23.9	23.3	25.0	23.9
ザクセン	26.5	25.7	22.4	24.7	24.4
ヴュルテンベルク	23.4	22.1	20.8	22.2	22.1
フィンランド		14.4			12.7
スウェーデン		10.4	8.6		
ノルウェー			7.5	7.9	
デンマーク			11.4	11.6	
イングランド			13.3		14.6
フランス			13.5	13.7	
オランダ				13.5	13.7
ベルギー			14.4	15.5	
スイス		13.7	13.2		14.0
イタリア	16.7	16.6	17.2	17.2	
オーストリア		20.9			20.9
ハンガリー					21.2
ルーマニア				20.6	20.7
アメリカ	9.7				
日本			15.1		

表2　プロイセンにおける出生率、全般的死亡率、乳児死亡率（1816～1905年）

年代	死亡率全体	乳児死亡率
1816～1820	26.9	16.9
21～　25	26.0	16.7
26～　30		18.1
31～　35	28.1	18.5
36～　40		18.1
41～　45	26.8	18.3
46～　50		18.9
51～　55	26.8	19.4
56～　60		19.9
61～　65	27.0	20.8
66～　70		21.4

年代	死亡率全体	乳児死亡率
1871～1875	27.7	22.4
76～　80	25.4	20.5
81～　85	25.4	20.9
86～　90	24.0	20.8
91～　95	22.8	20.5
96～1900	21.2	20.1
1901	20.7	20.0
02	19.3	17.2
03	19.9	19.4
04	19.5	18.5

表3　ベルリンにおける乳児全体の母乳哺育率

	1885年	1890年	1895年	1900年	1905年	1910年
生後1ヶ月	74.3	72.0	65.1			61.5
生後6ヶ月	53.6	51.4	43.7			28.5
1～12ヶ月平均	56.0	50.7	43.1	32.6	31.2	30.5

たが、衛生面などの問題があり、病原性大腸菌などによる乳児消化不良症を発症したりして、やはり乳児が生き延びることは難しかった。[9] しかし、十九世紀後半になるとパストゥールによって低温殺菌法が開発され、また哺乳瓶の改良やゴム乳首の開発もあいまって人工乳の可能性が広がった。そういった意味で、より安全な人工栄養による乳児死亡の防止という目標が現実性を帯びてきていたのである。

しかしこの二十世紀初頭の段階で、乳児死亡の原因としてより大きな議論の的になっていたのが、母乳哺育の衰退であった。[10] ベルリンでは、一八八五年以来乳児の哺育方法（母乳か人工栄養か）が調査されており、表3に示すように、それに基づいて母乳哺育率が把握可能である。[11]

これによれば、生後一年までの乳児の平均で一八八五年に五六パーセントであった母乳哺育率が、一九一〇年には三〇パーセントとほぼ半減している。なぜこのように母乳哺育が衰退したのか、その理由にまでここでは立ち入ることはできないが、同時代の乳児保護論者たちが主張していた主要因は、女性の就業の拡大であった。貧しい労働者層出身の女性は、出産後休業して母乳で育児するより、人工栄養で育児しつつ就業する方を選ぶため、母乳哺育率が下がったのだという考え方である。女性の就業率がこの時期にのみ上昇したとは考えにくく、これが母乳哺育後退の主要因といえるのか疑問はあるが、同時代人の意識の中では両者は密接に結びついていた。そして、こうしたことこそが高い乳児死亡率の元凶と考えられていたのである。

じっさい、人工栄養児の死亡率は母乳哺育児よりも高かった。たとえば、乳児保護運動の中心人物の一人マリー・バウムが一九〇五年頃のデュッセルドルフ県について示した数値では、人工栄養児の死亡率は母乳哺育児のそれより顕著に高く、とりわけ父親の年収一五〇〇マルク以下の貧しい層ではその差は五倍にも達していた。(12) この人工栄養児の死亡率の著しい高さは、次節で触れるベルリンの事例でも明らかに示される。こうした現実をもとに、出産した母親に奨励金を与えてでも母乳哺育率を上げようとする発想が出てくるのであった。(13)

以上のように、世紀転換期のドイツにおいては、高い数値で推移する乳児死亡率を下げねばならないという主張が広く受け入れられるようになっていた。そして、そのためのさまざまな施策が講じられるようになるが、大きく分けてそれは、母乳哺育の奨励と人工栄養の質向上という二つの方向で展開される。では実際にどのような施策が実施されたのであろうか。

二　都市における乳児保護のための諸施策――ベルリンを例として

十九世紀後半ヨーロッパ社会は大きく変容し、いわゆる「近代的都市社会」というべきものが本格的に出現した。人口の都市への集中・都市人口の激増を背景として、劣悪な衛生環境に起因する疫病の蔓延などさまざまな問題が噴出し、それに対抗するために、都市内に居住する人間の生活基盤を整備する動きが進展する。たとえば、上下水道やガス・電気、道路や交通手段、食料供給のための市場整備などがそれである。それと同時に、都市行政のあり方も、名望家行政的なスタイルから、専門官僚を中心とした住民生活へ関与するサービス行政というスタイルに変化していった。こうした都市行政の変化は福祉政策、中でもここで論じている乳児保護の分野において特徴的にあらわれる。本節では、ベルリンにおける乳児保護のための動きを例として、都市の中での乳児保護の取り組みについて検討してみる。

適切な養育環境を欠いた子供に対する保護は、公的制度としては伝統的に孤児院のような施設で行われてきたが、母乳を必要とする乳児は施設内での養育は難しく里子に出され、そのため死亡率がきわめて高くなるという結果を招いていた。このような状況を改善するため、ベルリンでは一八六〇年代頃から民間団体が主導する乳児保護の試みが行われるようになった。当初は純然たる民間団体の活動として始まったこの動きであるが、一八九〇年代以降になると、政府高官や自治体などが関与するようになり、半官半民的な活動となっていく(14)。

こうした経緯をたどった組織のうち、ここでは「託児協会」「子供保護協会」「子供救難所」などといった諸組織の動きを紹介しよう。最初の「託児協会」は、一八六九年に医師のアルブの提唱で設立された純粋民間団体で、一八七七年には別の工場主からの遺産の贈与により安定した経営を確立した。目的は、出産直後から母親が工場労働に復帰するため十分な授乳や養育が困難な母子の保護であり、そのために子供を低料金で受け入れ養育する託児所を設けた。託児施設を備えた工場はまだわずかしかなく、同協会の目的は先進的なものではあったが、実際には母親たちの職場と離れていたために、この施設を利用する人は少なく、一八八五年段階で、二カ所の託児所でわずか八十五人の子供を預かる程度であった(15)。

しかし、一八九〇年代には女性会員を増やすなど改革を行い、一八九七年と九八年に第三、第四の託児所を開設、さらに一九〇二／〇三年には新たに三カ所の託児所を設けるなど、活動範囲を拡大していった。これら七カ所の託児所は、それぞれ三歳までの乳幼児を約一〇〇人ずつ受け入れ、母乳奨励金を支給したり昼休みに授乳する母親に無料の食事を提供したりしていた。それと同時に、一九〇〇年代になると、同協会の活動拡大を支える人的・物的資源も拡大する。具体的には、ベルリン市当局が託児所運営コストを補助するなど資金面での援助を行うようになり、プロイセン文部省の高官たち（先述したディートリヒやその上司のアルトホフなど）やその夫人、大企業家夫人たち（ジーメンス夫人など）も同協会の活動に関与しはじめる。さらには象徴的なこととして、一九〇一年皇后アウグステ・ヴィクトリアが同協会の後見役に就任した。こうして、最初純然たる民間の組織として発足した同協会はいわば半官半民の機関と化し、政府や自治体、王室の乳児保護活動への関与の媒介役たる性格を持つようになった[16]。

次に「子供保護協会」であるが、これも一八六九年に医師や市民のイニシアティヴで設立された民間組織である。議長は、衣料品商人の妻でベルリンの貧民食堂（Volksküche）創始者でもあったモルゲンシュターン夫人で、幹部十一名は警察長官ヴルム以外は民間人であった。こちらの目的は、多くは未婚の貧しい母親とその子供を保護し、捨て子を防止して乳児死亡率を引き下げようというものであった。未婚の母親に道徳を教えるという理念を掲げてはいたが、実態は厳しい生存状況におかれた子供を収容することが活動の主眼であったようである。同協会は一八六九年四月から年末まで八十人の子供を受け入れて発足した。しかし最初の頃は、養育スタッフの未経験のためと思われるが、受け入れた乳児の死亡率が非常に高く、それゆえ施設内で乳児を保護するのではなく、里親のもとでの養育に方針を変更した。一八七三年段階では一一五人の子供が里親に託され、それを五十二人の保護司（女性）が監督するという形態であった。しかしその後一八七六年には、今度は困窮した母親へ直接現金を支給し保護司がそれを監督するというように、再度方法を変更した。このように、同協会の活動内容は右往左往し、決して成功したとは言い難いのだが、一八八〇年から一九〇四年の二十五年間でみると、一七〇〇人以上の子供を養育し、ベルリン市当局からの補助金も得るようになっていった[17]。

同協会と直接つながりはないと思われるが、同様の活動を行ったのが、「シュミット・ガル財団」によって一九〇一年に設立された「乳児救難所」である。これは、公的施設である孤児院の民間バージョンで、前述のように、伝統的に孤児院では乳児を里親に託して養育させていたのに対し、この乳児救難所では施設内養育を試みたのである。衛生的環境を十分整備した上で施設内での乳児の養育を行ったので、同施設での乳児死亡率は一一パーセント程度と低く抑えることができた。この施設では同財団の負担で子供を受け入れるのみならず、公的扶助を受給する子供も受け入れており、部分的間接的にベルリン市からも補助されていたことになる。そして、同施設の成功をみて、公立の孤児院でも一九〇六年から乳児の施設内養育を行うようになっていく[18]。

このように十九世紀末から二十世紀初頭の段階になると、当初市民的イニシアティヴで設立された乳児保護のための諸施設は、自治体からの財政的援助や官僚や政府関係者の人的関与によって、しだいに事実上半官半民の組織へと変容を遂げていった。その決定的な転換点といえるのが一九〇五年である。ベルリン市当局と市議会での議論を経て、この年に「乳児保護所」の設置が決定されたのである。ただしこの施設は、旧来の救貧施設的性格を避けるために市が直接運営するのではなく、シュミット・ガル財団に運営が委ねられることとなった[19]。

同施設は最初は四カ所開設され、その後一九〇八年までにさらに三カ所、合計七カ所に設置された〔表4〕[20]。これらの設置された場所をみると、いずれも労働者地区あるいはそれに隣接する地区であり、同時にベルリン市内でも乳児死亡率が高い地区であった〔図3・4〕[21]。

では、この乳児保護所はどのような活動を行っていたのであろうか。先述の『乳児保護雑誌』には、各乳児保護所の活動報告が掲載されている。たとえば乳児保護所Ⅰの初年度の活動報告においては、「保護所の任務は、規約によれば、第一に自然の栄養（母乳哺育のこと）を追求すること、第二に乳児の養育と栄養に関して専門医が助言することである」と述べられている。「病気の乳児の治療をすること」にも言及されているが、「これはどの乳児保護所でも行われているわけではない」とされる[22]。また、一九〇八年の保護所ⅢやⅤの活動報告でも、同じように「医師はまずは母親に授乳させるようすすめるべきであり、必要があれば母乳奨励金で現金支援を行うべきである」と述べられている[23]。

ここからわかるように、小児科の医師である保護所の所長たちは、何より母親に対して授乳を奨励することを求められていたのである。そして母親は、医師の監督下におかれることを条件に、無料で医師の相談を受けることができた。また前記のように、母乳哺育奨励のため、場合によっては母乳補助金が支給された。その金額は、

表4　乳児保護所の設立年・所在地など

保護所	設立年	所在地	地区	所長
I	1905年	Blumenstraße 78 (am Alxanderplatz)	Stralauer Viertel	Hugo Neumann
II	1905年	Elsasserstraßer 27 (am Oranienburger Tor)	Oranienburger Vorstadt	Julius Cassel
III	1905年	Markthalle am Arminius-platz	Moabit	Bruno Salge
IV	1905年	Luisenufer 35 (am Oranienplatz)	Luisenstadt	Finkelstein
V	1906年	Pankstraße 15	Wedding	Gustav Tugendreich
VI	1908年	Großbeerenstraße 10 (Ecke Tempelhofer Ufer)	Tempelhofer Vorstadt	Hans Schmoller
VII	1908年	Prenzlauer Allee 32	Königsviertel	Leo Schaps

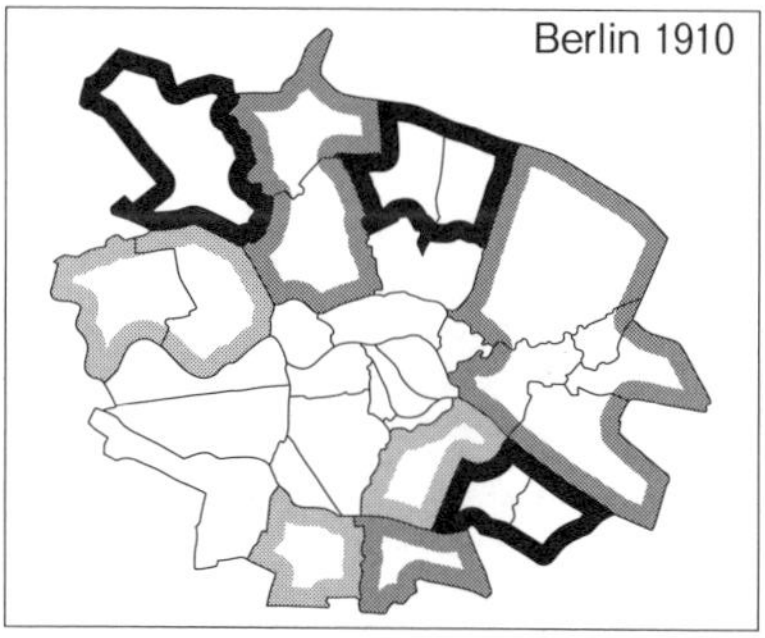

図4　ベルリンの労働者地区
（住民中の労働者比率：濃い黒70％～　濃い灰色60～70％　薄い灰色50～60％）

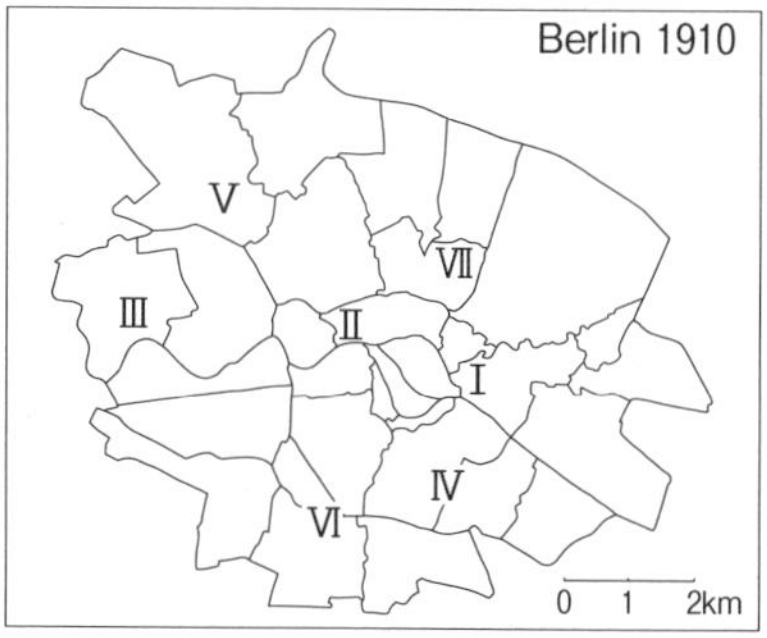

図3　乳児保護所Ⅰ～Ⅶの位置

一日当たり八〇ペニヒ以内（平均して週二～四マルク、上限六マルク）とされ、これはドイツ諸都市の中ではトップクラスであった(24)。

しかし乳児保護所では、母乳奨励だけではなく、授乳困難な母親に医師の指示で人工乳を供与することも重要な任務であった。これは八日間は無料で提供され、それ以降は有料となるが、市が発行する貧困証明書を提示すれば無料提供が継続された(25)。保護所Ⅰの報告によると、「保存方法や乳牛の飼料などの一定条件を満たした乳児用ミルクが、ある酪農場から一リットルないし半リットル入りの密封された瓶で供給され」、「乳児保護所にはミルク調理室があり、そこで栄養不足の乳児に定量瓶のミルクが与えられる。このミルクは外部の配給所にも運搬され、そこで五ペニヒの運搬費を取って引き渡される」とされている(26)。このように、母子に対して医師の診察や母乳奨励金あるいは無料の人工乳提供とかなり手厚い援助が実施されたことによって、これら乳児保護所の利用が拡大したものと思われる。

乳児保護所の運営に関しては、シュミット・ガル財団と保護所の所長との間で契約が結ばれ、施設の財政やスタッフの報酬などが定められた。所長の下に助手が二名と看護婦一～二名、それに用務員が置かれていた。所長である小児科医は毎日午後二、三時間が相談時間とされ、その際に子供の体重を量り診察を行う。所長はさらに、役所との文書のやりとりや会計報告を行うほか、乳児保護に関する講習を年二回開催することを義務づけられていた。日常的な保護所の業務は助手と看護婦に委ねられていたものと思われる。とくに看護婦の仕事が重要で、母乳奨励金の配分と帳簿記入、人工乳配給所の監督、さらにはこれらのサービス提供を受けている母親たちの家庭を訪問し、彼女らが医師の指示を遵守しているかどうかを監督するという任務を遂行していた(27)。

これらの乳児保護所の活動状況を概観してみよう。利用者は労働者家庭、しかも週当たりの収入が二〇～三〇マルク程度の非熟練労働者家庭の母子が多かった。

たとえば、典型的な労働者地区であるモアビートにあった乳児保護所Ⅲの利用者の内訳は、週の収入で二〇～二五マルクが四四パーセント、二五～三〇マルクが一九パーセントと両者合わせるとほぼ三分の二を占め、二〇マルク以下一一パーセント、無職も四パーセントとより貧しい層も多かった。同じく労働者地区のヴェディングに立地する乳児保護所では、二四パーセントが無職と、さらに貧困者の比率が高かった(28)。

ただ下級官吏層の場合、乳児保護所でのサービス提供に値するほど週給レベルが低い家庭でも、保護を受けることを忌避するケースが多かったようである。乳児保護所に関する市議会での議論の中で、この施設は孤児院のように伝統的な救貧制度の枠組みの施設であってはならないということが強調されてはいたのだが、やはり民衆レベルの感覚では、乳児保護所を利用することへの一定のためらいがあったと思われる(29)。

ではじっさいどれくらいの利用者があったのであろうか。一九〇六年と一九〇八年における各施設の活動状況の実態は、表5に示したとおりである(30)。ここから見て取れるように、施設による差はあるが、各相談所とも年間新たに千～四千人もの母子を受け入れて母乳奨励金や人工乳の配布を行い、また一万～三万件もの相談業務をこなしている。相談業務だけでも、多い施設では一日平均約一〇〇件ということから、おそらく所長や助手、看護婦たちは多忙をきわめていたことと推察される。

さて帝都ベルリンにおいては、このほかに、国家的レベルで公権力と民間とが連携して乳児保護を推進するための施設が設立されることとなる。そのきっかけとなったのが愛国婦人会、およびその後援者たる皇后ら王室関係者

表5　各乳児保護所の活動実績

保護所	1906年		1908年	
	新規受入	相談	新規受入	相談
Ⅰ	3,839	26,151	3,690	30,311
Ⅱ	2,199	21,929	2,454	23,547
Ⅲ	1,147	8,263	1,057	9,051
Ⅳ	2,052	22,153	2,488	28,360
Ⅴ	1,182	14,819	2,457	29,210
Ⅵ			932	12,787
Ⅶ			1,865	17,119

である。すでに一八九四年に、愛国婦人会は乳児保護のための部局を設置しており、その愛国婦人会に対して、一九〇四年十一月皇后アウグステ・ヴィクトリアが親書を発し、「愛国的任務」である乳児死亡防止を呼びかけた。それによって「乳児死亡防止のための学会」が設立され、ここには当時の小児医学の第一人者でベルリン大学医学部小児科の教授であったオットー・ホイプナーはじめ、医師や文部省の高官、貴族・上層市民などが会員として名を連ねていた。中心となって活動したのは、ホイプナーとディートリヒ、それにディートリヒの上司に当たる、当時文部省医療制度学術局長で大学行政を牛耳っていた有名なアルトホフの夫人の三人であった(31)。

さらに、これらの人々を中心に、中央政府・地方政府・ベルリン市の関係者や当時のドイツの小児医学の代表者たちを巻き込んで、乳児死亡を防止するための全国的中核施設を建設することが計画された。そして一九〇九年、当時のベルリン市の西隣となるシャルロッテンブルクに「アウグステ・ヴィクトリア皇后乳幼児保護院」が完成した。この施設は、乳幼児を受け入れて診察や授乳指導を行うだけではなく、人工乳のためのモデル牛舎や実験室を備え、ドイツで初めての乳幼児病院および産科病院を併設し、さらには乳幼児の看護や養育にあたる専門職の養成も行っていた。いわば、当時の最先端の知識と理論を実践面で応用するための総合的乳幼児保護施設というべきものである。

初代の院長はアルトゥール・ケラーという人物で、当時の小児医学の権威のひとりでブレスラウ大学教授アダルベルト・チェルニーの弟子にあたり、副院長はホイプナーの弟子のレオ・ラングシュタインであった。この施設の活動を詳しく紹介することは紙幅の関係で控えるが、院長・副院長のほか医師が三名、看護婦三十二名など総勢八十二名のスタッフをかかえた大規模施設であり、年間二〇万マルクもの予算をつぎ込まれた、まさに乳児死亡防止を国策として展開するための施設であったといる。また国立施設でありながら予算額の大半は実は民間からの寄付でまかなわれており、その意味で、国家的政策と民間の市民的イニシアティヴとが融合した存在でもあった。ここにも、第二帝政期ドイツの乳児保護運動の二重の性格が反映されているといえよう(32)。

三　母乳哺育推進か、人工乳改良か——小児医学と乳児保護運動

ここまで検討してきたように、第一次大戦前のドイツでは、民間・自治体・中央政府それぞれのレベルで、互いに協力しつつ乳児保護の運動が展開されていたわけだが、これら乳児保護運動の理論的中心として大きな役割を果たしていたのは、医師であり、とりわけ専門分野としての小児医学がその支柱となっていた。この小児科医たちは、乳児保護のための施策として、大きく分けて、母乳哺育の奨励と衛生的な人工乳の供給のふたつを推進しようとしていた。どちらも、当時発展しつつあった科学や医学の成果を取り入れた動きであったといえるが、そこに政治的な視点も絡み、母乳哺育推進を優先させるのか、衛生的な人工乳推進を重視するのかという路線の違いが、種々の議論の中で生じていた。

一八九〇年代頃のベルリンでは、小児科医の間では人工乳の質向上を重視する見解が主流であった(33)。すなわち、不衛生で欠陥だらけの乳児への伝統的な人工栄養に対し、より衛生的で改善された人工乳を母子に提供すれば乳児死亡を防ぐことが可能になる、という楽観主義が優越していたのである。当時、パストゥールやコッホらを代表とする微生物学の発達を背景として、新たに開発された低温殺菌法による牛乳の殺菌、あるいは牛舎の状態や流通環境の衛生的な管理によって、より安全な人工乳を母子のもとへ届けることができる条件が整いつつあったという、社会的な前提状況があった。

たとえば、「小児医学の父」と称され、とくに母乳との比較で人工乳の研究に尽力したフィリップ・ビーダートは、著書『乳児期における栄養』（一八八〇年刊行）の中で、第一章「ゼロ歳児の死亡率」では乳児死亡における栄養の問題の決定的重要性を指摘し、第三章で母乳哺育の意義を主張しながらも、第四章では人工乳の可能

性について楽観的に論じている。「今までの研究と将来の研究から次のことが予見される、その便利さ、安さ、そして母乳との類似性ゆえに牛乳（山羊乳）がまず第一に置かれ、次に人工的な栄養物が置かれる」と。[34]

また、後に母乳哺育推進を掲げたホイプナーも、一八九〇年代には必ずしも母乳哺育を第一義的には考えておらず、母乳哺育が文明国では減少しつつあり、人工乳でも子供は成長すると述べている。問題は細菌に汚染されたミルクであり、これを改善し貧困層に改善されたミルクを供給することによって、乳児死亡の問題を解決できると主張している。[35]当時、コッホの影響を受けたベルリンの医師たちは、細菌による汚染を除去すれば問題は解決できるという楽観的な見解を共有していたものと思われるのである。

これに対し、一九〇〇年代に入ると、急速に母乳哺育を推進する言説が強化されるようになる。小児科医たちにとって「母乳」が乳児保護のための切り札として、ある種の呪文のように唱えられるのである。全国の多くの都市で母乳哺育推進が展開されていくのだが、いくつかの事例をあげて検討していきたい。

とくに、専門家による乳児保護の動きの全般的な傾向をみるため、本稿でその掲載論文を何度も取り上げてきた雑誌『乳児保護雑誌』を中心に検討しよう。この雑誌は、小児科の医師、乳児保護の活動を行う行政や民間諸団体などの機関誌として、一九〇六年七月に創刊された。当初はブルノ・ザルゲが単独で、一九一〇年からはアルトゥール・シュロスマンと共同で編集代表者をつとめている。[36]創刊時ザルゲはまだ三十五歳、シュロスマンも彼の五歳上と比較的若いが、編集委員会には、ホイプナーやチェルニー、ディートリヒなど小児医学や医療行政の大物が名を連ねており、同誌は明らかに、乳児保護運動の中核を担う出版物と位置づけることができる。[37]

創刊号の巻頭言はホイプナーが執筆している。彼は、「高い乳児死亡率をもたらしたすべての弊害を克服することへの関心が、最近数十年間に……（中略）……あらゆる人々の感情を捉えるようになった」として、乳児死亡率を引き下げることの重要性を訴え、「この動きの指導は今後とも小児科医が担わねばならぬ」として、乳児保護を専門家たる小児科医の社会的責務として強調している。そして、「今まで乳児死亡防止のための闘いにおいては人工的栄養の分野で」のみ努力されてきたが、最近の研究の進展により「新生児の感染防止と自然栄養というほぼ二つの要因が決定的に重要であることが認められた」として、「自然栄養（＝母乳哺育のこと）の優位性」を明示したのである。(38) 同誌は月刊で、種々の専門論文や各地での活動報告が掲載されており、母乳哺育の動きのみを扱っているわけではないが、ホイプナーの巻頭言が示すように、人工乳の開発・改良より母乳哺育の方を重視しているという姿勢は確認されよう。

同誌に関係する小児科医師たちが中心となって展開する乳児保護のための諸活動においても、同じ傾向がみられた。たとえば、前節で紹介したベルリンの乳児保護所の任務において、まず第一に強調されていたのは「自然栄養」すなわち母乳の奨励であったし、「アウグステ・ヴィクトリア皇后乳幼児院」でも、人工乳の研究は行われたが目的の点ではやはり母乳哺育推進が上位に置かれていた。

ベルリン以外の諸都市での乳児保護施設においてはどうであったのか。これについては、一九〇七年に小児医学会が全国の乳児保護施設に対して実施したアンケート調査が参考になる。これは、同学会が「ドイツ自然科学者・医師大会で乳児用ミルク配給所と乳児保護所の社会的意義・技術的設備の問題を報告テーマとする」ために行ったものである。結果は、『乳児保護雑誌』第一巻第一〇号で、ザルゲによって報告されている。(39) 調査結果をみると、多くの都市で、母乳哺育奨励も人工乳提供も行われていることがわかる。細かな点は都市によって異なるが、母乳哺育の奨励のために、施設で医師の相談が受けられたり、母乳奨励金が支給されたりしているし、授乳できない母親に対しては、無料ないし低価格での人工乳の提供も行われている。

しかし注目すべきは、この報告においても母乳哺育優先の姿勢が強く示されていることである。「人工乳配給所は授乳相談所の補完物に過ぎない」とされ、人工乳を配給するだけの施設に対しては、「母親を教育していかなる状況下でも自分の子供を母乳で育てるよう仕向ける代わりに、不自然な栄養を子供に与えることを最大限容易にしてしまう」、「母親の責任感が著しく損なわれる」、「公衆に良からぬ影響を与える」などと、厳しい表現で批判の言葉が述べられる。[40] そして報告の末尾では、「乳児保護はまず第一に母親への母乳哺育の助言と啓蒙によって行われるべき」であると主張されているのである。[41]

次に、母乳哺育奨励のための重要な施策として、ベルリンやミュンヘンなど多くの都市で実施されていた母乳奨励金についても検討してみよう。この制度は、フランスをモデルに一九〇四年ミュンヘンで最初に導入され、他都市にも急速に拡大していった。だいたい年間所得が一〇〇〇マルク程度以下の比較的低所得の世帯の母親を対象に、母乳で子供を育てることを条件として支給される点は共通していた。ただ、支給額は都市によってかなり差があり、週当たりでみるとフランクフルト・アム・マインではわずか二五ペニヒであったが、デュッセルドルフでは五マルク、先述のベルリンでは六マルク以下となっていた。受給期間も差があり、通常は三～六ヶ月程度だが、ミュンヘンはわずか数週間、フランクフルト・アム・マインは授乳期間すべてが対象となった。[42]

母乳奨励金は多くの都市で導入され、それに対する自治体支出も、大戦前の時期には年間九〇万マルクと巨大な額に達していたのだが、この制度はどのくらい母乳哺育推進に効果があったのであろうか。たとえばベルリンでは、母乳奨励金が大きな成果をあげたことがザルゲによって報告されている。じっさい一九〇五年から一九一〇年の間に、母乳奨励金のための支出は、乳児保護関係の支出全体の二六パーセントから五一パーセントへと増加し、逆に人工ミルク配給のための支出は、五四パーセントから二二パーセントへと急落している。これをみると、ベルリンでは思惑通り、奨励金のおかげで母乳哺育が普及したということになる。[43]

しかし、この政策は多くの人員と多額の費用が必要であり、ベルリンのような大都市では成功しても、中小都市においては十分に効果が上がりにくかったとも指摘されている。もうひとつ指摘されるのが、母乳奨励金支給のための手続きの問題である。たとえばミュンヘンでは、母乳奨励金の申請には次のような複雑な手続きを必要とした。「母乳によって乳児を育てていることを確証する証明書が母親に対して交付される。その後、両親ないし母親の物質的・倫理的な点での適切性に関する官庁側の事後検証が始まる。数週間後、最終的に規定された額の支払いが認可されるか、理由を付さずに簡単な拒否の回答が与えらる。……（中略）……通常は認可後の授乳期間についてのみ支払われ、支給開始前の授乳期間については支払われない」。こうして、最終的に支給が認められても、その前に母親が授乳をやめてしまうという事態さえ生じていた[44]。

また、申請した母子に対する屈辱的対応や家庭生活への監視活動も、利用者側からの感情的反発を招いた。前者については、たとえば受給の最終的許可のために母親が実際に授乳していることを、乳児保護所職員の面前で証明するというようなケースも指摘されている[45]。また後者の例としては、シャルロッテンブルクにおいて、乳児の祖母が乳児保護所の看護婦による家庭訪問を拒否して、次のように述べたという。「（この子の）母親にあたるのは娘ですが、いたって順調です。あなたが市から監督に来られたとすれば、その必要はありません。あたしたちは市から何ももらおうとは思っていません。子供は自分たちの手で育てます。あたしゃ十四人も子供を育てたんです。そのうち死んだのは七人だけです。だから育て方は知っているとお考え下さい[46]」。乳児死亡防止という行政や専門家の理想と、民衆側の育児意識とのズレが明確に示された例といえる。

こうしたことを考慮すると、ベルリンでは母乳奨励金が一定の成果をあげたことは確かであるが、ドイツ全体における母乳哺育率の向上にこの奨励金がどれほどの効果があったのかは疑問である。フェーゲレが指摘するように、各地の報告によれば授乳の頻度も期間もあまり向上せず「総じて限定的な効果しかなかった」という評価が妥当であるように思われる[47]。むしろ、人工栄養を母親の「怠慢」とみなし、母乳哺育を「義務」であるかのように主張する専門家の傲慢な態度に、自然発生的な反発が生じたということは十分想定できる。

ただし、以上検討してきたように、この時期に乳児死亡防止という錦の御旗を掲げた乳児保護の運動が、官庁と専門家（小児科医）を巻き込んで全国的に展開されたという事実の重要性を、過小評価すべきではないだろう。各地の乳児保護施設で取り組まれた二方向の施策、すなわち母乳哺育の推進と安全な人工乳の開発は、総体的にみれば結局のところ相互補完関係にあった。というのは、どちらも実効性を追求すると家庭内での育児環境の問題へと行きつくからである。すなわち、前者の母乳哺育のためには当然直接母親に働きかける必要があったし、後者の安全な人工乳の場合も、そのメリットを乳児死亡防止へと結実させるためには家庭内での衛生的な取り扱いが前提であり、そのためには母親への科学的知識の普及が不可欠であったのである。

結局、乳児保護運動の実践において鍵となるのは、母乳の科学的意義についても、衛生的な人工乳の扱いについても、母親（特に労働者層の）への啓蒙と教育ということになる。そのために科学としての小児医学が総動員され、そうした専門知に支えられた公権力が、家庭というプライベートな領域へと入り込むというプロセスが進行していくことになるのである。

おわりに――母乳問題をめぐる展開

二十世紀初頭ドイツで大きな問題となった乳児死亡率は、皮肉なことに、ドイツ国内での食料供給に深刻な打撃をもたらした第一次世界大戦を境目に急激に低下しはじめる（表2参照）。平均的にきわめて低い栄養しか摂取できなかった大戦中(48)や戦後の経済混乱期に、乳児死亡率は低下しつづけたのである。なぜそうしたことが可能であったのか、この問いに対してここで明確に答えることはできない。もちろん小児医学の進歩による医療面での改善もあったであろうが、ひとつには乳児の養育をめぐる環境が大きく影響したということが考えられる。すなわち、経済的な理由から多くの人々が母乳哺育をいわば「強制された」という事情があり、それが結果的に乳児死亡率を引き下げたのではないかと思われるのである。

母乳が政治問題と化した大戦前の状況は、このように大きく変化をとげることとなった。ただし、本稿冒頭に述べたような、母乳をめぐる議論の中に影のごとくひそんでいた人種衛生学的言説が、ワイマール期からナチ期へという時代の流れの中で、大きく成長し、そのまがまがしい姿をあらわすようになったことも見逃すことはできない。最後に、この人種衛生学の言説について少し述べておきたい(49)。

人種衛生学的発想の温床となった社会ダーウィニズム的言説は、全体として十九世紀後半のヨーロッパ諸国において広く蔓延していたのだが、母乳問題においてそれは、「母親の健全な授乳能力が退化する」という主張となってあらわれた。ドイツでは、バーゼル大学生理学教授のブンゲらが代表的論者である。彼は一八九九年に「子供に授乳する能力を欠いた女性の増大」という講演を行い、これが印刷されて大きな反響を呼んだ。基本的に彼の主張は、アルコールの大量摂取が授乳能力を損ない、しかもそれが遺伝するといった荒唐無稽なもので、民衆へのステレオタイプな偏見に基づいて「退化」理論を捏造したものにすぎない(50)。しかし、この時期の人種衛生学的議論の中から、のちのワイマール期以降ドイツの人種衛生学の代表的人物となるアグネス・ブルームなどが頭角をあらわしたことも事実である。母乳問題はこうして、別の次元で再び政治性を帯びることとなるのだが、これは本稿の範囲を超える課題である。ただ時間軸を延長して考えると、母乳か人工乳かという問題は形を変えて現代でも論議されており、この問題が人類にとって根源的な意味があることを示唆しているといえよう(51)。

（1）　この時代の栄養教育と政治とのかかわりについては、拙著「食をめぐる身体の規律化の進展――近代ドイツにおける栄養学と食教育――」、望田幸男・田村栄子編『身体と医療の教育社会史』（昭和堂、二〇〇三年、三～二四頁）参照。

（2）　本稿で主として扱う、世紀転換期ドイツにおける乳児保護や母乳哺育の問題に関しては、近年ドイツでも少しだが研究がなされている。本稿で参照した近年の研究は以下の通り。Jörg Vögele, Die Kontroverse um das Bruststillen. Ein Kapitel aus der Geschichte der öffentlichen Gesundheitsfürsorge. in: H. J. Teuteberg (Hg.), *Die Revolution am Esstisch. Neue Studien zur Nahrungskultur im 19. und 20. Jahrhundert*, Stuttgart, 2004 ; Sigrid Stöckel, *Säuglingsfürsorge zwischen sozialer Hygiene und Eugenik. Das Beispiel Berlins im Kaiserreich und in der Weimarer Republik*, Berlin, 1996. 日本での研究としては、乳幼児死亡の問題を社会衛生学の形成や社会国家の問題と関連させた川越修氏の一連の業績がある。川越修「国民化する身体――ドイツにおける社会衛生学の誕生――」『思想』（八八四号、一九九八年、四～二七頁）、同「都市型社会の制度的基盤――二〇世紀前半のドイツにおける母子保健制度をめぐって――」『歴史と経済』（一八三巻、二〇〇四年、二〇～二七頁）、同『社会国家の形成――二〇世紀社会とナチズム――』（岩波書店、二〇〇四年）等。ただし、ドイツにおけるこの時期の母乳哺育問題を直接取り上げた研究は管見の範囲内ではいまだないように思われる。

（3）Ｅ・Ａ・リグリー『人口と歴史』筑摩書房、一九八二年、一八五頁。

（4）Vögele, a.a.O., S. 233.

（5）Eduard Dietrich, Die Säuglingssterblichkeit in Preußen, ihre Ursachen und ihre Bekämpfung, *Zeitschrift für Säuglingsfürsorge*, Bd. 1, H. 2, 1906, S. 45. なお日本の数値をそのまま信じれば、当時発展途上であった日本よりドイツの方が乳児死亡率が高かったことになる。

（6）Ebenda, S. 46.

（7）Ebenda, S. 48.

（8）乳児保護という課題に熱心に取り組んでいた一人が、皇后アウグステ・ヴィクトリアであった。彼女が一九〇四年に保守派の女性団体「愛国婦人会」（この団体ではディートリヒも主要な役割を演じていた）に宛てた親書では「乳児死亡を防ぐことは愛国的任務」であると表現されている。Stöckel, a.a.O., S. 186.

（9）Vögele, a.a.O., S. 233. さらに麦粉をビールで溶いたり蒸留酒やアヘンを加えたりして、赤子を静かにさせるといったことも指摘されている。

（10）これは近代以前に上流層の間で広がっていた母乳哺育忌避の行動とは異なったコンテクストで考える必要がある。市民層を中心に、すでに十八世紀から近代家族理念が普及し、「母性愛」の象徴としての母乳哺育がますます推進されつつあったし、十九世紀後半にはこの市民的近代家族理念を労働者層も受け入れつつあった。しかし、それにもかかわらず十九世紀末から二十世紀初頭において、母乳哺育が減退していると、少なくとも同時代人には理解されていたのである。母乳哺育問題については、E・バダンテール『母性という神話』（筑摩書房、一九九八年）および山本高治郎『母乳』（岩波書店、一九八三年）参照。

（11）Stöckel, a.a.O., S. 115.

（12）Marie Baum, Lebensbedingungen und Sterblichkeit der Säuglinge im Kreis Grevenbroich, *Zeitschrift für Säuglingsfürsorge*, Bd. 6, H. 6, 1912, S. 131.

（13）しかしもうひとつ、少数ではあるが、授乳能力が低下したためだという考えもあった。これは流行の社会ダーウィニズムの考えに基づいて、「人種的退化」の兆候のひとつが母親の授乳能力の低下であり、そのために乳児死亡率が上昇するのだという主張である。これに関しては「おわりに」で簡単に触れる。

（14）全体的な状況は、Stöckel, a.a.O., Kap. 4を参照。

（15）Ebenda, S. 172.

（16）Ebenda, S. 173-5.

（17）Ebenda, S. 176-81.

（18）Ebenda, S. 181-4.

（19）おそらく、前記のような同財団の乳児救難所運営の成功をみてのことであろう。A. Japha & H. Neumann, Die Säuglingsfürsorgestelle I der Stadt Berlin. Einrichtungen, Betriebe, Ergebnisse, *Zeitschrift für Säuglingsfürsorge*, Bd. 1, H. 5, 1906, S. 165.

（20）Stöckel, a.a.O., S. 212.

（21）Ebenda, S. 213-4. これをもとに図3と図4は筆者が独自に作成。

（22）A. Japha & H. Neumann, a.a.O., S. 165.

（23）G. Tugendreich, Bericht über Säuglingsfürsorgestellen der Schmidt-Gallisch-Stiftung in Berlin, *Zeitschrift für*

Säuglingsfürsorge, Bd. 2, H. 2, 1908, S. 63; Böhme, Die Säuglingsfürsorgestelle Ⅲ der Stadt Berlin, *Zeitschrift für Säuglingsfürsorge*, Bd. 2, H. 4, 1908, S. 138.

(24)　Stöckel, a.a.O., S. 214.

(25)　Tugendreich, a.a.O., S. 63; Böhme, a.a.O., S. 138–9.

(26)　A. Japha & H. Neumann, a.a.O., S.165.

(27)　Böhme, a.a.O., S. 67; Stöckel, a.a.O., S. 215.

(28)　Stöckel, a.a.O., S. 215.

(29)　Ebenda, S. 216.

(30)　Ebenda, S. 216.

(31)　Ebenda, S. 185–6.

(32)　Ebenda, S. 246–260; Schlossmann, Bericht über das Kaiserin-Auguste-Viktoria-Haus zur Bekämpfung der Säuglingssterblichkeit im Deutschen Reiche über die Zeit von der Eröffnung（29. Mai 1909）bis 30. Juni 1910, *Zeitschrift für Säuglingsfürsorge*, Bd. 4, H. 11, 1910, S. 357–8.

(33)　Stöckel, a.a.O., S. 121–2.

(34)　Philipp Biedert, *Die Kinderernährung im Säuglingsalter und die Pflege von Mutter und Kind*, Stuttgart, 1880,（4. Aufl. 1900）S. 208; Stöckel, a.a.O., S.118–120.

(35)　Stöckel, a.a.O., S. 121–2.

(36)　ザルゲは、表4にあるように一九〇五年にベルリンの乳児保護所Ⅲの所長に就任していたが、同誌の編集業務で多忙となったためか、そちらは一九〇八年に辞職し、後任には「アウグステ・ヴィクトリア皇后乳幼児保護院」副院長のラングシュタインがあてられた。

(37)　*Zeitschrift für Säuglingsfürsorge*, Bd.1–8, 1907–1915. 各号の表紙に編集委員名が列記されている。第一巻では二十三名、シュロスマンが共同編集代表となった第四巻では二十五名、一九一二年の第六巻では四十三名と急増している。

(38)　O. Heubner, Zur Einführung, *Zeitschrift für Säuglingsfürsorge*, Bd.1, H. 1, 1906, S. 1–5.

（39） Bericht über die Frage der Milchküchen und Säuglingsfürsorgestellen, zu erstatten auf der Versammlung deutscher Naturforscher und Ärzte in Dresden 1907, *Zeitschrift für Säuglingsfürsorge*, Bd. 1, H. 7, S. 230-8; B. Salge, Milcküchen und Beratungsstellen: Referat, gehalten in der Gesellschaft für Kinderheilkunde, Dresden 1907, *Zeitschrift für Säuglingsfürsorge*, Bd. 1, H. 10, 1906/07, S. 311-337.

（40） Salge, a.a.O., S. 316-7.

（41） Ebenda, S. 337. しかし他方、同誌には、より衛生的な乳児用人工ミルク開発に向けた種々の最新の技術を紹介した論文や、乳業メーカーによる人工栄養食品の広告もまた掲載されている。建前は別として、同誌も人工乳開発の重要性は認めていたのである。

（42） Vögele, a.a.O., S. 232-248.

（43） B. Salge, Einige Bemerkungen über den Wert der "Stillprämien", *Zeitschrift für Säuglingsfürsorge*, Bd. 1, H. 2, S. 68.

（44） Vögele, a.a.O., S. 241-2.

（45） Ebenda, S. 242.

（46） Ebenda, S. 242.

（47） Ebenda, S. 243.

（48） 第一次世界大戦中のドイツの食糧事情に関しては、藤原辰史『カブラの冬――第一次世界大戦期ドイツの飢饉と民衆――』（人文書院、二〇一一年）参照。

（49） Stöckel, a.a.O., S. 124-135.

（50） 『乳児保護雑誌』編集者のシュロスマンもこのブンゲの論を厳しく批判している。Aus der Literatur: G. v. Bunge, Die zuhnehmende Unfähigkeit der Frauen ihre Kinder zu stillen, von Schlossmann, *Zeitschrift für Säuglingsfürsorge*, Bd. 8, H. 5, 1914 S. 167-8.

（51） 現代日本では母乳哺育が政治の焦点になることはあまりみられなくなった。しかし、男性の子育て参加が今後の人口減少問題解決のひとつの鍵とも言われる中で、育児が「女性の天職」なのかどうか、母乳哺育イデオロギーの是非をめぐり、今一度考えるべきなのではないかと思われる。

《コラム》

日本の看護基礎教育における死の教育についての概観

奥野茂代

はじめに

我が国は、医療技術の進歩等のなかで未曽有の超高齢社会（二〇〇七年、高齢化率二一・五％）を迎え、今後の少産・多死社会が予測されている。このような情勢のなか、人々は、死をどう迎えるか、看取りや葬儀をどのようにするかなどを問うたり、関心を寄せている。看護師は、保健医療福祉の現場において対象者の安全・安心を支え、ニーズに見合った看護を提供するために様々な役割を果たしている。特に今後予測されている多死社会の到来を控え、終末期にある人や看取りをする家族・看取った遺族に最も近い存在として支援の役割はますます重要と見込まれ、看護師の資質の向上が求められている。終末期にある人や看取りをする家族・遺族への支援は、看護基礎教育課程において看護師がどのような死の教育を受けたかにより臨床現場に反映される。

そこで看護基礎教育課程の看護師教育において現在期待されている「死の教育」とはどのような内容か、またこれまでどう取り組まれてきたかを概観した。

なお本稿では、看護基礎教育を保健師助産師看護師学校養成所指定規則の三年課程、四年課程で行われている教育とした。また、死の教育は看護基礎教育においてライフサイクルにおける死、および死を迎える人への看護支援について教育すること、とした。

（1） 現在の看護基礎教育における死の教育

現在の看護基礎教育における死の教育の取り組みはどうであろうか。学士課程では、終末期にある人（家族を含む）への看護実践能力育成は、二〇〇四年三月に看護学教育の在り方に関する検討会（文科省高等教育局医学教育課、二〇〇四）の示した「看護実践能力育成の充実に向けた大学卒業時の到達目標」の五群一九項目を活用するよう期待されている。

この五群とは、「1．ヒューマンケアの基本に関する実践」「2．看護の計画的な展開能力」「3．特定の健康問題を持つ人への実践能力」「4．ケア環境とチーム体制整備能力」「5．実践の中で研鑽する基本能力」である。この項目の「3．特定の健康問題を持つ人への実践能力」群には、「14．終末期にある人への援助」が明記されており、さらに（1）身体的苦痛の除去、（2）死にゆく人の苦悩の緩和、（3）基本的欲求の充足、（4）死にゆく人の自己実現（希望の実現）への支援、（5）看取りをする家族への支援、（6）遺族への支援、などの六項目が掲げられている。

看護教育では、終末期にある人（家族も含め）への援助にあたり、死へのプロセスをたどる人の病態や身体的苦痛の理解にとどまらず心理・社会・スピリチュアル的苦痛への理解を深め対象となる人の望む生き方や、希望の実現に向けた支援を提供できる能力と死生観や強い意志、倫理観をはぐくむよう望まれている。

二〇一二年現在、看護系の大学は二〇〇校を超えているが、完成年次を迎えていない大学やカリキュラム再構築を検討している大学もあり、死の教育や看取りの看護の教育について多様な展開があると推察される。しかし、学士課程では、看護倫理教育の浸透を前提に、より良い看護支援、社会貢献ができるよう前述のような大学卒業時の到達目標のもとに実践能力の育成が望まれているのである。

しかし現在は、緩和ケア認定看護師やがん専門看護師といったスペシャリストが誕生しその教育内容は整備されているが、看護基礎教育において終末期看護の標準化された教育カリキュラムはなく、教育方法は教育機関によりばらつきがある（中村、二〇〇四）と報告されている。また志田・山本・渡邊（二〇〇七）や園田・上原（二〇〇九）は、我が国の看護基礎教育における死の準備教育や終末期看護に関する教育はまだ始まったばかりで模索・検討段階にあると述べている。

今後、終末期にある人や看取りをする家族に対し質の高い看護支援ができる教育内容の体系化の検討、充実が望まれている。

（2）　看護基礎教育における過去五十余年間の死の教育

次にこれまでの看護基礎教育における死の教育についての取り組みはどうであったか。

我が国の看護教育制度は、第一次世界大戦後の一九四五年にアメリカ政府による対日占領政策の実施機関であるＧＨＱ（General Headquarters）の民主化政策により、看護政策や看護教育などについて検討された（ライダー島崎・大石、二〇〇三）。その結果、新制度化の看護婦学校入学者は、一九四六年新制高等学校卒業者（十二年の教育を修了した者）と変更された。

また、看護教育制度は、保健師助産師看護師法（以下、保助看法。一九四八年）の制定に伴い一九五一年八月十日に文部省・厚生省令第一号として公布され、戦前の制度から大幅に改革された。保健師助産師看護師学校養成所指定規則（以下、指定規則）は、当時の企業内教育として行われていた職業訓練にとどまらず、国家資格をもつ看護師という専門職の確立・育成をめざして制定され、第一回目の看護師国家試験が一九五〇年に実施された。

その後、保助看法における二十二回を超える改正・推移を経て、また社会環境の大きな変化を受け看護職の質を高める法制度が整備され、大学の設置基準の制定とともに、一九五二年に高知女子大学家政学部看護学科が最初に開設された。以降、看護教育は、看護師の養成を脱却し、学問としての看護学の体系化をめざし看護系大学の設置が急速に伸びた。二〇一二年現在、看護系の大学は前述のように二〇〇校を超えるまでになった。

このような著しい時代の変貌のなか、看護師教育機関で使用されてきた看護学生向けの看護学への導入となる基礎的内容の成書がある。特にＡ・Ｂの二社は、Ａ社の一九五七年の発刊から二〇一一年までの五十四年間、Ｂ社の一九六一年の発刊から二〇一一年の五十一年間に及ぶ。二社の看護学への導入となる基礎的内容の成書は、発刊から看護師教育機関の約七～九割で使用され、最近でもなお多くの看護基礎教育機関で使用されている。そこで二社の看護学への導入となる基礎的内容の成書から、死の教育に関する内容記述の変遷の概要をたどってみた。これら成書は、看護基礎教育の教材として出版されているテキストで、看護学への導入として看護の総論や概論的内容を記載しているものを選んだ。

A社の成書は、一九五七年の発刊から二〇一一年の五十四年間において書籍シリーズ名称が二回（一回目／高等看護学講座、二回目／系統看護学講座）変更された。

一九五七年の一回目のシリーズの初版において「死」に関するキーワードは、目次に記載されていないが「第8章　入院および退院」の「第3節　死亡退院の取り扱い」（永井、一九五七）として記載されていた。この内容は、患者の退院区分に死亡退院を挙げ、死亡患者の取扱いとして患者死亡時の処置、死後の処置施行の目的、注意事項と手順を記載したものであった。二回目のシリーズの初版において「死」に関するキーワードは、目次に「危篤時の看護」（湯巻、一九六八）が記載され、また目次に記載されていないが「第3章　看護の方法」（2）の「2．入院患者の受容」のなかで退院時の対応の一部として「死亡確認、死後の処置、退院手続き」として記載されていた。これらの内容は、確認できた一九八三年まで継続されていた。

その後確認できた一九八九年の改定版において「死」に関するキーワードは、目次の「第1章　看護の概念、B健康と看護」の「3．⑤ターミナルケア」、「第3章　看護の対象、D患者の心理」の「4．終末期患者の心理」として記載されていた。この内容は、二〇〇六年まで継続されていた。

B社の成書は、一九六一年の発刊から二〇一一年の五十年間において書籍シリーズの名称が三回（一回目／看護学全書・最新看護学全書、二回目／新版看護学全書、三回目／新体系看護学）変更された。

一九六一年の一回目のシリーズの初版において

表1　死に関する目次――B社の基礎看護学：基礎看護技術2 (1989)

Ⅳターミナルステージにおけるニードと援助	D　ターミナルステージにある患者のニード
A　ターミナルステージにおける看護の意義	E　ターミナルケアのポイント
B　ターミナルケア	F　危篤時の看護
C　死の教育	G　死亡時の看護

表2　死に関する目次――B社の基礎看護学：看護学概論（2003）

第1章　看護活動の本質	第5章　看護と倫理
4．死の受容とその支え	2．医療行為の本質と倫理
	B．現代医療と医の倫理
第2章　歴史にみる看護の誕生と発展	2．先端技術と医の倫理
1．歴史の始まりと看護	4）臓器移植と脳死判定
C．死の看取りにみる看護的機能	3．患者の自立と倫理
	2）ターミナルケアとリビングウイル

「死」に関するキーワードは、目次に「瀕死患者」「死後の処置」の記載がみられた。この内容は、「第19章　瀕死患者の看護および死後の処置」「第1節　瀕死患者の看護」「第2節　死後の処置」（吉田、一九六一）であった。具体的には、瀕死患者に対する看護婦の態度、瀕死の兆候、瀕死患者の看護法、死に臨む教会の諸式と看護婦の心得、死後の処置の原則と施行上の注意、具体的な方法などが記載されていた。これらの内容は、一九八九年まで継続されていた。

その後一九八九年の二回目のシリーズの初版においては、目次に表1の内容（内藤、江本、一九八九）で記載されていた。さらにこのシリーズは、二〇〇七年に改定版が発刊され、「危篤時の看護」が「臨終前後の看護」に、「死亡時の看護」が「死亡ケア」の表現になったがほぼ同じ構成、内容であった。また三回目のシリーズの別冊では、目次に表2の内容（佐藤・箕浦・奥原、二〇〇三）が記載されていた。

これらから死の教育は、看護基礎教育において成書が発刊された一九六〇年当初から約三十年間、病院で死を迎える患者の「死亡直前（瀕死状態）の看護」「死亡後の処置」に焦点があてられていたと解釈できる。この時期は、我が国の少産少死と高齢化が進み平均寿命の延長をたどるなか、死を語ることがタブー視される傾向にあり、看護師の教育においてもGHQの働きかけがあったものの看護師の大学教育は一部であり、多くが病院に付属した看護婦養成機関で行われていた。看護基礎教育では、看護の対象が疾患を持った患者であり、「○○疾患の看護」のように疾患を治すことに視点をおいた看護が展開されていた。

このような状況において死の教育は、病院で死を迎える患者の死という側面からとらえられ、「死後の処置」や、退院の一つのあり方としての「死亡退院の手続き」の方法などが教育されていたと考えられる。

その後一九九〇年以降における死の教育は、看護の対象となる人びとのライフサイクルや生き方のなかで死の意味や、人びとが自分らしく充実した日々を最後まですごすための看護支援のあり方を検討する方向へと広がった。この背景には、一九八九年の指定規則の改正により、看護基礎教育の方向が「疾患の理解」から「対象を全人的に理解する」（内藤・江本他、一九八九）と改められ、臨床や多様な生活の場における人々の健康段階に応じることのできる看護師の育成へと転換したことがあげられる。

また一九九四年は、我が国が世界に類のないスピードで高齢化社会から高齢社会への変化をもたらされた時期でもあった。この社会情勢の変化を受け指定規則には、一九九〇年から老人看護学（九十時間）が新設された。老人看護学は、ライフサイクルにおける最終段階の老年期を経て死に至る人の健康および健康障害における看護を学習する内容であり、死に関する教育内容が不可欠である。

さらにこの頃の我が国では、看取りを学問的に探求する動きも活発になった。その背景には、シシリー・ソンダースが現代ホスピスを一九六七年に設立したことや、エリザベス・キューブラー＝ロスの「死ぬ瞬間」（原著一九六九、日本語翻訳一九七一）の発刊など欧米の動きの影響を受け、我が国の医療やケアの現場に浸透していった（島薗、二〇〇八）ことが考えられる。

この動きで大きな影響を与えたのは、一九七七年柏木哲夫らにより発足された「死の臨床研究会」や、一九八〇年代頃からの宗教哲学者アルフォンス・デーケンによるデス・エデュケーションの提唱活動があげられる。また上岡（一九九七）は、我が国においてデス・エデュケーションの必要性が叫ばれてきた背景として精神医学者の平山（一九八五）の以下の六項目を紹介し、「現代医療における人間性の疎外化」のなかで「老いや死からみた人間的成熟とは何か」を問う動きなどを解説している。

①急増してきた病院死に対する反省
②現代医療における人間の疎外化に対する反省
③死の定義が曖昧になってきたため自ら情報を求めようとする欲求の増大
④高齢者の増加により死や宗教に関する情報を求める人の増加
⑤慢性疾患患者が増加し多くの人々が死と対峙しながら生活することを余儀なくされるようになったこと
⑥生涯教育の中で生と死の教育を考えてゆこうとする社会的風潮があること

このような動きのなかで二社の成書は、A社の「ターミナルケア」（柏木・藤腹、一九九二）、B社の「生と死」（平山編、二〇〇六）のように死の教育に関する内容に特定された単本として発刊され、発展し今日に至っている。

おわりに

看護基礎教育における死の教育は、過去五十余年で「瀕死状態の患者への看護」や「死亡後の処置」という限局された内容から、「死を学ぶことは生きることを学ぶことである」というように「死」を「生きている」ことの連続した側面から理解し、よりよく安らかな終焉を迎える看護のあり方を検討する方向へ大きく発展した。さらに超高齢社会、多死社会の進行する現在は、死の教育の充実の必要性が最も認知されていると考える。しかし、看護基礎教育における死の準備教育や終末期看護に関する教育はまだ始まったばかりで模索・検討段階にあるとの指摘もあり、教育内容の体系化の検討・充実が望まれている。

また死に関する用語は、終末期医療に関して「ターミナルケア」「ホスピスケア」「緩和ケア」の概念が互換的に用いられていたり（射場・川越、二〇〇〇）、「自然死」「老衰死」「good death」「終末期ケア」「終末期看護」など多様に用いられている。今後は、死の教育にあたり概念の整理とともに、死に関するさまざまな知的・技術的な教育にとどまらず、看護学生の死生観や倫理観、死に対する態度の涵養についても重大なテーマである。

〔参考文献〕

エリザベス・キューブラー＝ロス『死ぬ瞬間』（一九六九年）、川口正吉翻訳、読売新聞社、一九七一年。

射場典子・川越博美「わが国のターミナルケアに関する研究の動向と今後の課題」『看護研究』三三（四）、医学書院、二〇〇〇年、三～四頁。

柏木哲夫・藤腹明子『ターミナルケア』第一版第一冊、医学書院、一九九二年。

「看護実践能力育成の充実に向けた大学卒業時の到達目標」（看護学教育の在り方に関する検討会報告）。www.mext.go.jp/b_menu/shingi/chousa/koutou/018-15/toushin/04032601.htm.2011.5.16.

www.nurse.or.jp/home/publication/pdf/2009/hojyokan-60-4.pdf.2011.5.4.

平山正実編『新体系看護学全書　生と死の看護論』第一版一冊、メヂカルフレンド社、二〇〇六年。

樋口和彦・平山正実編『生と死の教育デス・エデュケーションのすすめ』、創元社、一九八五年、五二頁。

永井敏江『高等看護学講座看護原理』第一版第一冊、二七、医学書院、一九五七年、二六三～二七〇頁。

内藤寿喜子・江本愛子他『新版看護学全書　基礎看護学基礎看護技術二』第一版第一刷、メヂカルフレンド社、一九八九年、i・二〇～三八頁。

中村鈴子「看護基礎教育における緩和ケア教育の実態調査——全国看護大学・看護短期大学・看護専修学校（三年課程）——」、『日本看護学教育学会誌』一四、二〇〇四年、二五一頁。

ライダー島崎玲子・大石杉乃『戦後日本の看護改革——

封印を解かれたGHQ文書と証言による検証』、日本看護協会出版会、二〇〇三年、一七頁。

佐藤登美・箕浦とき子・奥原秀盛『新体系看護学　看護基礎学　看護学概論』第一版第一刷、メヂカルフレンド社、二〇〇三年、iii・V頁。

志田久美子・山本澄子・渡邊岸子「看護基礎教育における「死の準備教育」についての検討　日本における過去10年間の文献研究」、『新潟大学医学部保健学科紀要』八（三）、二〇〇七年、一三八～一三九頁。

島園進「死生学とは何か」島園進・竹内整一編『死生学』、東京大学出版会、二〇〇八年、一頁。

園田麻利子・上原充世「終末期看護における基礎教育に関する文献的考察」『鹿児島純心女子大学看護栄養学部紀要』一三、二〇〇九年、二八頁。

上岡澄子「わが国におけるデス・エデュケーションの動向と課題――人間形成論的考察――」（九五頁）『佛教大學大學院紀要』、一九九七年、二五頁。

湯槇ます編、薄井坦子・小玉香津子・波多野梗子執筆『系統看護学講座看護学総論』第一版第一刷、医学書院、一九六八年、三九～四五・二四四～二四六・二〇四頁。

吉田時子『看護学全基礎看護』第一版第一刷、メヂカルフレンド社、一九六一年、八・四五八～四六八頁。

＊本稿をまとめるにあたり日本赤十字看護大学図書館・京都府立大学図書館・国会図書館などの蔵書を参考にした。またA・B社の担当者のご協力を得たことをここで深謝したい。

あとがき

本書は、医療の歴史的展開をめぐる社会史の立場からの論文集である。京都橘大学女性歴史文化研究所では、日本学術振興会から科学研究費の助成を受けて、二〇〇八年度から二〇一二年度の五年間、「歴史における女性の身体と看護・医療——生・老・病・死——」（研究代表者・細川涼一）と題する文学部・看護学部教員を中心とする共同研究を行ってきた。本書はそのＪＳＰＳ科研費２０３２００９６の助成を受けた共同研究報告書である。

研究会では表題の問題をめぐって、歴史学・看護学・文学・美術史などの諸分野からさまざまな学際的な報告がなされ、活発な議論が行われた。しかし、本書の刊行に当たっては、各執筆者から提出された論文をそのまま並べた論文集ではなく、個々の論文は独立しながらも、日本史を中心として、医療の社会的展開が通史的にもうかがえるようにすることを企図し、そのような立場からの編者による執筆者への注文も行った。その結果、当初の研究会のテーマのうち、女性の身体をめぐるライフサイクル的な歴史については、個々の論文では部分的に取りあげられたものの、全体としては後景に退いたため、本書は表題のような書名となった。

日本の医学史をめぐる研究としては戦前の富士川游の医学史の通史と疾病史をめぐる研究が今なお古典的研究としての価値を有しており、戦後では服部敏良の研究を経て、最近の新村拓の古代・中世の医療社会史研究がこの分野の一つの到達点を示しているといえよう。また、近世史では、西洋医学の日本への移入という観点からの従来の医学史研究に加えて、近年、女性史の立場からの産婆研究や性病をめぐる研究が飛躍的な発展を遂げたことが特筆されよう。

そのような中にあって、もし本書の刊行に独自の意義があるとするなら、個々の論文は具体的事例を掘り下げた個別的論文でありながらも、本書全体としては平安時代から近代に至る日本を中心とする医療の社会的展開とその変化に対する一応の見通しをつけた点があげられる。もとより残された課題は多いが、本書を一里塚として、われわれは歴史学と看護学を中心とするこのような共同研究を今後とも続けていく所存である。今回は、医師を中心とする医学史から独立した看護の歴史や患者の視点からの患者史は、とくに前近代の史料の残存状況の希薄さもあって深くは追求できなかったが、今後は、そのような観点からの研究も深化させていけたらと考えている。

本書の刊行に当たっては、思文閣出版の原宏一氏、大地亜希子氏によるさまざまなご配慮をいただいた。末尾ながらお二人のご協力に深く感謝したい。

細川涼一

二〇一二年十二月二十五日

◎執筆者紹介（収録順）◎

増渕　徹（ますぶち・とおる）
1958年生．東京大学文学部国史学科卒業．現在，京都橘大学文学部教授．『京の鴨川と橋――その歴史と生活――』（共著，思文閣出版，2001年），『京都の女性史』（共著，思文閣出版，2002年），『世界遺産と歴史学』（共著，山川出版社，2005年），『史跡で読む日本史５　平安の都市と文化』（共著，吉川弘文館，2010年）など．

細川涼一（ほそかわ・りょういち）
1955年生．中央大学大学院文学研究科博士後期課程単位取得退学．現在，京都橘大学文学部教授．『中世の律宗寺院と民衆』（吉川弘文館，1987年），『中世の身分制と非人』（日本エディタースクール出版部，1994年），『中世寺院の風景』（新曜社，1997年）など．

島居一康（しますえ・かずやす）
1942年生．京都大学大学院博士課程東洋史学専攻単位取得．博士（文学）．現在，京都橘大学文学部教授．『宋代税政史研究』（汲古書院，1993年），『宋代財政構造の研究』（汲古書院，2012年），『中国史像の再構成――国家と農民』（共著，文理閣，1983年），『宋代の政治と社会』（共著，汲古書院，1988年），『中国専制国家と社会統合』（共著，文理閣，1990年），『東アジア専制国家と社会・経済』（共著，青木書店，1993年）など．

王　衛明（おう・えいめい）
1958年生．中国北京・中央美術学院美術史学部博士課程修了（東洋美術史専攻）．現在，京都橘大学文学部教授．『大聖慈寺画史叢考――唐・五代・宋時期西蜀仏教美術発展探源』（文化芸術出版社，北京，2005年），『女たちのシルクロード――美の東西交流史』（共著，平凡社，2010年）など．

米澤洋子（よねざわ・ようこ）
1951年生．京都橘大学大学院文学研究科博士後期課程単位取得退学．京都橘大学女性歴史研究所勤務を経て，現在同大学非常勤講師．「中世後期の柿の流通と生産活動――山科東庄との関連において」（『京都橘女子大学大学院研究論集』第３号，2005年），「山科家の栗贈答――中世後期の贈与行為に関する一考察」（『女性歴史文化研究所紀要』，2010年），『珠玉の荘園「新見庄」』（共著，備北民報社，2011年）など．

田端泰子（たばた・やすこ）
1941年生．京都大学大学院文学研究科博士課程修了．博士（文学）．現在，京都橘大学名誉教授．元京都橘大学学長．『中世村落の構造と領主制』（法政大学出版局，1986年），『日本中世の女性』（吉川弘文館，1987年），『日本中世女性史論』（塙書房，1994年），『日本中世の社会と女性』（吉川弘文館，1998年），『幕府を背負った尼御台　北条政子』（人文書院，2003年），『山内一豊と千代』（岩波書店，2005年），『北政所おね』（ミネルヴァ書房，2007年），『細川ガラシャ』（ミネルヴァ書房，2010年），『日本中世の村落・女性・社会』（吉川弘文館，2011年）など．

小野　浩（おの・ひろし）
1956年生．京都大学大学院文学研究科東洋史学専攻博士後期課程単位取得後退学．現在，京都橘大学文学部教授．『岩波講座　世界歴史』11巻　中央ユーラシアの統合（共著，岩波書店，1997），『ユーラシア中央域の歴史構図――13～15世紀の東西――』（共著，総合地球環境学研究所，2010年）など．

有 坂 道 子（ありさか・みちこ）
1969年生．京都大学大学院文学研究科博士後期課程単位取得満期退学．現在，京都橘大学文学部准教授．『大地の肖像――絵図・地図が語る世界――』（共著，京都大学学術出版会，2007年），『知識と学問をになう人びと』（共著，吉川弘文館，2007年），『完本 蒹葭堂日記』（編著，藝華書院，2009年），『異文化交流史の再検討――日本近代の〈経験〉とその周辺』（共著，平凡社，2011年），「木村蒹葭堂と黄檗の文人文化」（『大阪の歴史』第78号，2012年）など．

高久嶺之介（たかく・れいのすけ）
1947年生．同志社大学大学院文学研究科博士課程単位取得退学．博士（文化史学）．現在，京都橘大学文学部教授．『近代日本の地域社会と名望家』（柏書房，1997年），『北垣国道日記「塵海」』（共編著，思文閣出版，2010年），『近代日本の地域振興　京都府の近代』（思文閣出版，2011年）など．

浅 井 雅 志（あさい・まさし）
1952年生．マンチェスター大学大学院博士課程修了（近代英文学専攻）．博士（文学）．現在，京都橘大学人間発達学部教授．*Fullness of Being: A Study of D. H. Lawrence*（リーベル出版，1992年），『表象としての旅』（共著，東洋書林，2004年），『ロレンス研究――「旅と異郷」』（共編著，朝日出版社，2010年），『人と表象』（共著，悠書館，2011年），『モダンの「おそれ」と「おののき」』（松柏社，2011年），『ロレンスへの旅』（共著，松柏社，2012年）など．

野村幸一郎（のむら・こういちろう）
1964年生．立命館大学大学院文学研究科日本文学専攻博士後期課程修了．博士（文学）．現在，京都橘大学文学部教授．『森鷗外の日本近代』（白地社，1995年），『森鷗外の歴史意識とその問題圏』（晃洋書房，2002年），『小林秀雄　美的モデルネの行方』（和泉書院，2006年）など．

南　　直 人（みなみ・なおと）
1957年生．大阪大学大学院文学研究科史学専攻博士後期課程中途退学．現在，京都橘大学文学部教授．修士（文学）．『ヨーロッパの舌はどう変わったか――十九世紀食卓革命――』（講談社，1998年），『世界の食文化⑱ドイツ』（農山漁村文化協会，2003年），『身体と医療の教育社会史』（共著，昭和堂，2003年），『食の経済』（共著，ドメス出版，2011年）など．

奥 野 茂 代（おくの・しげよ）
1941年生．筑波大学大学院教育研究科修士課程修了（教育学：カウンセリング）．現在，京都橘大学非常勤講師．元京都橘大学看護学部教授．『高齢者看護プラクティス：高齢者のための高度専門看護』（共編，中央法規，2005年），『ケアの質を高める看護カウンセリング』第1版第7刷（共著，医歯薬出版，2009年），『認知症高齢者の看護』第1版第4刷（共編，医歯薬出版，2012年），『老年看護学』第4版第6刷（共編，ヌーヴェルヒロカワ，2012年）など．

医《い》療《りょう》の社会史《しゃかいし》——生《せい》・老《ろう》・病《びょう》・死《し》

2013(平成25)年2月25日発行

定価：本体2,800円(税別)

編　者　京都橘大学女性歴史文化研究所
発行者　田中　大
発行所　株式会社　思文閣出版
〒605-0089　京都市東山区元町355
電話075-751-1781(代表)

印　刷
製　本　亜細亜印刷株式会社

ISBN978-4-7842-1677-2　C1021

◎既刊図書案内◎

青柳精一著

近代医療のあけぼの

幕末・明治の医事制度

日本の医界は近代における大事件をいかに乗り越え、発展してきたのか。遣外使節団の病院視察から、ドイツ医学の導入および医学校の創設、看護師・女医の誕生、医師法の制定と、よりよい医療を求めた先達のあゆみをたどる。長年医療ジャーナリズムに従事してきた著者が、幕末・明治の医事制度と社会背景について膨大な史料をもとに考証する。

ISBN978-4-7842-1583-6 ▶A5 判・576 頁／定価4,935円

福田眞人・鈴木則子編

日本梅毒史の研究

医療・社会・国家

ペニシリンの出現で「過去の病」のイメージすらある梅毒だが—。いまなぜ梅毒か。日本人は自らの身体や性、性感染症とどう対峙してきたのか。「家」・共同体・国家、さらに国際社会がどのような形でそれに介入し、その態度を変容させてきたのか。これらのテーマをめぐって専門領域を異にする研究者が行なった共同研究の成果９篇を収める。

ISBN4-7842-1247-7 ▶A5 判・392 頁／定価7,350円

外山幹夫著

医療福祉の祖　長与専斎

日本近代の医療・衛生・福祉の確立者ともいうべき長与専斎の生涯に焦点をあて、明治新政府の政策のなかで近代医療福祉制度がどのように整備されていったのか、専斎の果たした功績に即して紹介。長与専斎とその家族・交友関係など幅広い視点から、医療の世界における“明治維新”を地元大学の歴史家が描く。

ISBN4-7842-1107-1 ▶四六判・200 頁／定価2,100円

山田慶兒編

東アジアの本草と博物学の世界

［全２冊］

18 世紀、西洋の博物学の背景には大航海による世界の拡大と東洋貿易・植民政策があり、日本の本草の土壌となったのは吉宗の全国産物調査をはじめとする幕府や諸藩の殖産政策と外国貿易であった。東の本草と西の博物学は日本で遭遇する。本草と博物学における知的冒険の展開に興味はつきない。

▶A5 判・（上）364 頁（下）376 頁／定価(各)7,875円

中村禎里著

中国における妊娠・胎発生論の歴史

本書では、生命そのものに対する日本人の理解の歴史を探るための前提となる、中国文化およびインド仏教における妊娠・胎発生論の歴史を通史的に叙述。生から死に移る過程や死観に集中している日本の生命観の研究に一石を投じる。

ISBN4-7842-1295-7 ▶四六判・256 頁／定価2,940円

京都橘女子大学女性歴史文化研究所編

京都の女性史

本書は平安時代から近代まで、京都に生きた女性に視点を据えた論文８本を収録。京都橘女子大学女性歴史文化研究所所蔵の『遊客名簿』の分析を通してこれまであまり取り上げられてこなかった近代京都の遊郭について明らかにした論文など、最新の研究成果を盛りこむ。

ISBN4-7842-1123-3 ▶A5 判・242 頁／定価2,520円

思文閣出版　（表示価格は税５％込）